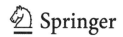
Springer

The SAGES / ERAS Society
Manual of Enhanced Recovery
Programs for Gastrointestinal Surgery

消化外科加速康复：
理论与实践

原　　著：Liane S. Feldman　　Conor P. Delaney　　Olle Ljungqvist
　　　　　Francesco Carli
主　　译：涂小煌
副 主 译：陈国忠　刘启志　张　楠
译者名单：（按姓氏笔画排序）
　　　　　王　莹　朱惠胤　李　成　吴黄辉　邱光庭　张安仁　陈　扬
　　　　　陈　卓　陈骏毅　武音帆　周　凌　周德华　柳汉荣　顾卫佳
　　　　　倪一平　黄振兴　曹晓筱　程　明　谢宇翔

海峡出版发行集团 ｜ 福建科学技术出版社
THE STRAITS PUBLISHING & DISTRIBUTING GROUP ｜ FUJIAN SCIENCE & TECHNOLOGY PUBLISHING HOUSE

著作权合同登记号：图字 13-2023-002 号

First published in English under the title
The SAGES/ERAS ® Society Manual of Enhanced Recovery Programs for Gastrointestinal Surgery
edited by Liane S. Feldman, Conor P. Delaney, Olle Ljungqvist and Francesco Carli
Copyright © Springer International Publishing Switzerland,2015
This edition has been translated and published under licence from
Springer Nature Switzerland AG.

图书在版编目（CIP）数据

消化外科加速康复：理论与实践 /（加）费尔德曼等原著；
涂小煌主译 . —福州：福建科学技术出版社，2024.3
书名原文：The SAGES / ERAS Society Manual of Enhanced
Recovery Programs for Gastrointestinal Surgery
ISBN 978-7-5335-7150-4

Ⅰ.①消… Ⅱ.①费… ②涂… Ⅲ.①消化系统疾病 –
外科手术 – 康复 Ⅳ.① R656.609

中国国家版本馆 CIP 数据核字（2024）第 004687 号

出 版 人　郭　武
责任编辑　黄肖林
编辑助理　滕　楸
装帧设计　余景雯
责任校对　林锦春

消化外科加速康复：理论与实践

原　　著　［加］Liane S. Feldman　　［加］Conor P. Delaney
　　　　　　［加］Olle Ljungqvist　　　［加］Francesco Carli
主　　译　涂小煌
出版发行　福建科学技术出版社
社　　址　福州市东水路 76 号（邮编 350001）
网　　址　www.fjstp.com
经　　销　福建新华发行（集团）有限责任公司
印　　刷　福州德安彩色印刷有限公司
开　　本　787 毫米 ×1092 毫米　1 / 16
印　　张　20.25
字　　数　316 千字
插　　页　4
版　　次　2024 年 3 月第 1 版
印　　次　2024 年 3 月第 1 次印刷
书　　号　ISBN 978-7-5335-7150-4
定　　价　198.00 元

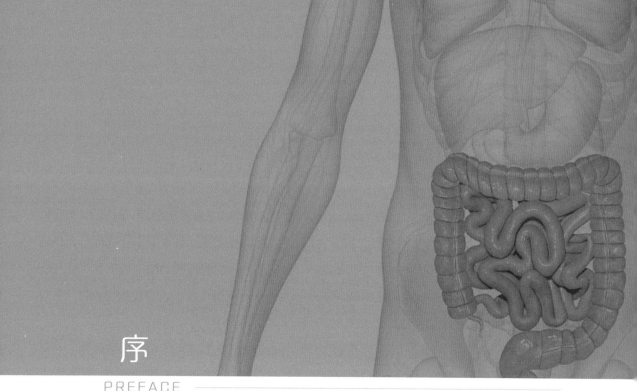

序

PREFACE

　　加速康复外科（enhanced recovery after surgery，ERAS）自 20 世纪 90 年代初开始，从形成理念到摸索实践、从优化改进到逐步规范、从专家共识到临床指南，经过 20 多年的发展才被同行普遍接受并得到全面推广。其中最主要的争议与阻力来自传统经验与循证医学的激烈碰撞。循证医学研究的成果虽然看上去很理想，科学且有效，但真要让临床医生去主动改变已有的个体诊疗习惯，并采用陌生，甚至有些看似不可思议的新方法来开展工作，这确实存在一定的难度与风险。

　　幸运的是，有一批"吃螃蟹的人"始终在坚持，自 2006 年黎介寿院士将 ERAS 理念引入国内后，在他和江志伟教授的大力倡导与不懈努力下，终于在 2015 年制订国内首个结直肠癌手术的加速康复共识，在 2018 年修订加速康复外科中国专家共识及路径管理指南。

　　在国际上，自 2012 年外科学会邀请麻醉学会参加国际年会后，此后每年的 ERAS 国际年会均由两个学会共同主持。2018 年我有幸参加了第一届中华医学会外科学分会与麻醉学分会 ERAS 制定管理共识的修订，见证了国内 ERAS 的发展与麻醉围术期 ERAS 管理的形成。

　　尽管 ERAS 的具体实施过程并不完美，仍然可以进一步优化与完善，甚至某些方面还存在一定争议，但 ERAS 已被无数循证医学研究结果证实，确实可以改善临床结局且并不增加相关风险。虽然各专业的 ERAS 共识都已制订，但实际的开展、推广及应用还相当不平衡。临床医生的一些行为，如对原有诊疗程序的墨守成规与无思进取、对 ERAS 效果的过高预期与相应落差、对可能产生风险的过度恐惧（包括并发症与相关医疗纠纷），以及部分非医疗因素带来的压力（业务与指标要求）等对 ERAS 的开展与推广产生了巨大的负面影响。

自我院开展 ERAS 工作以来，相对于传统管理方法，实行 ERAS 治疗的患者整个诊疗过程的体验感更佳、恢复更快、预后更好（尤其针对肿瘤性疾病）、风险更小、并发症发生率明显减少（尤其针对高龄高危患者）、住院时间更短、医疗成本更低、治疗配合更积极、精神状态更乐观。部分术前合并精神焦虑或抑郁的患者在实施 ERAS 后症状能够基本消失。尽管 ERAS 的可优化项目较多，但只要保证完成其中的五大核心项目，就基本上可以达到预期效果，因此可行性很强。我始终相信，一次行动胜过无数次的探讨，与其观望、犹豫或等待条件成熟，不如即刻就开始小步快走。我在此呼吁更多临床医护与专业人员加入，刻不容缓！在临床实践中，我们既要参考与运用 ERAS 专家共识与指南中的指导意见，也要实事求是、灵活应用；既要标准规范，也要个体化、选择性、分级分步地实施。

本书所收录的临床路径均为国外经典案例和方案，代表性与示范性较强，细节完整，便于实施，很有借鉴意义，相信对大家的实践会有裨益。

同济大学附属第四人民医院院长、《中华麻醉学杂志》总编辑　熊利泽

2023 年 12 月

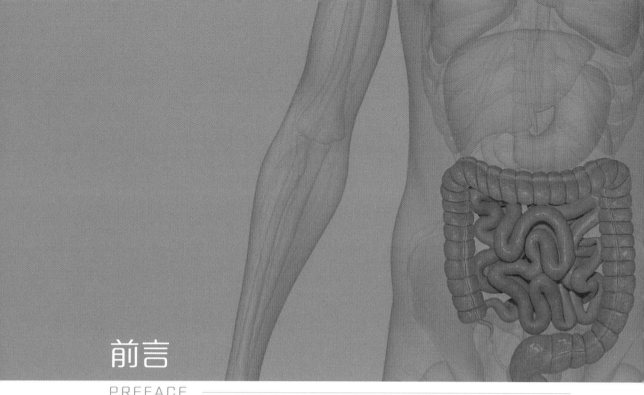

前言

PREFACE

涂小煌　译

当代外科有两项技术能够显著改善手术结果，一是微创外科，二是加速康复外科（ERAS）。微创外科的兴起是腹部外科的一次革命。它可以显著减轻大手术对机体的影响，减少并发症，加速康复。对于许多外科医生来说，开展腹腔镜手术的源动力在于这项技术可以减轻损伤，改善手术结果，加快术后康复。然而，单一的外科技术能够达到的效果是有限的，因为影响患者住院时间以及康复速度的因素是多方面且复杂的，这些因素除了手术并发症外还包括手术应激反应、疼痛、术后恶心和呕吐、活动受限、液体的超负荷、疲劳和功能失调。ERAS（enhanced recovery after surgery）加速康复外科是在围手术期采用以循证医学为基础的多学科协作和干预，从而改善术后康复的另外一项主要技术。在传统护理模式中，外科医生、麻醉医师、护士都是各自独立为患者提供康复护理的。ERAS路径的出现代表了传统护理模式的转变，它整合了围手术期护理的多个独立因素，并给出了患者和护理人员更易理解的康复流程。在微创技术上通过ERAS路径，进一步提高康复速度，减少并发症，从而缩短住院时间，降低成本，提高患者的满意度，提高手术的价值。

美国胃肠内镜外科医生协会（society of American gastrointestinal and endoscopic surgeons，SAGES）与ERAS协会编写的《消化外科加速康复：理论与实践》一书代表了两个既独立而又有所重合的协会致力于改善手术结果所进行的合作。美国胃肠内镜外科医师协会推动了微创外科手术的开展和推广，而 ERAS 协会的创建也促进了以循证医学为基础的围手术期护理的实施。这两个协会都致力于改善患者的康复情况，降低并发症的发生率，并培训其他相关人士使用已被证实可行的技术和采取有效干预措施。

虽然本书内容来自科学文献，但胃肠外科和腹部外科众多流程计划的制订并非由单一来源的资讯提供。本书旨在填补胃肠外科 ERAS 流程的空白，并提出一个全面的、最新的和实用的流程。在第一部分"加速康复外科方案的构成要素"中，提供了 ERAS 各中心的临床证据包括腹腔镜手术的资料，并指出有些证据的不足之处，需要进一步研究加以证实。这部分内容由该领域的外科医生、麻醉医师、护士和理疗师等专家撰写。这一部分总体安排是回顾叙述性的证据、小结与每个主题相关的 3 ～ 5 个关键信息及参考阅读资料。该部分还提到了常见并发症的处理、患者的选择或相关的意外情况。第二部分"加速康复外科方案的创建与实施"强调实践，内容包括了创建 ERAS 团队、计划实施过程中需要克服的障碍、路径的实施和过程的管理。在最后一部分"加速康复外科方案举例"中，专家们展示了不同手术实施的 ERAS 路径的真实案例，包括结肠直肠外科手术、减重代谢手术、上消化道手术和肝胆外科手术，从而让读者能够有一个起点来实施自己的加速康复外科流程。

本书源于 2014 年 4 月，在犹他州盐湖城由美国胃肠内镜外科医师协会举办的第一届加速康复外科博士后课程，参会的众多国际专家们采纳了大量实践中所获取的经验，许多作者都是各自领域原创性研究的贡献者。我们希望这本书对所有围手术期康复护理的参与者都有用，包括外科医生或具有不同专业兴趣的外科实习生、麻醉医师、围手术期康复理疗师、参与围手术期护理各个阶段的护士以及医疗管理人员。无论你是自己开始制定康复计划、克服实施计划中的障碍还是正在实施已拟好的康复计划，我们希望本书能够为你提供有用的参考。当然，加速康复外科是一个在不断发展的领域，ERAS 协会以及美国胃肠内镜外科医师协会 SMART 加速康复网站会提供宝贵的信息资源，为改善患者的康复提供新的知识。

Gerald M. Fried

于加拿大　蒙特利尔市

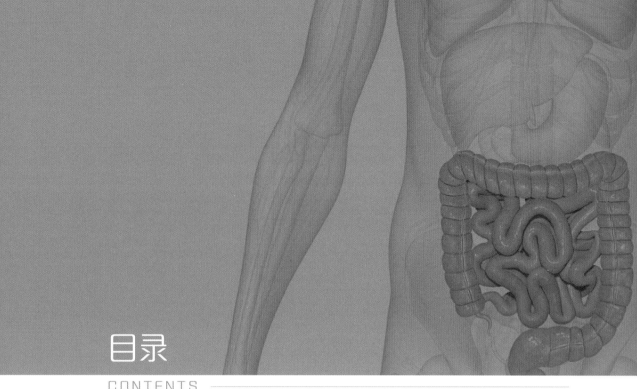

目录
CONTENTS

第二部分　加速康复外科方案的创建与实施

第三部分　加速康复外科方案举例

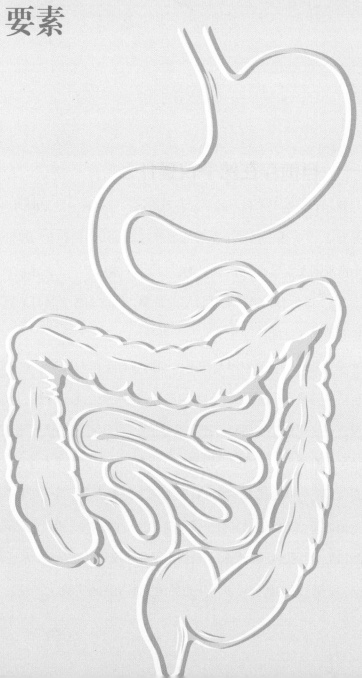

第一部分
加速康复外科方案的构成要素

第一章 概论

Liane S. Feldman 著
周德华 译 刘启志 校

加速康复外科方案简介：围手术期处理巨大的模式转变

一、目前存在的争议是什么

尽管现代医学手术和麻醉技术有所进展，但仍有一定比例的患者在大型胃肠道手术后出现并发症[1]，由于医疗工作者的护理过程和结局仍存在明显的差异[2-4]，患者身体功能完全恢复需要数周或几个月，即使是门诊手术后[5-7]，其术后恢复需要耗费的成本也在持续上升[8]。为患者提供更高价值的护理，同时为患者精打细算到每一分钱，这也是医护工作者追求的目标[8]。

手术后患者的恢复对参与围手术期的所有工作人员都至关重要[9]。延缓术后康复的因素包括术前器官功能受损、手术应激和代谢情况、术后疼痛、术后恶心和呕吐、肠梗阻、体液潴留、半饥饿、术后制动和手术习惯[10]。对于外科医生来说，进行微创手术是改善康复情况的有效方式。然而，即使在进行腹腔镜胆囊切除术等创伤较小的手术后，完全恢复体力所需的时间也比大多数外科医生认为的更长[5]。除了外科医生常用的干预措施外，许多其他的干预措施通过其对手术的应激反应的影响，也可能延缓或加速患者的康复。这些干预措施包括传入神经阻滞、药物干预、补液和温度管理、术后营养和术后锻炼[11]（图1-1），且有大量的研究可以用于指导围手术期护理实践[12-14]。

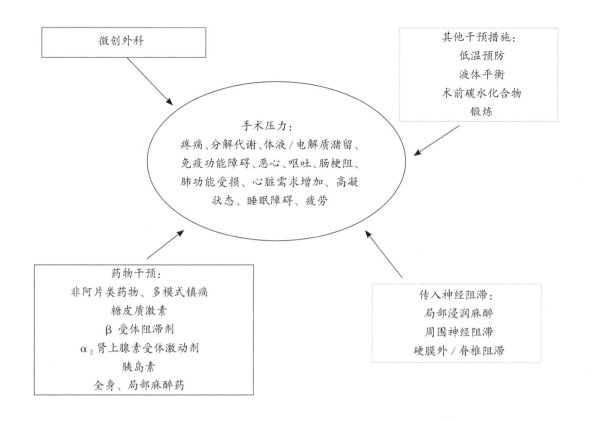

图 1-1　减少手术压力和改善手术恢复的方法

围手术期的发展已超出了外科传统医学的范围，具有加速或延缓手术后恢复的显著潜力。（图片经授权摘自 *Ann Surg* 杂志，第 248 卷的 "Evidence based surgical care and the evolution of fast-trak surgery"，189—198 页。）

目前所存在的问题不是缺乏循证医学依据与专业性的指南，而是如何有效开展工作，让这些理论知识更容易被付诸实践，改善患者的预后。为了取得进展，我们必须停止进行那些无益甚至有害的干预措施，采取新的、有益的干预措施。但据估计，从科学研究到实践仍需 17 年时间[15]。

二、什么是加速康复外科临床路径

加速康复外科临床路径（enhanced recovery pathway，ERP）是一种有据可循的、多模式的、经过一定整合的围手术期护理的共识。围手术期护理，其目标是将多种有据可循的干预措施结合起来，每一种干预措施都有一定作用，在减少生理压力和加速恢复机体功能方面发挥有益的协同作用。加速康复外科临床路径代表了一个模式的转变，从一个以临床为中心的治疗体系（即每个参与者在具有显著差异的专业知识库中发挥自己的作用）转变为以患者为中心的体系，将围手术期的每个步骤整合到统一的途径中（图1-2）。这不仅仅是一套标准的规则，它还可以解决患者术前准备、术中管理和术后监管等问题。这种方法有助于将循证医学依据付诸实践，从而降低并发病的发病率，减少住院天数，减少因为参与者的不同引起的差异，降低资源消耗[16-19]。

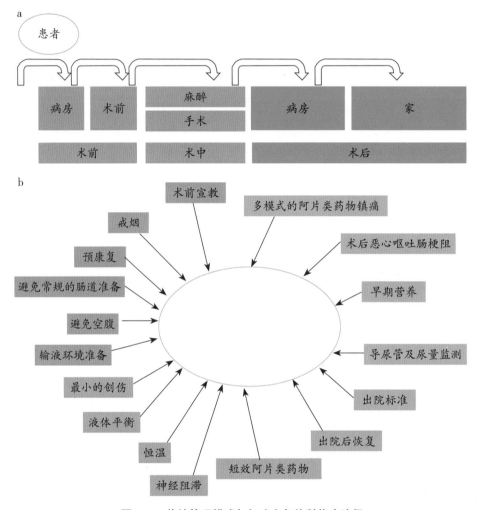

图1-2 传统管理模式与加速康复外科临床路径

a：在传统方法中，每位相关的医护人员是独立的体系，互相之间并不产生交集，而患者相当于在每位独立的医生那里获得独立的治疗，不成体系。

b：加速康复外科临床路径反而围绕围手术期护理的整个轨迹来标准化流程，并将干预措施聚焦于患者。

加速康复外科临床路径的重点是在传统管理的思维方式上的转变。首先，它为所有接受特定手术的患者提供了标准化的围手术期护理方法，这使得流程标准化，减少了医疗工作者间不必要的差异，为医护人员的决策提供便利。同时，这也要求团队成员在开始临床途径时就"该如何做"达成共识。常规患者将沿着预定的轨迹进行治疗，而不需要团队记录日常饮食、疼痛、导管、术后运动、补液和监测的指标。患者从术前开始就被告知时间表和日程表中需要做的事，从而能更明确、更积极地参与到自己的术后恢复中。其次，该途径旨在加速大多数无并发症患者的康复。与其因为少数不能从早期口服摄入营养中受益的患者而让所有患者禁食，不如让更多不需要禁食的患者从早期口服摄入营养中受益。当然，医护团队必须继续监测和干预发生并发症的患者。尽管外科医生对由手术引起的"危害"非常敏感，但是加速康复外科临床路径可以帮助我们更好地处理大多数没有并发症的患者，并且在许多情况下首先降低患常见并发症的风险。

对于整个临床路径来说，解决可能发生的常见突发事件或并发症非常重要。例如，增加膀胱影像学检查的术后步骤，从而管理泌尿系切除的术后排尿情况，以避免多次重复留置导尿管[20]。同样，腹部手术后有高达35%的患者对早期经口进食不耐受[21]，但是只有不到10%的患者需要插入胃管，因此应设计一种阶梯式的区别对待的办法。

加速康复外科临床路径方法适用于住院和门诊环境中的各种程序。它应包括术前、术中和术后护理阶段的关键干预措施（表1-1）。多种护理要素根据特定程序进行处理，并在有条件的情况下进行特殊情况的特殊处理。可能不同医院因为经验和技术能力的不同会有差异，但在同一医疗机构内可以达成标准共识。例如，有多种方法提供镇痛和麻醉时，可以使用胸段的硬膜外阻滞，也可以使用神经阻滞进行麻醉，还能通过注射利多卡因及患者自主控制进行镇痛麻醉。加速康复外科临床路径团队不仅仅可以帮助参与"临床路径"的患者，还可以帮助改善整个手术室的常规程序，例如引入前沿的禁食指南。

表1-1 解决和开发加速康复外科临床路径的关键要素
（这种方法适用于各种程序，但每个要素的表达可能在程序和机构之间有所不同）

术前
术前风险评估和器官功能障碍的优化
患者宣教
运动/恢复
戒烟
评估是否进行常规肠道准备
优化的禁食指南
碳水化合物（有循证医学依据的）

续表

术中
避免补液过量
局部麻醉
微创手术
短效阿片类药物
体温控制
血糖控制
预防性止吐（有循证医学依据的）
术后
多模式的阿片类药物镇痛（基于循证医学依据和特定程序）
预防肠梗阻
检查引流管、导管、导尿管以及监测（基于循证医学依据）
早期营养
早期术后活动
日常护理，预期的出院标准
出院后康复计划（有循证医学依据的）

表格经授权摘自 *Langenbecks Arch Surg* 杂志，第 396 卷的 "Fast-track surgery—an update on physiological care principles to enhance recovery"，585—590 页。

目前尚不清楚加速康复外科临床路径中的哪些要素是最重要的，从相对简单到复杂的方法，在临床实践中都可以取得相应的效果[19]。加速康复外科临床路径的开发和实施最好由多学科团队完成，包括外科医生、麻醉医师、护理各个阶段的护士、营养师、物理治疗师、疼痛管理人员。该团队应按照时间表和加速康复的标准定期召开会议，并进行不断地修整。比如，创建和实施新的加速康复外科临床路径需要对特定手术的围手术期中的每个步骤进行循证医学依据或指南的审查；在医护工作者之间要对每个术后注意事项中的要素达成共识；创建患者的宣教材料，包括每日目标、标准要求的设置、护理流程表和与出院日期相关的出院标准的制订以及围手术期医护人员的培训。团队应审核选定的流程和结果，并根据需要修改计划，并每两年重新更新一次循证医学依据。虽然加速康复外科临床路径的要素并没有特别复杂，但它是一种模式上的改变，与其他质量改进计划一样，手术、麻醉和护理以及适当的管理层的支持对于该计划的成功至关重要。

一些专业协会已经开始对宣教其成员关于加速康复外科的知识有兴趣。ERAS 协会制订了一项实施计划，同时也开展了多中心的相互监督。美国外科医师协会（American college of Surgeons，ACS）的全国外科质量提升项目（national surgical quality improvement program，NSQIP）正在进行一项试点项目，旨在帮助中心实施结肠外科手术包括监测结果之外的护理流程的加速康复外科临床路径。对于 SAGES、ACS 和其他平台，加速康复外科的课程和研讨会都在逐渐走入大家的视野。另外，麦吉尔大学每年都会举办关于加速康复外科临床路径的有 100 多名多学科专业人士参与的研讨会。参与加速康复外科临床路径的多中心工作人员都乐于指导同事，包括通过电子邮件、电话或实地交流来促进加速康复外科临床路径实施。

三、加速康复外科临床路径的成果

2000 年，Kehlet 发表了一篇开创性的论文，描述了 60 例接受选择性开腹结肠切除术的患者（平均年龄 74 岁，其中 20 名患者的 ASA 分级在 Ⅲ ~ Ⅳ 级）的多模式康复计划。术后护理计划包括硬膜外阻滞、早期营养和早期恢复运动，住院时间中位数为 2 天，再次入院率为 15%[22]。这是"加速康复"概念的开始，从那时起就进行了许多临床研究。2014 年的一项系统性研究涉及了 38 项包括结直肠（18 项）、泌尿生殖（5 项）、关节（5 项）、胸部疾病（3 项）和上消化道（6 项）手术的随机试验。该评价的结论是，加速康复外科临床路径的使用与患者住院时间的减少（标准平均差异 1.14 天）相关，而不会增加再入院率。加速康复外科临床路径系统还能将患者 30 天内的并发症发生率减少 30%，且不增加患严重并发症或死亡的风险。加速康复外科临床路径在不同学科和腹腔镜手术中的效果与开腹结直肠手术的效果相似[19]。对结直肠手术中的 13 项随机对照试验进行的单独荟萃分析还发现，患者的住院时间缩短了约 2 天，且没有增加再入院率，这与更好的术后康复安排有关[23]，但也与更少的"常见"并发症发生和较快的肠道功能恢复有关（约 1 天）[16]。对结直肠加速康复外科临床路径系统经济评估的系统性研究发现，10 项研究中有 8 项提示加速康复外科临床路径的成本较低[24]。在考虑全面术后康复流程以及加速康复外科临床路径的实施成本时，使用加速康复外科临床路径时整体综合成本较低，患者需要的休息时间较短，且照顾者负担较轻[25]。

在麦吉尔大学健康中心创建了一个多学科团队，以建立和实施整个外科部门的加速康复外科临床路径流程。它建立在先前的经验基础上，用于腹腔镜小肠手术[26]和腹腔镜结肠手术[27]。在全职护士协调员的带领下，该团队与各项手术的临床专家合作，将11种临床路径引入实践，从相对简单的门诊手术到如食管切除术之类的非常复杂的住院手术，都可以使用。在这个机构中，所有患者都从术前开始进入快速康复流程，术前护士会对宣教信息进行审查。在前列腺切除术[28]、食管切除术[29]、结直肠手术[25,30]和肺切除术[31]中，达到早期实现康复目标[25,31]、减少术后感染以及住院时间[31]、降低成本[25,32]的目的。

关键信息

●加速康复外科临床路径促进了循证依据的引入。

●加速康复外科临床路径促进了跨学科合作和交流。

●加速康复外科临床路径可减少医疗工作者之间不必要的差异。

●加速康复外科临床路径通过改善术后组织的恢复、术后功能的保障和降低发病率从而达到减少住院时间的目的。

●加速康复外科临床路径可降低成本并提高患者外科护理的价值。

参考文献

［1］SCHILLING P L, DIMICK J B, BIRKMEYER J D. Prioritizing quality improvement in general surgery［J］. J Am Coll Surg, 2008, 207:698-704.

［2］LASSEN K, HANNEMANN P, LJUNGQVIST O, et al. Enhanced Recovery After Surgery Group Patterns in current perioperative practice: survey of colorectal surgeons in five northern European countries［J］. BMJ, 2005, 330(7505):1420-1421.

［3］LASSEN K, DEJONG C H, LJUNGQVIST O, et al. Nutritional support and oral intake after gastric resection in five northern European countries［J］. Dig Surg, 2005, 22(5):346-352.

［4］COHEN M E, BILIMORIA K Y, KO C Y, et al. Variability in length of stay after colorectal surgery: assessment of 182 hospitals in the National Surgical Quality Improvement Program［J］. Ann Surg, 2009, 250(6):901-907.

［5］FELDMAN L S, KANEVA P, DEMYTTENAERE S, et al. Validation of a physical activity questionnaire (CHAMPS) as an indicator of postoperative recovery after laparoscopic cholecystectomy［J］. Surgery, 2009, 146(1):31-39.

［6］LAWRENCE V A, HAZUDA H P, CORNELL J E, et al. Functional independence after major abdominal surgery in the elderly［J］. JACS, 2004, 199(5):762-772.

［7］TRAN T T, KANEVA P, MAYO N E, et al. Short stay surgery: what really happens after discharge［J］. Surgery, 2014, 156(1):20-27.

［8］PORTER M E. What is value in health care［J］. N Engl J Med, 2010, 363(26):2477-2481.

［9］FELDMAN L S, FIORE JR J, LEE L. What outcomes are important in assessment of Enhanced Recovery After Surgery (ERAS) Pathways［J］. Can J Anaesth, 2015, 62(2):12-30.

［10］KEHLET H, WILMORE D W. Multimodal strategies to improve surgical outcome［J］. Am J Surg, 2002, 183:630-641.

［11］KEHLET H, WILMORE D W. Evidence-based surgical care and the evolution of fast-track surgery［J］. Ann Surg, 2008, 248:189-198.

［12］GUSTAFSSON U O, SCOTT M J, SCHWENK W, et al. Enhanced Recovery After Surgery Society. Guidelines for perioperative care in elective colonic surgery: Enhanced Recovery After Surgery (ERAS®) Society recommendations［J］. Clin Nutr, 2012, 31(6):783-800.

［13］NYGREN J, THACKER J, CARLI F, et al. Enhanced Recovery After Surgery (ERAS) Society, for Perioperative Care; European Society for Clinical Nutrition and Metabolism (ESPEN); International Association for Surgical Metabolism and Nutrition (IASMEN) Guidelines for perioperative care in elective rectal/pelvic surgery: Enhanced Recovery After Surgery (ERAS®) Society recommendations［J］. World J Surg, 2013, 37(2):285-305.

［14］LASSEN K, COOLSEN M M, SLIM K, et al. ERAS® Society; European Society for Clinical Nutrition and Metabolism; International Association for Surgical Metabolism and

Nutrition Guidelines for perioperative care for pancreaticoduodenectomy: Enhanced Recovery After Surgery (ERAS®) Society recommendations [J]. Clin Nutr, 2012,31(6):817-830.

[15] MORRIS Z S, WOODING S, GRANT J. The answer is 17 years, what is the question: understanding time lags in translational research [J]. J R Soc Med, 2011,104(12):510-520.

[16] ZHUANG C L, YE X Z, ZHANG X D, et al. Enhanced recovery after surgery programs versus traditional care for colorectal surgery: a meta-analysis of randomized controlled trials [J]. Dis Colon Rectum, 2013, 56(5):667-678.

[17] COOLSEN M M E, VAN DAM R M, VAN DER WILT A A, et al. Systematic review and meta-analysis of enhanced recovery after pancreatic surgery with particular emphasis on pancreaticoduodenectomies [J]. World J Surg, 2013, 37(8):1909-1918.

[18] DORCARATTO D, GRANDE L, PERA M. Enhanced recovery in gastrointestinal surgery: upper gastrointestinal surgery [J]. Dig Surg, 2013, 30:70-78.

[19] NICHOLSON A, LOWE M C, PARKER J, et al. Systematic review and meta-analysis of enhanced recovery programmes in surgical patients [J]. Br J Surg, 2014, 101(3):172-188.

[20] ZAOUTER C, KANEVA P, CARLI F. Less urinary tract infection by earlier removal of bladder catheter in surgical patients receiving thoracic epidural analgesia [J]. Reg Anesth Pain Med, 2009, 34(6):542-548.

[21] MAESSEN J M, HOFF C, JOTTARD K, et al. To eat or not to eat: facilitating early oral intake after elective colonic surgery in the Netherlands [J]. Clin Nutr, 2009, 28(1):29-33.

[22] BASSE L, JAKOBSEN D H, BILLESBOLLE P, et al. A clinical pathway to accelerate recovery after colonic resection [J]. Ann Surg, 2000, 232(1):51-57.

[23] MAESSEN J, DEJONG C H, HAUSEL J, et al. A protocol is not enough to implement an enhanced recovery programme for colorectal resection [J]. Br J Surg, 2007, 94(2):224-231.

[24] LEE L, LI C, LANDRY T, et al. A systematic review of economic evaluations of enhanced recovery pathways for colorectal surgery [J]. Ann Surg, 2014, 259(4):670-676.

[25] LEE L, MATA J, AUGUSTIN B, et al. Cost-effectiveness of enhanced recovery

versus conventional perioperative management for colorectal surgery［J］. Ann Surg, 2015, 262(6):1026-1033.

［26］FERRI L E, FELDMAN L S, STANBRIDGE D D, et al. Patient perception of a clinical pathway for laparoscopic foregut surgery［J］. J Gastrointest Surg, 2006, 10:878-882.

［27］CARLI F, CHARLEBOIS P, BALDINI G, et al. An integrated multidisciplinary approach to implementation of a fast-track program for laparoscopic colorectal surgery［J］. Can J Anesth, 2009, 56(11):837-842.

［28］ABOU-HAIDAR H, ABOURBIH S, BARGANZA D, et al. Enhanced recovery pathway for radical prostatectomy-implementation and evaluation［J］. Can Urol Assoc J, 2014, 8(11-12):418-423.

［29］LI C, FERRI L E, MULDER D S, et al. An enhanced recovery pathway decreases duration of stay after esophagectomy［J］. Surgery, 2012, 152(4):606-616.

［30］KOLOZSVARI N O, CAPRETTI G, KANEVA P, et al. Impact of an enhanced recovery program on short-term outcomes after scheduled laparoscopic colon resection［J］. Surg Endosc, 2013, 27(1):133-138.

［31］MADANI A, BEJJANI J, WANG Y, et al. An enhanced recovery pathway reduces duration of stay and morbidity after lung resection［J］. Surgery, 158(4):899-910.

［32］LEE L, LI C, FERRI L E, et al. Economic impact of an enhanced recovery pathway for oesophagectomy［J］. BJS, 2013, 100(10):1326-1334.

第二章
术前宣教

Deborah J. Watson and Elizabrth A. Davis 著
周德华 译 刘启志 校

术前患者宣教是加速康复外科计划的基本要素。它与减少焦虑[1]、降低术后疼痛、改善伤口愈合和缩短住院时间相关[2]。术前宣教能为患者更好地处理围手术期的压力，并成为他们自身康复的合作伙伴。加速康复外科（ERAS®）协会的指南始终建议为患者提供"常规、专业的术前咨询"[3,4]。

由于加速康复外科可能与患者的预期或以前经历的不同，因此他们需要了解如何参与。应通过明确的书面指南来提供，包括围手术期每天的具体目标，预期的住院时间、出院标准[5]以及出院后如何继续康复。

虽然这些印刷材料经常用于提供术前和术后指导，但这些材料通常晦涩难懂，对大多数患者来说有些阅读的门槛，并且可能会使识字能力低的患者感到混乱和担忧，从而导致不良的健康结果[6]。由于健康素养较低，许多人无法理解并获得可用的健康信息[7]。

在本章中，我们将探讨健康概念该如何用文字表达，以及提高患者理解能力的方法，确立并创建更方便患者理解的宣教材料，并介绍加拿大蒙特利尔的麦吉尔大学健康中心（McGill university health centre，MUHC）加速康复外科计划的术前宣教模式。

一、健康素养

健康素养指的是让人们能够阅读和评估信息、填写表格、理解和遵循指示、使用医疗保健设施、与卫生专业人员沟通，并利用信息来对自身的健康作决定的一系列能力。健康素养的高低与健康状况有相关性[8]。Ratzan 和 Parker 将健康素养描述为"个人有能力获得、处理和理解并做出适当健康决策所需的基本健康信息和服务的程度"[7]。加拿大健康素养专家小组将其定义为"获取、理解、评估和传播信息的能力，在整个生命历程所身处的各种环境中促进、维护和改善健康的一种方式。"该小组认识到宣教、文化程度、语言、专业人员的沟通技巧以及材料和信息的性质是提高健康素养的重要因素[9]。

据估计，美国 50% 的成年人口（约 9000 万人）在阅读和理解健康信息方面有困难[10]。3/5 的加拿大人没有能力获取、理解和采集健康信息和服务，或自己做出适当的健康决定[11]。加拿大健康素养专家小组估计，加拿大超过一半的青壮年（约 55% 或 1170 万）健康素养不足，65 岁以上的成人中超过 7/8（88% 或 310 万）的人有同样的情况[12]。2011 年，欧洲健康素养调查报告称，在八个参与的欧洲国家中，几乎有一半的人健康素养不足[13]。以上的情况最容易出现在老年人、少数民族、第一语言不是大多数人使用的语种的移民、受宣教程度较低的人和穷人身上[7]。

卫生保健专业人员倾向于低估低健康素养人群的普遍程度，因为他们无法通过外观来识别这一患者人群。大多数识字能力低的人具有平均智力，能够弥补他们所缺乏的阅读能力。健康素养较低的人可能会感到羞耻或自身低人一等，所以可能不会承认他们不能理解或需要寻求帮助[14]。虽然不可能从一个人的行为中预测他的健康素养，但某些线索可能指向这种情况。如患者或许无法完整或恰当地填写表格；或许无法叫出药物的名字或知道药物的适应证；或许需要和其他人一起进行阅读；或许会用"我忘了戴我的眼镜"或"我稍后会读"作为借口来避免在人们面前阅读[10]。尽管低识字水平会使这类人群的健康素养低下，但高识字水平的人也可能具有较低的健康素养。在医疗保健方面，他们可能无法将医学术语翻译成对他们来说容易理解的标准文字[15]。

二、提高患者理解力的策略

医疗服务提供者与患者之间的沟通是可以改善的。Weiss 建议临床医生减慢语速、使用普通的非医学术语、展示或绘制图片、限制信息量、使用示教或演示技术，并创建一个无羞耻感的环境[6]。其他策略包括优先考虑在小组内进行初步沟通，并使用"普遍预防措施"

方法进行沟通。

（一）进行普遍预防措施

健康素养会影响不同临床情境下每个患者的互动。不同年龄、种族、收入水平和宣教背景的人群都可能由于受到健康素养不足的影响，不太可能承认他们需要医疗服务提供者的进一步解释。如果患者不了解医疗保健专业人员提供的信息，就有可能导致健康状况不佳。加拿大学习委员会报告提出，如果没有足够的健康素养技能，"患者可能会采取不明智的决定，健康状况可能会不受控制甚至恶化，问题可能无法解决或得不到回答导致事故发生，人们可能会在医疗中迷失方向"[11]。正如医疗服务提供者采取通用的预防措施来防止传染性疾病的传播一样，我们应该采取常见的预防措施，防止与患者和家属的沟通不足[16]。对大多数人来说，无论他们的阅读或语言能力如何，都更喜欢易于理解的医学信息。

（二）使用反馈式的宣教

加强学习和优化理解的一个策略是反馈式宣教。让患者用他们自己的话复述他们对关键点的理解，这与改善健康状况有关[17]。只是询问患者他们是否理解这些信息并不能证实他们真正理解了医疗信息。由于患者尴尬或害怕，即使他们不理解，他们可能也会给予肯定的回答。相反，医疗服务提供者应该说："为了确保我已经解释清楚了，请用你自己的话告诉我你的理解。"给患者足够的时间来解释他们的看法，并在需要时重复或澄清信息，可以优化学习效果。

（三）利用互联网资源

许多患者正在转向利用互联网获取健康信息。最近的统计数据表明，有2/3的互联网用户在网上寻求健康信息，这被认为是第三种常见的互联网活动[18]。然而并非所有网站都可靠。对于普通的医疗保健消费者来说，有些网站的信息可能会产生误导和混淆。有大量的网站评估工具可供使用，医疗服务提供者应该能够通过使用这些工具轻松评估健康信息来源的网站的可靠性，以便向患者推荐可靠的网站。

三、准备易于患者理解的材料

准备易于患者理解的印刷材料是术前宣教工具必不可少的环节。针对特定程序的指南增加了围手术期消息的一致性，它进一步强化了患者对从医疗保健团队成员那里得到的口头信息的理解。每日目标的清单对术后营养、恢复运动和住院时间等事项提出了切合实际的期望。对于患者来说，两个特别重要的信息是当天的明确计划以及了解他们的恢复目标[19]。这些信息减少了焦虑，让患者在自己的康复过程中发挥积极作用。同时，图像的使用有助于患者可视化他们的恢复情况（图 2-1）。

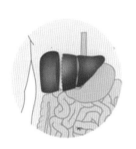

PRET/SURE

MUHC 手术恢复计划

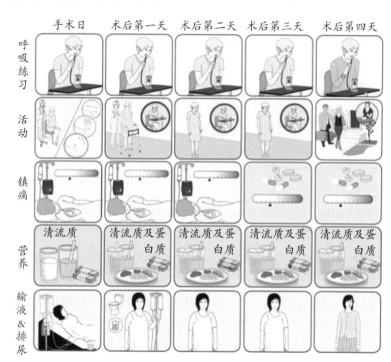

图 2-1 肝脏手术术后居家指南

易于患者理解的材料的示例：应用图片说明肝脏手术术后的营养、疼痛管理、排尿和活动的每日目标。这是由麦吉尔外科恢复小组和 MUHC 患者教育办公室制作的，可以作为术前门诊讨论信息的一部分提供给患者，同时也可以以大型海报的形式在手术病房中使用。对于每个途径，可以使用相同的模板来制作手术术后有统一的每日目标的指南，以此作为易于患者理解的材料。

（一）使用通俗的语言

使用通俗的语言，而不是技术语言或医学术语，将提高沟通的清晰度。通俗的语言是一种组织和呈现信息的方式，使信息有意义并且易于每个人理解[20]。它使用逻辑组织、简单的单词、短句、主动语态和友好的语气，使书面材料更容易阅读。用通俗语言书写的一个基本特征是专业人士与目标受众一起测试材料，以确定受众是否理解预期的信息。

通俗的语言是以患者为中心的写作方法。它使用熟悉的单词和会话风格来清晰地传达信息，以便让尽可能多的人理解它。例如，不要说"参与者应该在活动之前进行注册"，而是更清楚地说"请在最一开始就注册"。通俗语言材料的作者必须对文件中的内容做出选择，以防止患者需要阅读太长时间。最好确定一条主要消息，并使用有限数量的关键点对其进行支持。选择这些要点的策略是考虑读者在阅读材料时应该知道什么、做什么和感受到什么[21]。

关于何种等级的语言应成为用通俗语言书写的目标，目前仍存在意见分歧。患者受教育的年数与语言水平有关。语言水平越高，可以理解的文本就越难。加拿大公共卫生协会建议，在为公众写作时，材料应保证在 6 ~ 8 语言水平之间，以便更有可能被所有读者理解[22]。研究人员已经确定，大多数健康材料的识字要求超过了普通成年人的阅读能力[23]。无论语言水平如何，主要关注的焦点应该是目标受众是否能够理解材料。目标受众的评估是加速康复外科发展的重要部分。

用通俗语言写作是一项需要时间和精力来掌握的技能，包括了解读者的需求以及以清晰、有意义的方式解释复杂医疗信息的能力。许多医疗保健专业人员习惯于使用复杂的词汇和更正式的风格为同事写作。这种"专业"的写作风格实际上会造成医患之间沟通的障碍[10]。

通俗语言的批评者认为它可能会冒犯具有很强阅读技能的人。然而，研究表明，人们实际上更喜欢易于阅读的材料[6]。通俗的语言准确地解释了概念和信息，消除了理解的障碍，并表现出对受众的尊重[10]。

（二）清晰的设计

清晰的设计是指文件的布局。对于宣教材料，设计特征的选择应能够使信息看起来更具吸引力和易读性。整个文件的设计应该简单、组织良好，并且在整个文件中保持一致。它应引导读者阅读材料，帮助他们找到并记住信息[10]。需要考虑的元素有：字体类型、字体大小、行长度、空白、项目符号和图像。

对于患者的宣教材料，建议使用至少 12 号字体[24]。大写和小写字母的使用提高了可读性，因为读取用大写字母书写的单词更加困难。使用大量的空白区域使文本更具吸引力，并使读者能够看到材料是如何组织的。密集、拥挤的文字可能会令读者感到害怕[25]。表格的使用将引起人们对应该强调的材料的关注。使用以项目符号的单词或语句编写的垂直列表比以段落形式编写的列表更易于阅读和记忆。但是，列表应限制在 7 项以内，以免造成读者不必要的阅读负担[24]。

（三）图片

图片更易于理解[26]。图片应是用来进一步说明和强调文本的，所以要简单逼真、包含字幕，也要用易于理解的语句如当插图为某个身体部位时，应该在整个身体的背景下显示[10,21]。

四、术前宣教模式

将医疗团队文化转变为有价值的术前宣教至关重要。将患者宣教作为医疗团队的优先事项，并创建一个鼓励患者大胆发言并在无压力的环境下，提出问题应该是建立加速康复外科计划的第一步。所有医疗服务提供者都必须对健康素养的概念有敏感性，并了解其对健康结果的影响。在许多情况下，护士对健康素养的了解有限，而且医疗团队并没有优先重视[27]。

在我们的医疗团队中，术前护士的入职培训计划就包括有关健康素养信息。在术前工作中的护士不仅要有批判性思维能力而且要有宣教技能。我们采用多种方法制作患者宣教材料，以减少信息的碎长化。术前访视至少在手术日期前 2 周进行，护士、医生和营养师会分别与每位患者会面。对于结肠、直肠手术，造口治疗师也是该团队的一部分，他们会在术前第一次接受治疗时与未来需要造口的患者会面。我们更喜欢进行独特的术前门诊访问，从患者处获得有关其诊断的初步信息，并建议在可能的情况下，在宣教期间应有护理人员在场。

所有患者都会收到一本写有特定程序的手册来指导他们完成围手术期的过程。在我科室这些材料是在进行每个新路径临床实践的同时制作的。如果没有这些患者资料，我们不会在临床实践中引入新路径。在术前，临床护士会与患者共同检查手册程序，并要求患者在接受手术时将其带到医院。其中包含每日重点目标的海报，并打印供外科病房使用。以对患者手册进行的持续评估为基础，并根据患者和工作人员的反馈情况和新循证医学依据对材料进行修改。患者对手册中的术前、术中和术后的内容作出了积极反应。对于希望通过计算机、平板电脑或手机访问的患者，也可以在互联网上获得加速康复的材料。有造口需要的患者可以线上学习，有助于进行充分的手术准备、造口处置，同时也可以获得文字信息。

五、小结

为了使加速康复外科计划取得成功，有必要将患者纳入整个加速康复外科过程并充分使其知情。术前宣教应由跨专业的医疗团队提供，使用清晰的沟通方式和耐心的教学方法。这已被证明可以减少焦虑并改善手术效果。

关键信息

- ●术前宣教是加速康复计划的重要组成部分。
- ●医疗服务提供者应了解低健康素养人群的普遍程度及其对患者预后的影响。
- ●使用通俗语言和清晰设计的印刷材料可以提高患者对健康信息的理解。
- ●与书面或口头文字相关的图片可能会增加患者对说明的理解、记忆和依从性。

参考文献

［1］ALANAZI A A. Reducing anxiety in preoperative patients: a systematic review ［J］. Br J Nurs, 2014, 23(7):387-393.

［2］KEICOLT-GLASER J K, PAGE G G, MARUCHA P T, et al. Psychological influences on surgical recovery ［J］. Am Psychol, 1998, 53:1209-1218.

［3］GUSTAFSSON U O, SCOTT M J, SCHWENK W, et al. Guidelines for perioperative care in elective colonic surgery: Enhanced Recovery After Surgery (ERAS®) Society recommendations ［J］. World J Surg, 2012, 37:259-284.

［4］NYGREN J, THACKER J, CARLI F, et al. Guidelines for perioperative care in elective rectal/pelvic surgery: Enhanced Recovery After Surgery (ERAS®) Society recommendations ［J］. World J Surg, 2012, 37:285-305.

［5］FELDMAN LS, BALDINI G, LEE L, et al. Enhanced recovery pathways: organization of evidence-based, fast-track perioperative care ［M］.Fink M P, ACS surgery: principles and practice. New York: WebMD, 2013.

［6］WEISS B. Health literacy: a manual for clinicians ［M］. Chicago, IL: American Medical Association and American Medical Association Foundation, 2003.

［7］NIELSEN-BOHLMAN L, PANZER A, KINDIG D. Health literacy: a prescription to end confusion ［M］. Washington, D C.: The National Academies Press, 2004.

［8］BASS L. Health literacy: implications for teaching the adult patient ［J］. J Infus Nurs, 2005, 28:15-22.

［9］ROOTMAN I, GORDON-EL-BIHBETY D. A vision for a health literate Canada: report of the expert panel on health literacy ［M/OL］. Ottawa, ON: Canadian Public Health Association, 2008 ［2009-6-11］. http://www.cpha.ca/en/portals/h-l/panel.aspx .

［10］WIZOWSKI L, HARPER T, HUTCHINGS T. Writing health information for patients and families: a guide to creating patient education materials that are easy to read, understand and use ［M］. 3rd ed. Hamilton: Hamilton Health Sciences, 2008.

［11］Canadian Council on Learning. Health literacy in Canada: a healthy understanding ［C/OL］. Ottawa Canadian Council on Learning, 2008 ［2009-06-11］. http://www.ccl-cca.ca/CCL/Reports/HealthLiteracyLanguage=EN .

［12］National Assessment of Adult Literacy. National Center for Education Statistics ［M］. USA: Department of Education, 2003.

［13］DOYLE G, CAFFERKEY K, FULLAM J. The European Health Literacy Survey: results from Ireland ［J/OL］. EU Health Literacy Survey, 2012(4):1 ［2014-8-28］. http://www.healthliteracy.ie/wp-content/uploads/2010/11/EU-Health-Literacy-Survey-Full-Report.pdf.

［14］PARIKH N, PARKER R, NURSS J, et al. Shame and health literacy: the unspoken connection［J］. Patient Educ Couns, 1996,27:33-39.

［15］MAYER G, VILLAIRE M. Health literacy in primary care: a clinician's guide［M］. New York: Springer, 2007.

［16］ BROWN D, LUDWIG R, BUCK G, et al. Health literacy: universal precautions needed［J］. J Allied Health, 2004, 33:150-155.

［17］TAMURA-LIS W. Teach-back for quality education and patient safety［J］. Urol Nurs, 2013, 33(6):267-271.

［18］ZICKUHR K. Generations 2010［J］. Pew Internet and American Life Projeet, 2010：1-29.

［19］CALIGTAN C A, CARROLL D L, HURLEY A C, et al. Bedside information technology to support patient-centered care［J］. Int J Med Inform, 2012, 81:442-451.

［20］CORNETT S. The Ohio State University Health Literacy Distance Education. Module #7: guidelines for selecting and writing easy to read health materials［EB/OL］. 2011［2011-11-30］. http:// www.health literacy.osu.edu .

［21］OSBORNE H. Health literacy from A to Z: practical ways to communicate your health message［M］. Sudbury, MA: Jones and Bartlett, 2005.

［22］Canadian Public Health Association. Plain Language Service［EB/OL］. 2009［2009-7-26］. http://www.cpha.ca/en/pls/FAQ.aspx .

［23］RUDD R. Literacy implications for health communications and for health［EB/OL］. 2009［2009-6-11］. http://www.hsph.harvard.edu/healthliteracy/talk_rudd.html.

［24］DOAK C, DOAK L, ROOT J. Teaching patients with low literacy skills［M］. Philadelphia, PA: Lippincott, 1996.

［25］SMITH S, TREVENA L, NUTBEAM D, et al. Information needs and preferences of low and high literacy consumers for decisions about colorectal cancer screening: utilizing a linguistic model［J］. Health Expect, 2008, 11:123-136.

［26］MACABASCO-O'CONNELL A, FRY-BOWERS EK. Knowledge and perceptions of health literacy among nursing professionals［J］. J Health Commun, 2011, 16 (Suppl 3) :295-307.

［27］HOUTS P S, DOAK C C, DOAK L G, et al. The role of pictures in improving health communication: a review of research on attention, comprehension, recall, and adherence［J］. Patient Educ Couns, 2006, 61:173-190.

以下资料对本章也有贡献

● WEISS B. Health literacy: a manual for clinicians［M］. Chicago, IL: American Medical Association and American Medical Association Foundation, 2003.

● WIZOWSKI L, HARPER T, HUTCHINGS T. Writing health information for patients and families: a guide to creating patient education materials that are easy to read, understand and use ［M］. 3rd ed. Hamilton: Hamilton Health Sciences, 2008.

● OSBORNE H. Health literacy from A to Z: practical ways to communicate your health message［M］. Sudbury, MA: Jones and Bartlett, 2005.

● HOUTS P S, DOAK C C, DOAK L G, et al. The role of pictures in improving health communication: a review of research on attention, comprehension, recall, and adherence［J］. Patient Educ Couns, 2006, 61:173-190.

第三章

Thomas N. Robinson, Francesco Carli and Celena Scheede- Bergdahl 著

顾卫佳 译 张安仁 校

医疗优化与预康复

一、医疗优化

所谓术前医疗优化并非简单的术前风险评估，而旨在改善手术预后。一个成功的术前医疗优化概念的目标群体，是针对已经存在生理损伤的患者，这些患者的生理储备可以进一步改善以耐受之后的择期手术干预。相比之下，一个健康的、生理功能未受损的患者从术前医疗优化工作中的获益则相对较少。本章着重关注优化肺部状态、心脏病、用药管理、血糖控制、衰弱和预康复，为优化术后结果提供具体、实用的建议（表 3-1）。

表 3-1 术前医疗优化与预康复概述

肺
肺吸气训练
戒烟
心脏
β 受体阻滞剂
用药管理
抗凝剂管理
糖尿病
血糖管理
老年评估
衰弱评估
预康复

二、肺干预

（一）肺吸气训练

术前采用诱发式肺量计对患者进行呼吸运动来训练呼吸肌可减少术后肺部并发症。举例来说，在一个术前呼吸肌训练方案中，患者需要在术前进行至少两周、每天 20min 的诱发式肺量计呼吸训练。该方案可应用于心脏手术，患者术后发生严重肺部并发症及肺炎的可能性可降低 50%。

（二）戒烟

戒烟可以减少术后并发症。大量研究证实戒烟可减少术后并发症，尤其是肺部并发症，可减少 40% 以上。有证据表明，患者需要至少 4 周不吸烟才可发挥戒烟的术后效益。据此，一些择期手术时间的安排或需延迟。

三、β 受体阻滞剂

关于 β 受体阻滞剂减少术后心肌缺血的文献研究结果尚不一致，部分甚至是相互矛盾的。在高危患者的围手术期使用 β 受体阻滞剂的潜在益处是减少术后缺血、心肌梗死和心血管疾病引起的死亡。然而，在一些研究中发现围手术期使用 β 受体阻滞剂会增加脑卒中甚至死亡的风险，特别是对于首次使用 β 受体阻滞剂的患者。有充分的证据表明，对于长期服用 β 受体阻滞剂的患者，应在围手术期继续使用 β 受体阻滞剂；对于正在接受高风险手术（例如大血管手术）的患冠状动脉疾病的高危患者，应开具有 β 受体阻滞剂的处方。

四、用药管理

抗凝剂管理

围手术期的抗凝剂管理正变得越来越普遍。择期手术前后抗凝剂使用的决策需要权衡血栓栓塞风险和出血风险。对于血栓栓塞高危患者（例如心脏机械瓣膜植入、3 个月内的静脉血栓栓塞史、高危心房颤动史），建议使用短效低分子肝素注射桥接口服华法林抗凝剂。表 3-2 中描述了基于循证医学的桥接治疗方案。对于血栓栓塞低风险的患者（例如无危险因素的双叶瓣、超过 12 个月的静脉血栓栓塞史、低危心房颤动史），则不建议使用低分子肝素桥接。在这些低风险病例中，华法林应在手术前 5 天停用，并在术后 12 ~ 24h 复用。

靶向特异性口服抗凝剂是一类新型口服抗凝剂，这些药物可由肾脏清除。在肾功能正常的情况下，利伐沙班（rivaroxaba）和达比加群（dabigatran）应在标准出血风险手术前 24h 停用，在高出血风险手术前 48 ~ 72h 停用。

表 3-2　低分子肝素桥接华法林抗凝剂的循证医学方法

术前	
术前 5 天	停用华法林
术前 3 天	开始皮下注射低分子肝素 （依诺肝素 1mg/kg, q12h 或达肝素钠 200U/kg, q24h）
术前 24h	停止低分子肝素注射 最后一剂约为每日总剂量的 1/2
术后	
术后 LMWH* 复用	低出血风险——术后 24h 高出血风险——术后 48 ~ 72h
术后 12 ~ 24h	复用华法林
实验室检测	5 ~ 7 天检查 INR

*LMWH：low-molecular-weight heparin，低分子肝素。

抗血小板药物的使用是围手术期护理中常见的两难问题。一般来说，对于低出血风险的手术，在整个围手术期中可持续使用阿司匹林和氯吡格雷进行抗血小板治疗。对于高出血风险手术，低心血管疾病风险的患者应在术前 5 天停用阿司匹林，并建议发生过不良心血管事件的高危患者在围手术期全程持续使用阿司匹林。最后，应在大型手术前 5 天停用氯吡格雷。如果患者存在不良心血管事件的风险较高，可考虑使用短效 GPⅡb / Ⅲa 拮抗剂进行桥接治疗。

五、血糖管理

糖尿病患者术后发病和死亡风险较高。对于糖尿病患者，手术应安排在清晨，以避免长时间的饥饿。此外，血糖控制不良或与糖尿病相关的终末器官功能障碍的患者应被视为高危患者，并且在术前应实现最佳的血糖控制。虽然高血糖与并发症的发生有关，但目前尚不清楚应以何种血糖水平为目标来改善术后结果。

六、衰弱评估

由于整体生理储备减少，老年人的手术风险增加，这种现象被称为衰弱。根据定义，衰弱意味着包括残疾在内的不良医疗事件发生的风险增加。衰弱的存在可独立预测不良手术预后，包括并发症、出入院需求和死亡。

对于衰弱的评估可通过简单的临床测试来完成的，这些测试量化了构成老年人衰弱的不同因素或特征。衰弱的特征包括认知功能受损、功能性依赖、活动能力低下、营养不良、合并症负担高以及老年综合征。一个人的衰弱程度是通过术前统计存在异常衰弱特征的数量来确定的。衰弱的老年人会比非衰弱老年人积累更多的异常衰弱特征。衰弱的临床特征及测量这些特征的简易临床测试工具见表3-3。在术前发现老年人衰弱，可能是需要采取干预介入（如预康复）的指征。

表 3-3　老年人衰弱特征

衰弱特征	临床测试工具（异常评分）
认知功能受损	Mini-Cog 测试（≤3 分） MMSE 测试（≤24 分）
功能性依赖	Katz 日常生活活动能力评估（一个或多个依赖性 ADLs）
活动能力低下	工具性日常生活活动测试（一个或多个依赖性 IADLs） 起立行走试验（≥15s） 5m 步行速度测试（≥6s）
营养不良	过去一年体重减轻 10lb* 以上 低蛋白血症（<3.4g/dL）
高合并症负担	查尔森指数（≥3 分） 累积疾病等级评分（≥3 分）
老年综合征	过去 6 个月内无意识跌倒（≥1 次） 存在褥疮

*1lb ≈ 0.45kg。

七、预康复

（一）手术对身体和心理功能的影响

尽管外科手术技术、麻醉药理学和围手术期护理方面的进步使得许多大型手术对存在潜在风险的患者变得安全可行，但仍有一些患者恢复情况不佳。近30%接受腹部大型手术的患者出现术后并发症，而即使在无病变情况下，大型手术也可导致机体功能容量降低40%。患者术后回家将经历长达9周的身体疲劳、睡眠障碍以及注意力降低等情况。身体长时间缺乏活动会导致肌肉量减少、身体功能下降、肺部并发症和褥疮。术前健康状况、身体功能容量、肌肉力量、焦虑和抑郁与术后疲劳、医疗并发症以及术后认知障碍有关，尤其是老年人、癌症患者及生理和心理储备有限的人群，最易受到手术的负面影响。

传统的方法通过术后干预来改善恢复过程。然而，术后可能并非康复介入最合适的时间，因为这些手术患者普遍会疲倦、抑郁和焦虑。一些患者可能正在等待额外的肿瘤治疗，因此并不愿参与任何术后康复治疗。相反，术前可能是更适合让患者参与建立生理储备的时间，同时还能了解到这些活动将有助于他们克服手术压力。

（二）什么是外科预康复

预康复是指通过增强个体机体的功能容量使其能够耐受即将传入的应激源的过程。按照以往的观念，患者会通过教育和正强化为手术压力做准备；然而，在手术前进行运动训练却不是常规做法。

运动的益处已被证明可以预防 / 管理许多慢性病，并且在医学研究中，有规律地运动已被证实可以通过改善平衡和增强力量来降低老年人缺血性心脏病、高血压、糖尿病、脑卒中和骨折的发病率。通过规律的身体活动，能有效地增加有氧耐力、降低交感神经过度反应性、改善胰岛素敏感性以及降低体脂含量。运动训练，特别是运动医学，已被用作一种预防特定伤害或促进恢复的方法。研究证据表明，通过在术前进行身体活动来增强患者的有氧耐力及肌肉力量，从而增加生理储备，可以促进术后恢复。

　　首次发表的相关系统性回顾包含 12 项研究，其结论是术前运动疗法可有效降低术后并发症的发生率，加快心脏及腹部手术患者出院。4 项关于心脏和腹部手术的研究均报告了呼吸肌训练作为主要干预手段所起的有益效果。在未接受训练的患者中，发生术后肺部并发症的风险显著升高。但遗憾的是，研究中关于运动类型、频率、持续时间和强度的信息很少。另外，相反的是进行关节置换术的患者的预后并未受到术前运动疗法的显著影响。在骨科组，预康复计划持续长达 6 周，而在心脏和腹部组，平均为 3 ~ 4 周。但这些差异是由于患者身体状况的变化还是由于不同的目标肌群的变化则尚无定论。最近，另一项整合了 8 项研究的系统性回顾表明，运动可以带来一些生理改善，但临床效益有限，不能全部转化为更好的临床结果。

　　本项目组的一项初始随机试验，对比了接受结直肠手术的患者进行为期 4 周的居家高强度（有氧和抗阻）运动与术前每日步行及进行呼吸训练的"对照"干预，结果显示高强度运动组术后功能容量倒退，且完全遵守训练计划的受试者比例非常低。手术预后不良的因素包括等待手术时机体功能倒退、年龄超过 75 岁、极度焦虑以及缺乏社会支持等。这些结果表明，如果营养、焦虑和其他围手术期护理要素（例如戒烟、戒酒、血糖控制、规范的术中和术后早期手术及麻醉护理）在方案中未被考量，仅靠高强度运动的干预不足以增强功能容量。这里要强调的是，尽管机体运动无疑在腹部手术准备期恢复生理储备方面具有多种益处，但不能排除其他因素所起的重要作用，例如药理优化、营养补充、认知增强、社会心理支持和护理人员的参与等。

　　基于这些发现，我们设计了一个多模式的预康复计划，包括中等强度的身体运动训练，辅以营养咨询或营养补充和减少焦虑的策略。这一计划的积极作用得到了最近一项试点研究的支持，随后又进行了一项随机对照研究，它比较了该方案在结直肠癌手术前或手术后的启用情况。结果发现，在预康复计划中超过 80% 的患者可以在 8 周内恢复到功能性行走能力的基线水平，而对照组仅 40%（图 3–1）。

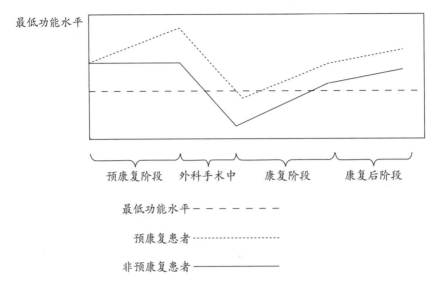

最低功能水平

预康复阶段　外科手术中　康复阶段　康复后阶段

最低功能水平 — — — — — —

预康复患者 ··

非预康复患者 ————————

图 3-1　整个手术过程中功能能力曲线图

功能能力曲线显示，在术后曲线突然下降，然后缓慢回升（"恢复"）至基线水平。预康复干预通过增加术前功能储备来减少能力下降和更快地恢复基线水平。（图片经授权摘自 *Curr Opin Nutr Metab Care* 杂志，第 8 卷的 "Optimizing functional exercise capacity in an elderly surgical population"，23—32 页。）

（三）身体活动是预康复的重要组成部分

力量训练和有氧训练均可提高耐力，并在体重管理中发挥重要作用，还可以提高肌肉力量、降低跌倒风险、增加多个关节的活动度，尤其是老年人获益更多。

目前针对老年人群的有氧运动建议为中等到高强度的组合，具体可依据个体差异做调整。相关运动强度用自觉疲劳程度量表（rating of perceived exertion，RPE）以 1 ~ 10 分的评分等级表示，中等强度训练为 5 ~ 6 分，高强度训练为 7 ~ 8 分（图 3-2）。对于老年人群体，运动强度应从低强度开始，并根据每个人的身体状况、能力和同期医疗条件展开具体运动。预康复计划要求的运动强度应该超过个体参与过的强度，这样机体才能承受超额运转的"压力"。然而，重要的是避免开具强度过大的运动处方，否则可能会导致患者疲劳、受伤，或者像我们之前的研究经验中出现的情况一样——患者依从性差。训练方式可包括诸如散步、游泳、骑自行车或其他类似的活动。最重要的是，要让患者享受运动，并且每次能够持续至少 10min。老年人的身体活动指南见表 3-4。

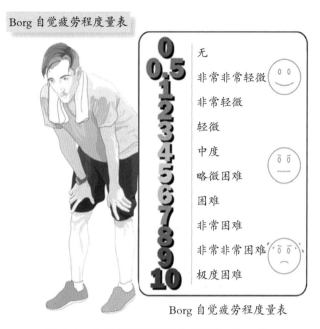

Borg 自觉疲劳程度量表

图 3-2　自觉疲劳程度量表（RPE，Borg）

类似这样的评分表可转印至大型海报上，并装裱在患者运动中可以看见的地方。RPE 中运动的等级通常以颜色表示。（从静止时的绿色或蓝色到最大努力时的红色），并且旁边有代表努力程度的卡通形象。图上的关键词代表运动强度（图片经授权摘自 *Anesthesiol Clin* 杂志，第 33 卷的 "Prehabilitation to enhance perioperative care"，17—33 页。）

表 3-4　2008 年美国人身体活动指南

以下指南适用于成人和老年人

- 所有老年人都应适当活动。老年人参与身体活动总比不参与好，任何体量的身体活动都会对健康有一些益处。
- 为了获得实质性的健康益处，老年人应每周进行至少 150min（2h30min）中等强度或 75min（1h15min）高强度有氧运动，抑或是中等和高强度等效结合的有氧运动。有氧运动单次至少持续 10min，并且最好在一周时间里均匀地分散进行。
- 为了获得额外的和更广泛的健康益处，老年人应将有氧运动增加到每周中等强度 300min（5h）或每周高强度 150min，抑或是中等和高强度活动的等效结合。而要获得额外的健康益处需完成超过该额度的身体活动。
- 老年人还应该进行每周 2 天或更多中等至高强度的涉及全身主要肌群的力量运动，因为这些活动可提供额外的健康益处。

以下指南仅适用于老年人

- 当老年人由于慢性疾病不能完成每周 150min 的中等强度有氧运动时，他们应该在能力和条件允许的范围内保持身体活动。
- 若老年人存在跌倒风险，应该做一些维持或改善平衡的运动。
- 老年人应该根据他们的健康水平来决定体力活动的投入水平。
- 患有慢性疾病的老年人应该了解他们的病情是否会影响以及如何影响他们安全进行常规身体活动的能力。

由美国卫生和公共服务部出版。

年龄和疾病会导致骨骼肌质量和肌力下降，而进行抗阻训练已被证明可以减缓这种下降速度，这对于预康复而言非常重要。这种训练对功能、健康和生活质量都有积极影响。再者，为了使未经训练的个体达成力量提升的目的，患者应该保证每次进行 8 ～ 12 次重复练习，其中最后的一次或两次重复练习须达到"难以进行"的程度。当患者发现 12 次重复练习变得"相对容易"时，则应进一步拓展训练。抗阻训练每周应进行 2 ～ 3 次，但不能连续 2 天进行，需在训练之间留出足够的恢复时间。对于老年和衰弱人群，则推荐渐进式预康复力量训练指南中的抗阻运动。建议患者至少进行 8 ～ 10 种不同的运动，训练肌群包括主要的多关节肌群（手臂、肩膀、胸部、腹部、背部、臀部和腿部）。训练计划示例见表 3-5。

表 3-5　4 周预康复计划示例，包括身体活动、营养补充和放松运动

有氧运动
- 从慢走开始，充分热身
- 至少 30min 有氧运动（步行 / 骑自行车），每周 3 次，中等强度（Borg 指数为 4 ～ 6）。
- 如果参与者发现运动变得更轻松了（Borg 指数为 2 ～ 3），则应逐渐增加步速或持续时间。建议不要超过 7 ～ 8 Borg 指数。示例：以正常速度行走 5min，然后以更快的速度行走 2min，重复以上过程。

抗阻运动
- 所有运动都要从一组、重复 10 ～ 12 次开始。组数和重复次数逐渐增加到两组、重复 12 ～ 15 次。
- 使用弹力带 / 手持式哑铃和一些自体重训练。
- 自体重训练涉及以下几项。
  - 俯卧撑（墙式、改良式或全身式）
  - 扶椅深蹲
  - 俯卧弯腿
  - 提踵
  - 仰卧起坐（椅子或地板）
- 弹力带 / 手持式哑铃运动涉及以下几项。
  - 胸部运动
  - 三角肌提举
  - 肱二头肌弯举
  - 肱三头肌伸展

柔韧性训练
- 对以下肌肉进行柔韧性训练（每种训练应进行 2 次，并保持至少 20s）。
  - 胸部
  - 肱二头肌
  - 肱三头肌

- 股四头肌
- 腘绳肌
- 腓肠肌

呼吸放松训练

- 腹式呼吸（每天 2 次，每次 15min）。
- 配合放松的 CD（大自然的声音和呼吸指令）。

在运动方案完成后 30min 内需及时补充蛋白质

（四）营养补充与身体活动

计划进行腹部手术患者的营养状况直接受到癌症或慢性疾病的影响，这些疾病影响到中间代谢（如蛋白质、碳水化合物、脂肪、微量元素、维生素的代谢）的所有方面。因此，预康复期营养治疗的主要目标是优化术前营养储备，并提供足够的营养以代偿术后的分解代谢反应。

已经有人研究了将营养和身体运动相结合对老年患者的益处，该研究表明在运动前 3h 摄入至少 140g 碳水化合物可以增加肝糖原和肌糖原含量，并有助于完成运动。同时蛋白质的摄入时间也很重要，老年人在力量训练后立即摄入 10g 蛋白质可令他们的股四头肌纤维面积平均增加 24%，动态肌肉力量也有所提升。

关于摄入的营养素类型，已有研究显示精氨酸和鱼油间的协同效应对降低术后发病率具有积极影响。乳清蛋白是另一种引起运动生理学家兴趣的营养成分，其生物利用率高、消化速度快，并含有所有必需氨基酸。乳清蛋白也与蛋白质合成增加有关，并且在评估蛋白质的相关质量评估中得分最高，其中的项目包含例如净蛋白质利用率、生物价值和蛋白质消化率。更重要的是，乳清蛋白可以通过增加细胞内抗氧化剂谷胱甘肽（glutathione，GSH）含量发挥抗氧化应激的作用。GSH 是一种主要的细胞内抗氧化剂，通过提供巯基质子来中和活性氧（reactive oxygen species，ROS)。有体重减轻、癌症或慢性炎症病史的患者需要进行营养评估和充足的蛋白质供应（每 kg 体重 1.5 ~ 2.0g 蛋白质）。在最近的一项营养预康复随机对照试验（randomized trail，RCT）（无运动干预）中，计划进行结直肠癌切除术的患者在术前 4 周每天摄入 2g/kg 体重的蛋白质，结果显示 50% 以上受试者的功能性行走能力（一种康复评估，用 6min 步行试验进行评估）增加超过 20m。而按照建议 4 周内每天摄入 0.8g/kg 蛋白质的患者则与之相反，他们的功能性行走能力在术前有所下降。

（五）减轻手术焦虑和抑郁状态的策略

手术的生理负担与心理负担密切相关。接受腹部手术的患者心理社会应激程度的升高与诊断（例如癌症）、治疗（化疗）以及最常见的身体缺陷（造口）有关。多项研究已证实焦虑和抑郁会影响术后结果，例如，手术后第三天压力较大的人住院时间更长，而那些更乐观的人则通常不会长时间住院。此外，抑郁症与患者术后发生更多感染相关的并发症以及伤口愈合不良有关。

最近一项针对接受结直肠切除术患者的预康复研究中发现，功能容量改善的患者在心理健康状况和 SF-36 精力亚量表的某些方面也表现出积极的变化。恢复较差的患者也与焦虑的基线效应有关，若患者存有坚持锻炼有助于恢复的信念，则是好转的有力预测因素。

这些观察结果表明需要将心理干预策略与身体活动相结合以增强预康复效果。通过减少心理应激来改善伤口愈合效果的介入性研究进一步证明了心理和行为因素对伤口修复、住院时长、术后镇痛的需求减少以及增加患者满意度方面的影响。患者通过使用健康信息手册并定制促进个人健康的相关信息，有助于实现自主健康管理并支持其更多地参与治愈过程。

（六）谁将从预康复中获益

随着时代发展，人们在 70 岁后半段的身体素质越来越好，接受手术的可能性也越来越大。一旦超过 75 岁，与手术相关的发病率和死亡率就会随着年龄增长而增加。这一人群存在巨大的异质性，一部分人存在衰弱和认知能力受损，而另一部分人功能完备且健壮。该人群的合并症也随着癌症、肥胖、糖尿病、认知障碍和骨关节炎的增加而发生变化。综合考量功能状况、合并症、认知情况、社会支持、营养和医学评估的术前评估有助于识别存在不良事件发生风险的人群，并可在手术前制订好治疗计划。

虽然已有一些研究强调长期耐力训练对慢性心力衰竭患者有益，身体康复训练对重建性手术后的患者有积极效果，但很少有研究关注手术准备期可增强老年人和癌症患者的生理储备和增强功能容量，以提高手术预康复效果。据推测，患有合并症、功能低下、社会地位不高或存在营养不良风险的老年衰弱患者亟须得到关注。

制订预康复计划的最佳时间是择期手术的术前评估阶段。在这个阶段，包括内科、老年科、麻醉科、手术科、营养科、运动/物理治疗师和护理在内的多学科团队将设计一个风险分层模型，并确定需要的预康复类型和持续时间，权衡预康复干预的潜在益处和推迟手术的潜在危害。

八、小结

手术预康复是一个新兴的概念，其源于这样一种认知，即尽管在围手术期护理和技术方面有所创新，但术后结局的某些方面并无显著改变。这可能是由于其他因素，如患者的健康和功能状态，而这些都是可以改变的。随着人口老龄化和手术死亡率降低，患者越来越关注生活质量、社区再融入和认知能力。特别是针对存在风险的患者，创新性的术前综合风险评估和多学科预康复计划的实施需要进一步开发和测试。而身体活动、充足的营养和心理社会平衡的综合作用，以及医学和药理学优化，值得给予更多的关注。

关键信息

●术前医疗优化的目标人群是生理储备减少的患者，而不是健康个体。

●配合诱发式肺量计呼吸肌训练和戒烟，可以减少肺部并发症。

●老年人衰弱评估包括对认知功能受损、功能性依赖、活动能力低下、营养不良、高合并症负担以及老年综合征等特征的量化。

●预康复是一项全面的术前计划，旨在令患者更好地准备手术，使其足以耐受手术的压力并促进其更快地恢复。这对于高效实施后续治疗方案至关重要。

●预康复计划包括身体活动、充足的能量和蛋白质摄入、减少心理应激的心理策略和药理优化。

推荐阅读

● FLEISCHMANN K E, BECKMAN J A, BULLER C E, et al. 2009 ACCF/AHA focused update on perioperative beta blockade—2009 writing group to review new evidence and update the 2007 guidelines on perioperative cardiovascular evaluation and care for noncardiac surgery ［J］. Circulation, 2009, 120(21): 2123–2151.

● ROBINSON T N, WALLACE J I, WU D S, et al. Accumulated frailty characteristics predict postoperative discharge institutionalization in the geriatric patient ［J］. J Am Coll Surg, 2011, 213(1):37–42.

● CARLI F, ZAVORSKY G. Optimizing functional exercise capacity in the elderly surgical population ［J］. Curr Opin Clin Nutr Metab Care, 2005, 8(1):23–32.

● SILVER J K, BAIMA J. Cancer prehabilitation: an opportunity to decrease treatment-related morbidity, increase cancer treatment options, and improve physical and psychological ［J］. Am J Phys Med Rehabil, 2013, 92(8):715–727.

● GILLIS C, LI C, LEE L, et al. Prehabilitation vs rehabilitation, a randomized control trial in patients undergoing colorectal resection for cancer ［J］. Anesthesiology, 2014, 121(5):937–947.

第四章
术前禁食和碳水化合物治疗

Olle Ljungqvist　著
武音帆　译　王莹　校

一、术前禁食

术前禁食作为一种常规治疗手段，旨在麻醉诱导期间，让患者保持空腹状态，从而降低胃酸性内容物反流至肺部引发化学性肺炎的风险。基于以往研究中关于胃排空各类食物和饮料的相关报道，最新的择期手术指南中推荐：麻醉诱导前 6h 内应禁食固体食物，而多数患者在此期间仍然可以摄入清流质，直至麻醉诱导前 2h。这对于学习过胃排空和（或）液体吸收、代谢相关生理知识的医学专业人员来说并不陌生，然而该项指南却仍未得到充分利用。其中可能掺杂着一些历史原因，同时也存在其他相关因素，例如医学界更愿意遵守简单且熟知的规则，而不愿将传统习惯转变为基于证据的实践。

（一）夜间禁食的历史

1846 年，首例全麻手术在波士顿完成。这次手术使用乙醚作为麻醉剂，代替了当时最常使用的酒精，并且发现乙醚能够使患者在术中镇静、无痛。毫不夸张地说，乙醚麻醉方法的引入在当时引起了巨大的轰动，也成为一项推进现代外科医学发展的重大突破[1]。

但是，仅仅 2 年后就发生了首例麻醉致死事件。英国纽卡斯尔一名年轻女子在进行拔甲术后，疑似因误吸而导致死亡。患者手术十分顺利，但是术后未完全复苏，医生给她服用了水和白兰地后，情况并未好转反而迅速死亡。尽管官方没有公布明确的死因，但尸检发现其胃部饱胀、肺部充血，推测这很可能是误吸导致的死亡[2]。直至 1862 年，才有了第一例明确因误吸导致死亡的病例被报道出来[1]。1883 年，Lord Lister 提出术前应禁食固体食物，但可以在氯仿麻醉前 2h 喝一杯牛肉汤[3]。1946 年一篇报道显示，在 20 世纪 40 年代，美国推荐进行剖宫产手术的女性通过延长禁食时间降低误吸风险和死亡率[4]。

然而由于缺乏科学验证，这一规则直至 1964 年才首次书面提出，所有患者从术前一天的 24:00 至择期手术期间都应禁食以保持空腹。此后，这一规则被写入了麻醉与手术相关的教材中。这可能是当今世界上最著名的医学"规则"，即便缺乏研究和数据支持，却仍被广泛应用。

（二）当前的禁食指南背后的科学

研究人员接着开始向这些常规惯例发起了挑战。来自加拿大的 Roger Maltby 博士带领团队开展了极具开拓性的工作[5]，他们的研究成果表明，用术前 2h 摄入 150mL 液体来代替夜间禁食，最终可使术中胃内液体量减少。后续的一些随机试验证明，麻醉时给予患者不同类型的清流质，其胃液容量与夜间禁食后的患者相差无几，甚至更低。其他国家大规模研究的数据表明，择期手术中极少发生误吸事件[6]，多数误吸往往发生在急诊患者身上，并且以夜间时段为主。误吸导致的致命后果则主要发生在有严重并发症的患者身上。还有研究发现，即使夜间禁食也并不能保证次日清晨胃中是空的，除了禁食时间，还有其他因素会影响特定时间的胃内容物体积，例如胃动力、体液平衡和摄入的食物类型。

尽管夜间禁食、禁饮的规则非常简单并且容易执行，但这种做法经常引起患者在术前产生不安的情绪，也常常因饥饿、焦虑、失眠等原因产生抱怨[7]，其中口渴或饥饿是最为常见的原因，而摄入清流质可以有效缓解其口渴或饥饿的程度。此外，经常饮用咖啡的人也会抱怨因缺少咖啡因而头痛，其实在禁食过程中做一些小小的改变就能克服这些问题。

越来越多的证据表明，术前 2 ~ 3h 口服补充液体是安全的，同时也有利于患者健康，不少国家的指南也开始逐渐发生变化。首先是加拿大和挪威的指南[8,9]，随后一些欧洲国家和美国也相继做出了改变。最新欧洲麻醉学会指南也与这些指导建议相符[10]（表 4-1）。

表 4-1 欧洲麻醉学会入选条目（2011 年）

条目	证据级别	推荐等级
择期手术前 2h 鼓励进食清流质	1++	A
择期手术前 6h 禁食固体食物	1+	A
术前 2h 使用富含碳水化合物的特殊饮料是否安全（但并非所有的碳水化合物饮料都安全）	1++	A
术前使用富含碳水化合物饮料可改善患者主观感受、缓解口渴、饥饿和术后胰岛素抵抗（在 2011 年指南中没有明确证据显示这样能减少住院天数或降低死亡率）	1++	A

表格经授权摘自 *Eur J Anaesthesiol* 杂志第 28 卷第 8 期的 "Perioperative fasting in adults and children: guidelines fromthe European Society of Anaesthesiology"，556—569 页。

二、术前碳水化合物

（一）概念

口服饮料中添加碳水化合物的想法源于关于严重应激的动物研究，例如致命性的出血或内毒素血症。这些研究表明，在应激发生前即使短时间禁食也会引起肝糖原减少或耗尽，这与分解代谢增加相关，极端情况下还可能导致死亡[11]。因此认为患者进食或夜间禁食所造成的不同代谢状态，可能影响择期手术中的代谢反应和术后恢复。

为证明这一观点，有研究团队首次研究了在手术前一晚通过大静脉对患者输注高浓度葡萄糖（以 5mg/（kg·min）的速度输注 20% 葡萄糖注射液）[12,13]，发现输注高浓度葡萄糖后，患者手术代谢反应发生显著变化，其蛋白质的损失明显减少，且术后胰岛素抵抗降低 50%。然而由于溶液的渗透压高，尽管通过大外周静脉进行输注，一些患者的输液部位仍会受到刺激，甚至产生轻微的疼痛。为了简化治疗，人们开发出一种术前专用的富含碳水化合物的饮料，并对其的潜在影响开展深入研究。

术前碳水化合物治疗的主要目的是通过刺激胰岛素分泌达到正常餐后水平（为禁食状态的 5 ~ 6 倍），将夜间禁食的状态调整为正常进食状态。此外，给予碳水化合物可以保障糖原储备充足。同时，在新制订的禁食指南中强调，此类液体饮料必须能够迅速排空，才能在临床实践中安全使用。通过使用复合型碳水化合物作为主要原料制作的低渗饮料，会有助于加快胃排空的速度。目前开发和测试的饮料中含有 12.5% 的碳水化合物，渗透压约 265mOsm/kg。大多数试验中，碳水化合物饮料的夜间使用剂量为手术前夜给予患者 800mL（含 100g 碳水化合物），晨间剂量为麻醉诱导前 2h 给予 400mL（含 50g 碳水化合物）。摄入晨间剂量的碳水化合物饮料后可以在 90min 内从胃中排空，这一排空速度仅稍慢于同等剂量的水[14]，同时胰岛素反应也可达到预期水平。

（二）术前碳水化合物与术后代谢反应

术前碳水化合物治疗可以将术前代谢状态从禁食调整到进食状态，这不仅影响葡萄糖代谢，还会影响蛋白质和脂肪代谢。机体摄取碳水化合物和营养素时，通常会激活肌肉中用于调控胰岛素合成代谢的多个关键信号通路，如酪氨酸激酶和磷脂酰肌醇 3- 激酶（PI3K）[15,16]。同样术前接受碳水化合物治疗在术后也会增强这些信号通路的活性。研究表明，与禁食状态相比，术前接受碳水化合物治疗的患者中，其术后主要的胰岛素活化蛋白——葡萄糖转运蛋白 GLUT4 受到的干扰明显降低，这些结果也很好地解释了为何术前接受碳水化合物治疗的患者发生胰岛素抵抗的风险更低。

多项研究表明，静脉注射葡萄糖和口服碳水化合物都可以减少约 50% 的术后胰岛素抵抗。使用金标法（即高胰岛素微血糖钳夹法）可以保障这些研究得到一致的结论。但是这种试验方法要求静脉注射的胰岛素与餐后水平一致，同时输注葡萄糖的速率也要因人而异，维持正常血糖所需的葡萄糖输注速率越低，胰岛素抵抗的程度就越高，因此操作非常烦琐且相对昂贵。测定手术前后的胰岛素敏感性，可以计算出胰岛素抵抗的变化。在择期手术患者中，胰岛素抵抗的程度与手术规模相关[17]，而与术前胰岛素敏感性、BMI 和性别无关。较高程度的胰岛素抵抗是发生术后并发症公认的风险因素[18]。由于金标法相对昂贵，许多研究人员选择使用另一种研究方法，即稳态模型评估（homeostatic model assessment，HOMA）。该方法是在胰岛素非活化的禁食状态下进行测量，根据基础葡萄糖和胰岛素水平计算出一个指数。因此，针对术后胰岛素抵抗，运用 HOMA 计算，存在无法涵盖胰岛素刺激肌肉摄取葡萄糖情况的缺陷。这就是两种方法得到的结果缺乏一致性的原因[19]。所以为了明确术后是否存在胰岛素抵抗的情况，还是应该使用金标法。

上述关于细胞内变化的描述可能有助于解释碳水化合物负荷改善蛋白质代谢和肌肉功能的作用机制。早期的一项研究显示，术前静脉输注碳水化合物能显著减少术后蛋白质丢失。后来也有研究发现，术前服用碳水化合物更有利于保持瘦体重（即体内非脂肪组织的重量），且腹部大手术后，患者上臂围的减少量低于安慰剂组50%[20]。另一项研究显示，与术前禁食的患者相比，术前接受碳水化合物治疗也可以更好地保证术后1个月的股四头肌肌力[21]。

（三）术前碳水化合物与临床结局

虽然生理指标的数据为术前接受碳水化合物治疗的理念提供了依据，但仍需更多的研究来探讨其临床影响。有研究支持，术前接受碳水化合物治疗可改善患者健康状况，且效果优于术前禁食或服用安慰剂的患者，主要体现在口渴、饥饿、焦虑和术前恶心等症状的减轻，然而其对术后健康状况的影响尚不清楚。

早期一项荟萃分析表明术前接受碳水化合物治疗可缩短腹部大手术后约1天住院时间，然而在住院时间较短（预计住院时间1～2天的腹腔镜手术）或数据样本量较小（骨科）的研究中，没有发现其有益的影响[22]。纳入分析的这些研究质量并不高。最近一项Cochrane分析也得出同样的阴性结论，然而当纳入的研究样本是比较碳水化合物治疗和禁食/安慰剂治疗的腹部大手术患者时，发现碳水化合物治疗组可以缩短1.66天住院时间[23]。作者也指出研究质量的异质性和差异性会对这些结论产生影响。对于加速康复方案的影响许多研究结论并不一致，有些认为碳水化合物治疗没有效果，而另一些针对住院时间和并发症的多变量分析研究认为这种治疗有着显著的改善作用[24]。

（四）任何碳水化合物饮料都能用于术前吗

对于愿意使用术前碳水化合物治疗的临床医生来说，他们面临的问题就是要找到适合的富含碳水化合物的饮料。有一些商业饮料也可以满足这一特殊需求，然而多数研究都在使用某一品牌的术前营养配方产品。也有其他可以使用的术前碳水化合物饮料，但是都存在局限性，或没有经过检验。碳水化合物的混合方法有很多种，产生的生理效应也不同。因此，并非所有碳水化合物饮料都适用，有些甚至在手术中存在潜在风险。术前高碳水化合物饮料必须具有以下特点：显著升高胰岛素水平，确保术前代谢变化；快速地从胃部排空以保证手术安全，并符合现行的禁食指南；可以实现代谢反应，对手术前后人体健康有着显著的临床意义，或者可以影响术后随访结果。

多种含碳水化合物饮料经过测试均无法达到这些预期效果。例如，运动饮料含有约 6% 的碳水化合物，其研发目的在于提供水、盐和一些碳水化合物，而不是促进胰岛素的释放。游离脂肪酸是肌肉的主要燃料，胰岛素的升高将阻止游离脂肪酸的释放，也会抵消其为肌肉提供能量的预期效果。很多营养补充剂都会起到充分升高胰岛素的作用，但它们并不能快速从胃部排空，因此难以保证安全性，具有高渗透压和（或）含脂肪饮料的配方也是如此。有时也会使用各种品牌的苹果汁或其他果汁（不含果肉），或许其中很多配方都能达到上述目的，但由于尚未经过专业测试，还需要更多研究来明确其对术前碳水化合物负荷的影响。

关键信息

- 择期手术前采用夜间禁食的方法已经被淘汰。
- 应遵循现代禁食指南。
- 麻醉前 2h 摄入清流质、6h 摄入固体食物是安全的。
- 术前接受碳水化合物治疗可改善健康状况、术后胰岛素抵抗，还可能缩短住院时间。
- 术前接受碳水化合物治疗对术后并发症的影响尚不清楚。

参考文献

［1］MALTBY J R Y P. Fasting from midnight-the history behind the dogma［J］. Best Pract Res Clin Anaesthesiol, 2006, 20(3):363-378.

［2］SIMPSON J Y. Remarks on the alleged case of death from the action of chloroform［J］. Lancet, 1848, 1:175-176.

［3］LISTER J. Holmes system of surgery［M］. Holmes T, editor. On anaesthestics. London: Lingmans Green and Co,1883.

［4］MENDELSON C. The aspiration of stomach contents into the lungs during obstetric anaesthesia［J］. Am J Obstet Gynecol, 1946, 52:191-205.

［5］MALTBY J R, SUTHERL A D, SALE J P, et al. Preoperative oral fluids: is a five-hour fast justified prior to elective surgery?［J］. Anesth Analg, 1986, 65(11):1112-1116.

［6］OLSSON G L, HALLEN B, HAMBRAEUS-JONZON K. Aspiration during anaesthesia: a computer-aided study of 185,358 anaesthetics［J］. Acta Anaesthesiol Scand, 1986, 30(1):84-92.

［7］MADSEN M, BROSNAN J, NAGY V T. Perioperative thirst: a patient perspective［J］. J Perianesth Nurs, 1998, 13(4):225-228.

［8］GORESKY G V, MALTBY J R. Fasting guidelines for elective surgical patients［J］. Can J Anaesth, 1990, 37(5):493-495.

［9］SOREIDE E, FASTING S, RAEDER J. New preoperative fasting guidelines in Norway［J］. Acta Anaesthesiol Scand, 1997, 41(6):799.

［10］SMITH I, KRANKE P, MURAT I, et al. Perioperative fasting in adults and children: guidelines from the European Society of Anaesthesiology［J］. Eur J Anaesthesiol, 2011, 28(8):556-569.

［11］LJUNGQVIST O. Modulating postoperative insulin resistance by preoperative carbohydrate loading［J］. Best Pract Res Clin Anaesthesiol, 2009, 23:401-409.

［12］LJUNGQVIST O, THORELL A, GUTNIAK M, et al. Glucose infusion instead of preoperative fasting reduces postoperative insulin resistance［J］. J Am Coll Surg, 1994, 178(4):329-336.

［13］CROWE P J, DENNISON A, ROYLE G T. The effect of pre-operative glucose loading on postoperative nitrogen metabolism［J］. Br J Surg, 1984, 71(8):635-637.

［14］NYGREN J, THORELL A, JACOBSSON H, et al. Preoperative gastric emptying. Effects of anxiety and oral carbohydrate administration［J］. Ann Surg, 1995, 222(6):728-734.

［15］WITASP A, NORDFORS L, SCHALLING M, et al. Increased expression of inflammatory pathway genes in skeletal muscle during surgery［J］. Clin Nutr, 2009, 28(3):291-298.

［16］GJESSING P F, CONSTANTIN-TEODOSIU D, HAGVE M, et al. Preoperative carbohydrate supplementation attenuates post-surgery insulin resistance via reduced inflammatory inhibition of the insulin-mediated restraint on muscle pyruvate dehydrogenase kinase 4 expression ［J］. Clin Nutr, 2015, 34(6):1177-1183.

［17］THORELL A, NYGREN J, LJUNGQVIST O. Insulin resistance: a marker of surgical stress. Curr Opin Clin ［J］. Nutr Metab Care, 1999, 2(1):69-78.

［18］SATO H, CARVALHO G, SATO T, et al. The association of preoperative glycemic control, intraoperative insulin sensitivity, and outcomes after cardiac surgery ［J］. J Clin Endocrinol Metabol, 2010, 95(9):4338-4344.

［19］BABAN B, THORELL A, NYGREN J, et al. Determination of insulin resistance in surgery: the choice of method iscrucial ［J］. Clin Nutr, 2015, 34(1):123-128.

［20］YUILL K A, RICHARDSON R A, DAVIDSON H I, et al. The administration of an oral carbohydrate- containing fluid prior to major elective upper-gastrointestinal surgery preserves skeletal muscle mass postoperatively-a randomised clinical trial ［J］. Clin Nutr, 2005, 24(1): 32-37.

［21］HENRIKSEN M G, et al. Preoperative feeding might improve postoperative voluntary muscle function ［J］. Clin Nutr, 1999, 18(suppl1):82.

［22］AWAD S, VARADHAN K K, LJUNGQVIST O, et al. A meta-analysis of randomised controlled trials on preoperative oral carbohydrate treatment in elective surgery ［J］. Clin Nutr, 2013, 32(1):34-44.

［23］SMITH M D, MCCALL J, PLANK L, et al. Preoperative carbohydrate treatment for enhancing recovery after surgery ［J］. Cochrane Database Syst, 2014, 8(8):CD009161.

［24］GUSTAFSSON U O, HAUSEL J, THORELL A, et al. Adherence to the enhanced recovery after surgery protocol and outcomes after colorectal cancer surgery ［J］. Arch Surg, 2011, 146(5):571-577.

第五章
肠道准备的优化

J.C. Slieker and D. Hahnloser　著

周凌　译　涂小煌　校

　　肠道准备过去常用于手术前或肠镜检查前肠管粪便的清空，如结肠镜检查之前的肠道准备的主要目的似乎很明确，即清空肠道便于检出病变。而手术前肠道准备的主要原因首先是完全清洁的肠道可以最大程度地减少术中粪便污染的风险，其次是清空肠道之后可以减少肠道的体积，以便术中操作或更易通过触诊发现肠腔内的肿块。

一、外科肠道准备的不同方法

　　理想的肠道准备可以可靠地排空肠道内的所有粪便，结肠黏膜没有组织学上的改变，并且尽可能减少患者的不适和副作用。非侵入性的肠道准备，包括口服液体或无渣饮食，再使用泻药，这样的效果并不理想，而且这些措施必须在手术前几天就开始实施。最常用的术前肠道准备是口服聚乙二醇（PEG）和磷酸钠。在外科发展史上，这种肠道准备方法在文献中被称为"机械性肠道准备"，然而，这些药物并没有实际的"机械"方面的作用，因此这种命名似乎已经过时了。在本章中，我们所讨论的肠道准备已经把它归类为胃肠病学范畴的概念。

　　聚乙二醇（PEG）：聚乙二醇是等渗的溶液，不可吸收，通过保留结肠内的液体而发挥作用。肠道准备需要 4L 聚乙二醇溶液。这个剂量对绝大多数患者来说是可以耐受的。然而，高达 15% 的患者不能完成这种准备方法，原因是这种溶液口感差和（或）剂量太大。对患有合并症，如电解质紊乱、肾功能衰竭、心力衰竭和肝功能不全的患者，PEG 给药是比较安全的肠道准备方法。不能耐受大剂量口服的患者，可以选择减少 PEG 溶液用量，采用 PEG 溶液 2L 与肠蠕动激动剂（如比沙可啶或肠动力药甲氧氯普胺）联合使用。这种方法与前者有一样的肠道清洁作用而患者耐受性却更好。

磷酸钠：磷酸钠是高渗的，因此它是通过吸收体液进入结肠而起作用的。肠道准备时只需要较少的口服剂量（90mL）。通过口服 PEG 溶液和磷酸钠这两种方法，90% 以上患者可以完成肠道准备。然而，口服磷酸钠进行肠道准备的患者依从性更高，胃肠道不良症状更少，患者更愿意重复使用。然而，在有合并症的患者中可能会出现明显的液体和电解质失衡，在老年患者（> 65 岁）中，使用磷酸钠与较高的低钠血症风险有关，需要住院治疗。

柠檬酸镁：柠檬酸镁与磷酸钠一样，也是一种高渗制剂，通过增加管腔内液体容量来促进肠道清洁。由于镁制剂仅由肾脏排出，因此肾功能不全或肾功能衰竭的患者使用时应特别小心。

直肠灌肠：直肠灌肠（通过肛门把 0.5 ~ 1L 的泻药灌入直肠内）可以实现降结肠和直肠的肠道准备，但准备范围不能进一步延伸到右半结肠。

NaP 片：采用口服 NaP 片剂进行肠道准备，剂量为 32 ~ 40 片，每片 NaP 需要同时口服 250mL 液体。一项研究比较了口服 NaP 片剂与口服 4L PEG 进行肠道准备的效果，发现两者的结肠清洁效果相同，但前者副作用较少。

二、手术前是否要做肠道准备

一些组织学研究表明，肠道准备会导致肠壁结构的改变，包括表层黏液与上皮细胞的缺失，以及淋巴细胞和多形核细胞浸润等炎症性改变。此外，肠道准备由于液态内容物的原因会导致较高的肠内容物溢出率，这表明肠道准备更容易引起感染性并发症，但统计学上并没有显著性意义。文献中描述的肠道准备不充分的程度在 20% ~ 40%。

由于上述所有的病理生理学和患者相关的原因，近年来肠道准备的使用受到了质疑。一般来说，患者不喜欢接受肠道准备，那么我们真的需要它吗？它是否有助于手术？肠道准备后感染性和非感染性并发症是否减少？是否有助于术中触诊肠腔内小肿块？所有这些问题引发了许多前瞻性的随机试验和 Cochrane 荟萃分析（表 5-1）。当我们研究术后感染并发症的原因时，可以将手术分为结肠和直肠切除术两组进行对照观察。

表 5-1 肠道准备的 Cochrane 荟萃分析

Cochrane 荟萃分析 年份	随机对照试验数	术前肠道准备 / 术前无肠道准备（N=）	结肠瘘（%）（术前肠道准备 / 术前未肠道准备）	直肠瘘（%）（术前肠道准备 / 术前未肠道准备）	术前肠道准备	对术前肠道准备的评价
2003	6	576/583	1.2%/0.6%（无统计学差异）	12.5%/12%（无统计学差异）	不能减少瘘的发生	作用被质疑
2005	9	789/803	2.9%/1.6%（无统计学差异）	9.8%/7.5%（无统计学差异）	不能减少瘘的发生	需重新评估
2009	13	2390/2387	2.9%/2.5%（无统计学差异）	10%/6.6%（无统计学差异）	没有影响	作用被质疑
2011	18	2906/2899	3.0%/3.5%（无统计学差异）	8.8%/10.3%（无统计学差异）	没有影响	结肠：可以不予肠道准备 直肠：选择性地进行肠道准备

（一）没有肠道准备的结肠切除术

对于结肠切除术，在过去的一年中进行的所有不同的荟萃分析均得出一致的结论：术前肠道准备在结肠切除术中没有任何优势。与术前肠道准备的患者相比，无肠道准备的患者术后吻合口瘘和败血症的发生率相似甚至更低。2011 年最新的 Cochrane 荟萃分析结合了 18 项研究，比较了肠道准备组 2906 例和无肠道准备组 2899 例患者的术后情况。发现两组术后吻合口瘘、伤口感染、腹腔外感染性并发症、腹膜炎、再手术率和死亡率无显著差异。另一项关于术前接受肠道准备的患者与对照组之间肿瘤学结果的独立研究显示，两组间的长期生存率没有差异。

这些证据足以得出结论：结肠手术前不进行肠道清洁准备是安全的；肠道准备在结肠手术中并不会降低并发症的发生率；统计学上没有明显的证据表明患者可以从肠道准备中受益。因此，对于右半结肠切除术，无需进行肠道准备。对于左半结肠切除术，许多外科医生认为术前一天或手术当日进行灌肠，有利于经肛管的结肠吻合。理论上，这也可以通过术中的肠腔冲洗来完成。然而，这种方法并不经常使用。我们建议在术前一天或手术当日早晨灌肠（500 ~ 1000mL）。

（二）直肠切除术不做肠道准备可行吗

在 Cochrane 荟萃分析中也研究了全肠道准备可能带来的益处。2011 年的一个包含 7 项研究的 Cochrane 荟萃分析比较了 415 例肠道准备组与 431 例无肠道准备组患者术后的吻合口瘘、感染和非感染性并发症的情况。结论与结肠切除术相同：没有证据证实术前的肠道准备能导致更好的结果。然而，最大型一项的随机对照组研究（Bretagnol 2010）表明，没有肠道准备的直肠手术后感染性并发症发生率更高，吻合口瘘发生率（19%）高于肠道准备组（10%）。但该研究在对照组的设计上是采用绝对的无肠道准备，这似乎导致了经肛门吻合困难而引起的并发症，而并非由肠道不清洁所致。

在术中或术前经肛门直肠灌洗是一种可能的解决方案。直肠灌肠足以清除经肛吻合器吻合区域的粪便。但另一方面，直肠灌肠不能清洁整个结肠，如果直肠切除术同时需要进行临时造口，那么应该在术前将造口远端的结肠粪便清空，从而保证吻合口瘘时不会有粪便从瘘口溢到腹腔内。一项病例对照研究对全肠道准备和仅进行直肠灌肠的病例进行了比较，发现后者没有增加感染性并发症的发生率，包括吻合口瘘。然而，该研究所纳入的病例数很少（每组 50 名患者）且没有进行前瞻性随机对照。因此，许多外科医生认为，尽管没有发现明显的影响，但某种肠道准备（如灌肠、机械性肠道准备）对于有吻合口的直肠切除术仍然是必要的。这个观点有待进一步研究。

三、口服抗生素和肠道准备

最近的几项研究发现，肠道准备与口服抗生素相结合，可以减少手术部位的感染。这个假设认为肠道准备排空了粪便，口服抗生素进一步减少了结肠黏膜的细菌浓度。然而，这一证据是基于观察性研究所获得的，需要通过随机研究加以证实。而且，设计这些研究时应严格记录包括感染性并发症以及可能发生的耐药性。

四、肠道准备与肠癌术后的生存状况

1995—1999 年瑞典一项关于机械性肠道准备的随机研究分析发现，肠道准备组中肿瘤复发率显著降低，肿瘤特异性和总生存率更高。然而，这项研究是次要分析，对生存终点的研究力量不足。此外，尚不清楚此项研究的患者是否接受过会影响肿瘤学结果的辅助治疗。

五、腹腔镜手术的注意事项

许多随机研究和荟萃分析并未完全包括腹腔镜手术，因此无法将结论推广至腹腔镜手术。逻辑上讲，进行腹腔镜手术和开放手术的患者，肠道准备对吻合口瘘和其他败血症并发症的影响并没有预期的差异。然而，肠道准备对肠道容量的影响，以及因此造成的对手术暴露的影响，可能在腹腔镜手术尤其是在单孔腹腔镜手术过程起到重要的作用。

在一项猪的研究中，接受肠道准备的一组中，观察了 500mL CO_2 气体所导致的腹内压力变化。结果发现，通过术前肠道准备，可以在较低的腹内压下获得相同体积的气腹，这在技术性很强的具有挑战性的腹腔镜手术中，可能意味着有更大的手术空间。但两项妇科腹腔镜手术随机研究结果似乎表明肠道准备对手术野的显露并无改善。这些研究的难点在于结果的评估，因为评估方法是采用外科医生的问卷来获得的。外科医生对手术空间的评估可能过于主观，从而无法获得结果的显著性差异。尽管在手术切除时，一个充满粪便的肠道比空虚的肠道需要更大的切口似乎合乎逻辑，尤其在伴有肥厚脂肪性肠系膜的肥胖患者的手术中我们并不知道这是否真的是一个相关因素。

六、特殊情况

对于某些类别的干预措施，应该特别注意。使用单孔腹腔镜手术（single incision laparoscopic surgery，SILS）或将进行预防性回肠造口手术时，因造口后无法清除结肠内的粪便，所以应在术前做好肠道准备；当实施内窥镜—腹腔镜联合切除术时，显然需要进行充分的肠道准备；阴道重建手术时应十分重视感染的预防，这就是考虑充分肠道准备的原因；如果将结肠支架放置作为手术的过渡，由于粪便的潴留会影响支架的植入，我们推荐在支架放置之前进行肠道准备。

然而，尽管缺乏支持标准结直肠手术进行肠道准备的证据，在结直肠外科医生中进行的不同调查结果显示，术前仍然在执行肠道准备。表 5-2 显示了肠道准备证据和外科医生实践之间的差距，表明外科医生并不放心完全放弃肠道准备，这种不情愿的原因值得研究。

表 5-2　已发表的结肠直肠外科医生实施全肠道准备的调查结果

国家（年份）	结肠	直肠
瑞士（2008）	53%	83%
新西兰和澳大利亚（2010）	28%	63%
英国（2010）	右 17%	72%
德国（2010）	左 43%	91%
奥地利（2010）	右 59%	79%
西班牙（2006/2007）	左 90%	98%

七、小结

总之，长期以来，人们认为在结直肠手术前对肠道进行彻底的机械清洗是必不可少的。人们认为空虚的肠道可以降低吻合口瘘和败血症发生的风险。然而，在过去的十年中，许多研究已经一致认为，在结肠切除术之前肠道准备没有优势。对比术前肠道准备，无肠道准备的患者吻合口瘘和败血症的发生率相同或更低。有些证据表明这一结论也适用于直肠手术，但还需要进行更多的研究加以证实。在欧洲大多数加速康复方案中，结肠手术（包括远端结肠造口术）都省略了全肠道准备。对于直肠癌手术，仍然要进行某种肠道准备（灌肠或机械性肠道准备）。

关键信息

- 肠道准备导致肠壁改变和炎症改变。
- PEG 和磷酸钠的作用不同，但在清洁肠道方面同样有效。
- 在选择性结肠切除术中省去肠道准备是安全的。
- 对于直肠切除术，现有证据表明肠道准备没有益处；然而，需要更多的研究加以证实，特别是对于需要进行保护性临时回肠造口术的低位直肠切除术的研究。
- 尽管缺乏支持不做肠道准备的证据，但术前仍大量使用肠道准备，可能是出于外科医生的偏好。

推荐阅读

● GÜENAGA K F, MATOS D, WILLE-J RGENSEN P. Mechanical bowel preparation for elective colorectal surgery［J］. Cochrane Database Syst Rev, 2011, 9(1):CD001544.

● BRETAGNOL F, PANIS Y, RULLIER E. Rectal cancer surgery with or without bowel preparation: the French GRECCAR III multicenter single-blinded randomized trial［J］. Ann Surg, 2010, 252(5):863-868.

● WEXNER S D, BECK D E, BARON T H. A consensus document on bowel preparation before colonoscopy: prepared by a Task Force from the American Society of Colon and Rectal Surgeons (ASCRS), the American Society for Gastrointestinal Endoscopy (ASGE), and the Society of American Gastrointestinal and Endoscopic Surgeons (SAGES)［J］. Surg Endosc, 2006, 20(7):1161.

● BUCHER P, GERVAZ P, EGGER J F. Morphologic alterations associated with mechanical bowel preparation before elective colorectal surgery: a randomized trial［J］. Dis Colon Rectum, 2006, 49(1):109-112.

● VLOT J, SLIEKER J C, WIJNEN R. Optimizing working-space in laparoscopy: measuring the effect of mechanical bowel preparation in a porcine model［J］. Surg Endosc, 2013, 27(6):1980-1985.

第六章

Francesco Carli 著
吴黄辉 译 陈国忠 校

麻醉医师在控制手术应激和促进患者术后康复中的作用

尽管手术与麻醉技术已取得重大突破，但相对较高的术后并发症发生率仍给医疗保健造成负担。近年来，随着多学科间紧密合作的不断深入，如何提高外科医疗和护理质量、减少围手术期并发症发生率、促进患者术后康复，以及合理应用医疗资源等问题备受关注。基于此，ERAS 团队制订并实施了加速康复外科方案（enhanced recovery after surgery programs，ERPs），旨在寻找增加患者术后住院时间和延迟术后康复的危险因素，并提出相应的临床防治策略。本节阐述了手术应激对生理功能的影响，并着重介绍了麻醉医师作为围手术期医学的主要实践者之一，在控制手术应激和促进患者术后康复中的积极作用。

一、手术应激与胰岛素抵抗

手术应激是指因手术引起的一系列生理和病理生理反应，以神经内分泌激素的释放和各种炎症因子的产生为特点（图6-1）。全身炎症反应与下丘脑—交感神经系统激活交互作用于大脑、心脏、肌肉、肝脏等的各个靶器官，通过促进三大营养物质的分解代谢，以产生足够的能量底物供应重要脏器，如大脑、肌肉、心脏和肾脏等，并维持其功能。围手术期分解代谢的增强，将引起一系列不良事件，如焦虑、疼痛、组织损伤、肠梗阻、心动过速、厌食、缺氧、睡眠障碍、低体温、酸中毒、高血糖、体重减轻、内环境紊乱和凝血和纤溶功能异常等（图6-2）。充分的临床证据表明，与开放手术相比，腔镜手术可显著降低围手术期炎症反应，并可有效促进患者术后康复，如更轻的术后疼痛和更短的住院时间等，提示围手术期炎症反应与手术创伤的严重程度密切相关。

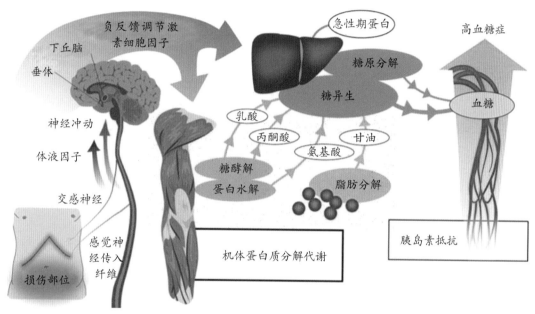

图6-1 代谢改变与炎症反应诱导胰岛素抵抗
图片经授权摘自加拿大蒙特利尔市的麦吉尔大学健康中心病人宣教中心。

焦虑、疼痛、组织损伤、肠梗阻、心动过速、厌食症、低氧血症、睡眠模式改变、低体温、酸中毒、高血糖、体重减轻、机体稳态失衡、纤溶系统功能改变。

图6-2 手术应激引起的不良后果

围手术期炎症反应的程度存在个体差异，这与患者的遗传多态性有关。临床证据表明，围手术期炎症反应较强的患者更易发生术后并发症。手术应激所致的代谢改变，其生理变化的核心是胰岛素抵抗，表现为儿茶酚胺的大量释放和过度的炎症反应，甚至可发展为免疫抑制。临床研究表明，较高的血浆炎症反应标志物C反应蛋白水平与术前低胰岛素敏感性有关。

胰岛素抵抗是指正常水平的胰岛素对周围组织摄取和清除葡萄糖的作用减弱的病理生理学现象。在手术应激的条件下，胰岛素作为合成代谢关键内分泌激素的作用被削弱，表现为合成代谢抑制而分解代谢增强。研究表明，患者术后第一天的胰岛素敏感性与术后并发症的发生存在关联；围手术期胰岛素敏感性每降低20%，心内直视手术术后严重并发症的发生风险可增加一倍以上。

胰岛素是调节三大营养物质的重要内分泌激素，当手术应激未被良好控制时，糖和蛋白质的合成代谢显著受抑，而分解代谢则明显增强，临床表现为高血糖和蛋白质分解。研究表明，腹部大手术术后肌肉质量的日损失可高达 50 ~ 70g（图 6-3）。

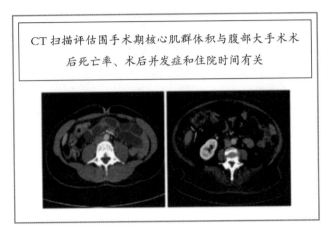

图 6-3　术前合并不良生理状态增加患者围手术期死亡率

图片经授权摘自 *Langenbecks Arch Surg* 杂志，第 399 卷，第 3 期的 "Core muscle size assessed by perioperative abdominal CT scan is related to mortality, postoperative complications, and hospitalization after major abdominal surgery: a systematic review"，287—295 页。

术前合并症（如癌症、病态肥胖症和代谢综合征等）和禁食、饥饿、疼痛、卧床和疲劳等，都是造成患者围手术期胰岛素抵抗的风险因素。

二、加速康复外科方案与应激调控

应激反应的病理生理学改变是多方面的，临床防治手术应激的具体策略应针对改善胰岛素抵抗及与其相关的不同生理机制的危险因素。合理有效的手术应激调控有利于抑制患者围手术期过度的分解代谢，并在一定程度上促进合成代谢，其具体内容将在本书相关章节予以讨论。

（一）患者术前准备

近年来老年患者的手术占比大幅增加，虽然年龄本身并非手术禁忌，但高血压、脑卒中、缺血性心脏病、高胆固醇血症和糖尿病等合并症对老年患者术后并发症的发生和围手术期死亡的影响远超年龄本身，且老年患者合并肥胖、虚弱、癌症等导致围手术期营养不良的风险也相对较高。吸烟、酗酒、贫血、营养不良和血糖控制不良等因素还将进一步增加老年患者发生术后感染、免疫抑制和组织愈合延迟等的风险。此外，研究还表明，术前焦虑、抑郁等情绪障碍与术后并发症、疼痛、认知功能紊乱和康复延迟有关。

术前门诊有助于鉴别存在手术和麻醉风险的高危患者，并从功能、代谢、营养和精神等方面进行有效的术前优化。虚弱的老年患者如有充足的术前准备时间（3~4周），则推荐使用增加机体功能储备的康复计划。包括外科学、麻醉学、内科学、老年病学、血液学、护理、物理治疗、运动康复、营养学、心理学等多学科共同参与的围手术期康复计划的制订，对促进患者术后康复具有重要作用。此外，对患者及其家属的术前宣教也极为重要。

（二）术前禁食禁饮

虽然麻醉学会已更新术前禁食禁饮相关指南：推荐术前2h摄入清流质，但仍有很多医院遵循自术前一天午夜开始禁食禁饮的传统观念。

长时间禁食已被证明可显著降低胰岛素敏感性，并诱导和加剧术后胰岛素抵抗。研究表明，与禁食状态相比，进食后的动物承受创伤应激的能力更强。临床研究表明，术前口服碳水化合物饮料可使胰岛素敏感性提高50%，同时降低50%术后胰岛素抵抗的发生率，有利于抑制患者术后分解代谢，同时有益于蛋白质的保留和瘦体重的维持。

（三）麻醉药物的选择与优化

麻醉药物的选择应基于对机体生理和代谢影响最小，以及使用短效全身麻醉药以避免影响患者麻醉恢复的原则。因此，围手术期不推荐使用长效抗焦虑药物（如劳拉西泮）。脑电双频指数监测可量化患者术中的麻醉深度，以避免麻醉过深。腹腔镜手术需维持深度肌松，以避免为了充分暴露术野而使用高气腹压力引起的血流动力学剧烈变化和术后内脏疼痛。联合不同作用机制的镇痛药物，如氯胺酮、右美托咪定、利多卡因、地塞米松等，可减少术中阿片类药物的使用。强烈推荐根据患者风险分级来制定预防术后恶心呕吐的策略（如单独或联合使用地塞米松、氟哌利多、昂丹司琼等）。

（四）区域阻滞麻醉

中枢和周围神经系统是手术创伤引起代谢变化的重要途径之一，因此，预先阻断伤害性刺激的传入在控制手术应激方面具有重要意义。充分的证据表明，硬膜外阻滞、蛛网膜下腔阻滞和外周神经阻滞在降低术后胰岛素抵抗中具有重要作用。在满足充分镇痛、减少阿片类药物使用要求的同时，还有助于抑制手术应激引起的分解代谢。区域阻滞麻醉的这一优势在开放性手术中尤为显著，但对微创腔镜手术的收益相对较小。低血压是硬膜外阻滞的主要不良反应之一。当患者存在硬膜外阻滞禁忌证时，可考虑采用其他镇痛方式替代，如静脉注射利多卡因、腹横肌平面阻滞、腹腔神经丛置管等，也可在外科医生操作下进行切口局部浸润麻醉。

（五）围手术期稳态的维持

术中应避免低体温、液体超负荷、高血糖、过度的心血管反应（如心动过速、高血压、低血压、心律失常等）和呼吸功能障碍（如高碳酸血症、气道阻力增加、缺氧等）。上述这些因素都是手术患者的重要应激源，可促进机体的分解代谢并增加术后并发症的风险。

（六）多模式镇痛

鉴于术后疼痛机制的多样性与复杂性，推荐使用联合不同作用机制的镇痛药物和（或）技术进行多模式镇痛。多模式镇痛策略不仅旨在改善患者术后疼痛，更在于降低因严重疼痛引起的多器官系统功能障碍的发生率，以及减少阿片类药物相关的不良反应，如恶心、呕吐、肠梗阻等，以达到促进患者尽早经口进食和早期下床活动的目的。

三、展望

手术应激引起的机体代谢变化有助于围手术期医生更好地理解和实施加速康复外科。围手术期炎症反应与术后疲劳、肠梗阻、交感神经过度活化、疼痛、睡眠障碍等风险增加的具体机制仍待阐明。麻醉医师作为围手术期医学团队的核心成员，应充分理解和掌握手术应激引起机体生理和病理生理变化的原因，并将理论知识转化为临床实践，为促进患者术后康复做出更大贡献。

关键信息

● 未经有效控制的手术应激可引起患者生理变化和代谢紊乱，影响术后康复。

● 麻醉医师对促进患者术后康复的作用贯穿整个围手术期，包括但不局限于术前优化、术中维稳、术后镇痛等，以最大限度减少手术应激对患者术后康复的影响。

● 麻醉医师应与外科医生建立密切的合作，并与老年病学、内科学、血液学、物理治疗、营养学等多学科共同协作，促进患者术后快速康复。

推荐阅读

● FELDMAN L, BALDINI G, LE L, et al. Basic Surgical and Perioperative Comsideraton. Enhanced Recovery Pathways: Organization of Evidence-Based. Fast-Track Perioperative Care ［M］. In. Sciertific American Surgery, 2013:1-29.

● LJUNGQVIST O, JONATHAN E. Rhoads lecture 2011: Insulin resistance and enhanced recovery after surgery ［J］. JPEN J Parenter Enteral Nutr, 2012, 36(4):389-398.

● WHITE P F, KEHLET H, NEAL J M, et al. The role of the anesthesiologist in fast-track surgery, from multimodal analgesia to perioperative medical care ［J］. Anesth Analg, 2007,104(6):1380-1396.

Timothy E. Miller　著

吴黄辉　译　陈国忠　校

第七章
低体温的预防

　　轻度低体温（核心体温在 34 ~ 36℃）是围手术期常见且可预防的不良事件[1]。接受 2h 及以上长时间手术的患者，在未积极给予保温措施的情况下，约 70% 可出现围手术期低体温[2]。围手术期低体温与不良预后密切相关[1,3]，本节主要探讨围手术期低体温的原因、对患者不良预后的影响，以及预防和处理围手术期低体温的建议与措施。

一、围手术期低体温的原因

　　对于身着单薄手术服的患者而言，手术室的体感温度通常较低。全身麻醉会严重抑制机体正常的体温调节功能[1]。麻醉诱导可直接扩张外周血管，并使机体寒战和血管收缩的阈值下降 2 ~ 3℃，从而导致体热由核心向外周分布（核心与外周的温差通常可达 2 ~ 4℃）。若不实施积极的保温措施，麻醉 1h 后核心体温将降低 1 ~ 1.5℃[4]。当环境温度较低时，外周血管剧烈收缩，将限制体热由核心向外周的转移，从而增加核心—外周体温差值。

　　在无积极保温措施的情况下，麻醉后可立即出现体温的重分布。随着麻醉时间延长，当体热损失超过产热后，核心体温将继续缓慢下降，下降的速度主要取决于患者的体型[4]。接受椎管内麻醉（包括硬膜外阻滞和蛛网膜下腔麻醉）的患者，因局部麻醉药阻滞了外周血管收缩的反应，故其核心体温下降的速度将更为迅速。因此，积极的保温措施对于全身麻醉、椎管内麻醉和局部阻滞麻醉的患者尤为重要[5]。

二、围手术期低体温对患者预后的影响

临床研究表明，即使是轻度低体温（34 ~ 36℃）也与患者不良预后密切相关。轻度低体温即可抑制行胃肠道大手术患者的机体免疫功能，并引起外周血管收缩，从而减少伤口周围组织的氧供而使手术部位感染风险增加 3 倍[3]。在动物实验中也证实了轻度低体温可严重削弱机体对细菌感染的抵抗能力。

即使是轻度低体温，核心体温每降低 1℃，也可增加失血和输血的相对风险约 20%[6]。造成该不良后果的机制是多方面的，低体温可抑制血小板功能，抑制血栓素 A 释放，并损害参与凝血级联反应的各种酶的功能[7]。因常规凝血功能检查通常是在 37℃下进行的，故术前检查不会出现凝血功能障碍的相关异常[8]。

前瞻性随机对照研究还表明，围手术期低体温还与其他不良预后有关，如寒战（增加机体氧耗）[9]、心脏不良事件（风险增加 3 倍）[10,11] 以及住院时间延长[3]。低体温还可延长麻醉药物和肌肉松弛药物的作用时间，使患者术后麻醉恢复延迟[12]。此外，低体温还严重影响了患者术后长达数小时的舒适度，且有研究表明，术后低体温被认为是最糟糕的术后体验之一[13]。低体温引起的不适可造成患者应激，引起高血压、心动过速和血浆儿茶酚胺水平增高等[14]，并可能诱导寒战，从而增加心脏不良事件的风险。

三、体温监测

体温监测不仅可及时、有效地发现患者围手术期低体温，还可预防因主动保温措施实施不当或患者出现全身炎症反应综合征而导致的体温过高。

推荐预计接受超过 30min 全身麻醉的患者均应实施核心体温监测。临床常用的可准确反映核心体温的监测部位包括鼓膜、肺动脉（如行肺动脉导管置管）、食管远端或鼻咽处。此外，膀胱、直肠、口腔和前额皮肤温度也可作为围手术期体温监测的部位，但应注意的是，这些部位所测得的体温不能准确反映核心体温。

四、围手术期低体温的预防与保温措施

围手术期低体温的预防有赖于麻醉医师和外科医生对患者观察与监测，并积极采取围

手术期保温措施。

（一）术前

术前评估患者围手术期发生低体温的风险，可帮助早期识别低体温高危患者，且有助于制定更有效的围手术期主动加温措施。入院时外科疾病严重、低体重指数、年龄大于65岁、贫血、拟行全身麻醉联合局部阻滞麻醉或椎管内麻醉，或拟行大手术的患者，是发生围手术期低体温的高危患者[2,15]。麻醉医师术前应详细了解患者的手术部位和可用于体表加温的肢体部位，如截石位或需行腿部备皮和皮肤移植的患者，则不适合选择下肢体表加温方式。

核心体温向外周组织的重分布难于避免，但采用积极的加温措施可减少核心体温的丢失和转移。鼓励患者术前尽可能多活动（如步行进入手术室），有助于产热，并鼓励患者感到寒冷时及时与医护人员沟通。

患者术前建议在温暖的室内环境接受护理，以最大限度地减少体温降低。有研究表明，术前提前 1 ~ 2h 进行体表加温，可有效减少麻醉诱导后初始核心体温的重分布[16]。腿部是术中体温散失的最主要部位，如患者术前体温低于 36℃，则应及时给予充气加温装置加温。

（二）术中

手术室环境温度是决定患者术中体温散失最重要的因素。成人手术环境温度高于23℃（婴幼儿高于 26℃）有助于维持患者的正常体温，但该环境温度会使手术室工作人员感到不适，故建议手术室环境温度维持在 21℃以上，尤其是在麻醉诱导和（或）患者体表大面积暴露时。如有必要，可在对患者实施主动加温措施后适度降低手术室环境温度[17]。

气道加温加湿

人体约 10% 的代谢产热可经呼吸道散失。虽然有研究表明气道加温加湿措施对维持核心体温的影响不大[18]，但仍有必要对患者气道进行加温加湿以减少体热的散失。

静脉输液加温

在室温条件下（21℃）予患者 1 L 的静脉输液或 1 个单位未复温异体血，可使核心体温降低约 0.25℃。因此，液体加温装置虽不能直接提升患者体温，但可防止因静脉输注大量（低温）液体所导致的低体温。有研究表明，在妇科、腹部外科和骨科手术中，予静脉输液加温可有效降低低体温的发生率[19]。推荐所有成人术中输液大于 500mL 时均需常规使用输液加温装置[17]。在输液流速较低时，各类输液加温装置的加温效果没有显著的临床差异，但在高流速输液时，一次性使用温液管路逆流水热交换装置可维持良好的输液加温效果[19]。在大量输血或快速输液时，建议使用带强效加热效果的大容量输液装置。

体表加温装置

体表覆盖温毯或无菌布单是最简易的保温措施，其机制是在覆盖物下方形成静止的空气隔热层，以减少体热散失。研究表明，覆盖物所形成的隔热层可减少约 30% 的体热散失，且增加覆盖物还可增强保温效果[20]。加温毯虽可增加患者舒适度和满意度，但与体表覆盖无菌布单相比，对患者术中保温并无额外获益[20]。被动保温有助于减少患者术中体热散失，但对低体温的预防效果有限。

充气式（对流）加温装置是术中最常用的主动加温装置，可通过特殊设计的温毯输送热空气，达到主动加温的效果。约 90% 的代谢产热可经体表散失，充气式加温装置可同时满足减少体热散失和主动加温的双重效果。虽然每单位体表面积的导热能力相对较低，但只要有足够大的体表面积，充气式加温装置的升温效果足以维持大手术患者术中体温的正常[18,21]，且其用于术中低体温的预防和对低体温患者的复温效果均明显优于被动保温措施[19]。充气式加温装置因具有经济、安全、有效的特点，已成为术中加温的常规措施。在腹部大手术中，保证充气式加温装置覆盖尽可能大的体表面积，可有效预防低体温的发生。

与充气式加温装置相比，循环水加温垫的效果相对较弱[22]。因体热经背部散失较少，故在背部安置循环水加温垫并不能有效减少体热的散失。前期多项研究均表明，充气式加温装置减少体热散失的效果显著优于循环水加温垫[19]。仅在不适合使用充气式加温装置、且围手术期低体温发生风险低的患者中，考虑使用循环水加温垫，二者的成本相当。对于围手术期低体温的高危患者，则应使用新的主动加温设备，如黏性循环水服或热能传递垫，以改善局部热传递效率。例如某品牌的患者加温系统，其带有微通道黏性垫水循环系统，可用于背部、腿部和胸部等体表的主动加温。此外，有研究还表明，使用热能传递垫的健康受试者体温升高的速度较充气式加温装置快 2 倍[23]。热能传递垫用于术中的加温效果也显著优于充气式加温装置，且对加温部位的选择更具灵活性[24,25]。不足的是，与充气式加温装置相比，热能传递垫的使用成本更高，故该方法更常用于不适合使用充气式加温装置的患者，如截石位腹部大手术、大血管手术、多发伤、术中需大面积体表暴露且可用于体表加温的部位有限的患者。对于围手术期低体温的高危患者，可联合使用不同的加温装置维持术中体温，如充气式加温装置联合循环水加温垫，尽管其实用性较差，但加温效果与黏性循环水服相当，且成本更低[26]。

此外，在腹腔镜手术中对气体二氧化碳进行加温加湿也可作为一种辅助加温措施，但有循证医学证据提示，该方法对改善患者术后疼痛和预防低体温的效果有限[27]。

在腹部手术中，应使用加温的液体冲洗腹腔，该措施可有效减少因大面积腹腔暴露于相对较低温度的环境中导致的体热散失。

（三）术后

术后应继续对患者实施舒适的主动加温措施，直至患者体温达到 36℃[17]。如有必要，也可使用充气加温装置。

五、小结

推荐手术患者应制订个体化的围手术期保温计划，该计划除了应包括患者术中主动加温的具体措施，还应重视减少术前体温的丢失，并避免不必要的大面积体表暴露、保证手术室环境温度高于 21℃，以及常规使用静脉输液加温装置。

对于行大手术或低体温的高危患者，单一的加温措施可能不足以维持患者术中正常体温，对此类患者需采用联合加温措施或使用成本更高的黏性循环水服。

关键信息

● 围手术期轻度低体温是指核心体温在 34 ～ 36℃，是常见且可预防的围手术期不良事件。

● 围手术期轻度低体温可引起多种不良事件，如增加术后伤口感染、心血管不良事件、凝血障碍、寒战等风险，并延长麻醉恢复时间。

● 决定术中体热散失最主要的因素是手术室环境温度，建议维持手术室环境温度在 21℃及以上。

● 术中输液超过 500mL 的成年患者建议均需采用静脉输液加温。

● 充气加温装置是经济、有效且安全的保温措施，已成为手术患者术中保温的常规方法。

● 对于低体温的高危患者，可采用循环水服加温，或联合应用多种保温措施。

参考文献

［1］SESSLER D I. Complications and treatment of mild hypothermia［J］. Anesthesiology, 2001, 95(2):531-543.

［2］BERNARD H. Patient warming in surgery and the enhanced recovery［J］. Br J Nurs, 2013, 22(6):319-320, 322-325.

［3］KURZ A, SESSLER D I, LENHARDT R. Perioperative normothermia to reduce the incidence of surgical-wound infection and shorten hospitalization. Study of Wound Infection and Temperature Group［J］. N Engl J Med, 1996, 334(19):1209-1215.

［4］SESSLER D I. Perioperative heat balance［J］. Anesthesiology, 2000, 92:578-596.

［5］JORIS J, OZAKI M, SESSLER D I, et al. Epidural anesthesia impairs both central and peripheral thermoregulatory control during general anesthesia［J］. Anesthesiology, 1994, 80(2):268-277.

［6］RAJAGOPALAN S, MASCHA E, NA J, et al. The effects of mild perioperative hypothermia on blood loss and transfusion requirement［J］. Anesthesiology, 2008, 108(1):71-77.

[7] VALERI C R, FEINGOLD H, CASSIDY G, et al. Hypothermia-induced reversible platelet dysfunction [J]. Ann Surg, 1987, 205(2):175-181.

[8] STAAB D B, SORENSEN V J, FATH J J, et al. Coagulation defects resulting from ambient temperature-induced hypothermia [J]. J Trauma, 1994, 36(5):634-638.

[9] SHARKEY A, LIPTON J M, MURPHY M T, et al. Inhibition of postanesthetic shivering with radiant heat [J]. Anesthesiology, 1987, 66(2):249-252.

[10] FRANK S M, FLEISHER L A, BRESLOW M J, et al. Perioperative maintenance of normothermia reduces the incidence of morbid cardiac events. A randomized clinical trial [J]. JAMA, 1997, 277(14):1127-1134.

[11] NESHER N, ZISMAN E, WOLF T, et al. Strict thermoregulation attenuates myocardial injury during coronary artery bypass graft surgery as reflected by reduced levels of cardiac-specific troponin I [J]. Anesth Analg, 2003, 96(2):328-335.

[12] LENHARDT R, MARKER E, GOLL V, et al. Mild intraoperative hypothermia prolongs postanesthetic recovery [J]. Anesthesiology, 1997, 87(6):1318-1323.

[13] KUMAR S, WONG P F, MELLING A C, et al. Effects of perioperative hypothermia and warming in surgical practice [J]. Int Wound J, 2005, 2(3):193-204.

[14] FRANK S M, HIGGINS M S, BRESLOW M J, et al. The catecholamine, cortisol, and hemodynamic responses to mild perioperative hypothermia. A randomized clinical trial [J]. Anesthesiology, 1995, 82(1):83-93.

[15] BILLETER A T, HOHMANN S F, DRUEN D, et al. Unintentional perioperative hypothermia is associated with severe complications and high mortality in elective operations [J]. Surgery, 2014, 156(5):1245-1252.

[16] JUST B, TRÉVIEN V, DELVA E, et al. Prevention of intraoperative hypothermia by preoperative skin-surface warming [J]. Anesthesiology, 1993, 79(2):214-218.

[17] National Institute for Health and Clinical Excellence. The management of inadvertent perioperative hypothermia in adults [M]. London: Royal College of Nursing, 2008.

［18］HYNSON J M, SESSLER D I. Intraoperative warming therapies: a comparison of three devices［J］. J Clin Anesth, 1992, 4(3):194-199.

［19］JOHN M, FORD J, HARPER M. Peri-operative warming devices: performance and clinical application［J］. Anaesthesia, 2014, 69(6):623-638.

［20］SESSLER D I, SCHROEDER M. Heat loss in humans covered with cotton hospital blankets［J］. Anesth Analg, 1993, 77(1):73-77.

［21］GIESBRECHT G G, DUCHARME M B, MCGUIRE J P. Comparison of forced-air patient warming systems for perioperative use［J］. Anesthesiology, 1994, 80(3):671-679.

［22］KURZ A, KURZ M, POESCHL G, et al. Forced-air warming maintains intraoperative normothermia better than circulating-water mattresses［J］. Anesth Analg, 1993, 7(1):89-95.

［23］WADHWA A, KOMATSU R, ORHAN-SUNGUR M, et al. New circulating-water devices warm more quickly than forced-air in volunteers［J］. Anesth Analg, 2007, 105(6):1681-1687.

［24］GROCOTT H P, MATHEW J P, CARVER E H, et al. A randomized controlled trial of the Arctic Sun Temperature Management System versus conventional methods for preventing hypothermia during off-pump cardiac surgery［J］. Anesth Analg, 2004, 98(2):298-302.

［25］GALVAO C M, LIANG Y, CLARK A M. Effectiveness of cutaneous warming systems on temperature control: meta-analysis［J］. J Adv Nurs, 2010, 66(6):1196-1206.

［26］PEREZ-PROTTO S, SESSLER D I, REYNOLDS L F, et al. Circulating-water garment or the combination of a circulating-water mattress and forced-air cover to maintain core temperature during major upper-abdominal surgery［J］. Br J Anaesth, 2010, 105(4):466-470.

［27］BIRCH D W, MANOUCHEHRI N, SHI X, et al. Heated CO_2 with or without humidification for inimally invasive abdominal surgery［J］. Cochrane Database Syst Rev, 2011, (1):CD007821.

Robert Owen and Tong Joo Gan　著

陈卓　译　张楠　校

第八章

术后恶心呕吐的预防

术后恶心呕吐（postoperative nausea and vomiting，PONV）是麻醉和外科手术中常见的并发症。PONV 发病率约在 25% ~ 30%，而在高风险因素患者中 PONV 的发生率可能高达 80%[1-4]。0.18% 的患者会出现难治性 PONV，这可能导致患者在复苏室（postanesthesia care unit，PACU）的时间延长和再次入院治疗以及医疗费用的增加[5-7]。PONV 是导致术后患者满意度低的原因之一[8]。一项国外调查研究发现，此类患者甚至愿意自费支付高达 100 美元的医疗费用来进行有效的止吐治疗[9]。

本章目的在于总结术后加速康复外科方案中关于 PONV 的治疗流程。这些文献来自随机对照试验、Meta 分析和共识。我们重点介绍了以下几个方面：高风险患者的筛查、降低风险、预防性止吐和补救治疗，以及推荐的加速康复外科治疗流程。

一、高风险患者的识别

PONV 与几个因素相关，但为了有效地区分风险，能够独立预测 PONV 的风险因素更值得关注。这些因素包括女性、既往 PONV 及晕动病病史、无吸烟史、青年、全身或局部麻醉、使用挥发性麻醉剂和氧化亚氮、术后使用阿片类药物、手术时长和手术类型（胆囊手术、腹腔镜手术、妇科手术）[10]。在考虑胃肠道手术的加速康复外科方案时，腹腔镜手术和胆囊手术与 PONV 发生率的增加具有相关性[11]。为了减少风险分层，Apfel 等人[1]根据 4 个主要危险因素设计了简易的风险程度评分法：在女性、既往晕动病病史及 PONV

病史、无吸烟史和术后使用阿片类药物 4 个危险因素中，具备 0、1、2、3 或 4 个危险因素患者的 PONV 发生率分别为 10%、21%、39%、61% 和 79%（图 8-1，表 8-1）[1]。使用这种简化的风险评分指导治疗已经被证实可以显著减低 PONV 的发生率[12-14]（图 8-2）。

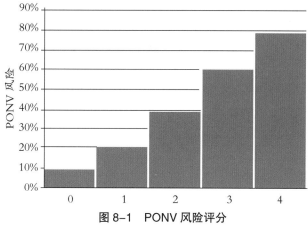

图 8-1　PONV 风险评分

表 8-1　PONV 风险因素

风险因素	分值
女性	1
非吸烟者	1
术后恶心呕吐病史	1
术后使用阿片药物	1
总和	0 ~ 4

图 8-1 及表 8-1 均来自 Apfel 文献中的简化的风险评分，可用来预测病人发生 PONV 的风险。（图表经授权摘自 *Anesthesiology* 杂志，第 91 卷，第 3 期的 "A simplified risk score for predicting postoperative nausea and vomiting:conclusions from cross-validations between two centers"，第 693 页。）

所有患者
- 麻醉诱导时，使用地塞米松 4mg 静脉注射
- 手术结束时，使用昂丹司琼 4mg 静脉注射
- 局部麻醉代替阿片类药物，应用于术中及术后镇痛
- 避免使用氧化亚氮
- 使用目标导向的液体治疗方法（GDFT）以达到充分水化

中风险（Apfel 评分 2 ~ 3 分）
- 加用东莨菪碱贴剂

高风险（Apfel 评分 4 分）
- 加用全静脉复合麻醉（TIVA）

其他注意事项 / 挽救治疗
- 挽救治疗药物不能用于预防 PONV
- 以上治疗无效时，可考虑 NK-1 受体拮抗剂（阿瑞匹坦），丁酰苯类（氟哌利多，氟哌啶醇），抗组胺类（苯海拉明），吩噻嗪类（奋乃静，甲氧氯普胺）以及内关穴（P6）刺激等

图 8-2　ERAS 诊疗规范中预防 PONV 的治疗流程

二、降低风险

有以下几种方法可以降低 PONV 的发生风险：使用局部麻醉，避免全身麻醉；使用一种具有止吐作用的药物来诱导和维持麻醉，如丙泊酚；避免使用氧化亚氮；避免使用挥发性麻醉剂；减少术中和术后阿片类药物的应用；充分水化[10]。胃肠外科手术一般是全身麻醉，术后使用腹横筋膜平面（transversus abdominis plane，TAP）阻滞麻醉可降低结肠外科手术患者 PONV 的发生率[15]，但硬膜外阻滞没有类似的效果[16, 17]，这可能与阿片类药物的用量有关。麻醉时使用丙泊酚诱导和维持［全静脉复合麻醉（total intravenous anaesthesia，TIVA）］可使 PONV 的风险降低 25%[14]。此外，两项 Meta 分析表明，除了低风险患者之外，避免使用氧化亚氮可以降低手术麻醉早期和晚期 PONV 的发生率[18, 19]。挥发性麻醉药物是早期 PONV 发生的主要原因[20]，避免使用挥发性麻醉药物可以降低 PONV 发生率。

术后减少使用阿片类药物也可以降低 PONV 的发生率[1, 19-24]。可以使用以下几种方式替代阿片类药物以获得足够的镇痛效果：应用区域阻滞或局部麻醉；非阿片药物如非甾体抗炎药（NSAIDs）；环氧合酶 -2（COX-2）抑制剂；对乙酰氨基酚；钙通道阻滞剂（加巴喷丁、普瑞巴林）；NMDA 受体拮抗剂（氯胺酮）。在随机对照试验和 Meta 分析中证实了在术后镇痛过程中使用 NSAIDs 以及 COX-2 抑制剂具有类吗啡样的镇痛作用[25-27]。在一定程度上，氯胺酮也可以提供类吗啡样的镇痛效果[28]。

围手术期的输液量和输液种类会影响 PONV 发生率及肠道功能。在加速康复外科流程中，最佳的液体管理方式包括目标导向的液体治疗方法（goal-directed fluid therapy，GDFT），联合部分晶体以及胶体溶液指导围手术期液体治疗进而维持血容量平衡[29]。一项 Meta 分析指出，GDFT 旨在最大限度地发挥血流动力学价值、降低 PONV、缩短住院时间、减少并发症及肠梗阻发生率[30]。同时，Gustafsson 等[31]指出液体负荷过重会增加结直肠癌手术患者并发症的发生率，尤其是心血管并发症。另外，作为 ERAS 治疗流程的一部分，术前糖类液体的摄入可显著降低 PONV 的发生率[31]。因此，ERAS 治疗流程提出为了降低发生 PONV 的概率，应尽量避免使用过量的晶体溶液。对于行危重且复杂手术的患者，应使用 GDFT 来维持血流动力学稳定。

三、术后恶心呕吐的预防

预防性 PONV 药物的应用是一个重要诊疗措施。为此，我们将依次讨论目前几种常见止吐药物的应用，表 8-2 中列出了这类药物的优点和副作用。表 8-3 中列出了特定止吐药物的推荐剂量和给药次数。

表 8-2　主要的 PONV 预防性止吐药的利弊及替代方案

止吐药物	优点	副作用
5-HT$_3$ 受体拮抗剂（如昂丹司琼、多拉司琼、格拉司琼、托烷司琼）	特别针对 PONV，无镇静作用	头痛、便秘、转氨酶升高、QT 间期延长的风险
神经激肽-1（NK-1）受体拮抗剂（如阿瑞匹坦、卡索匹坦、罗拉吡坦）	持续时间长，改善呕吐的效果，无镇静作用	头痛、便秘
皮质类固醇（如地塞米松、甲泼尼龙）	无镇静作用，持续时间长	在肥胖和糖尿病患者中，可能增加伤口感染的风险
丁酰苯类（例如氟哌利多、氟哌啶醇）	可预防恶心	超剂量时有镇静、低血压、锥体外系副反应、神经阻滞剂恶性综合征。氟哌利多可致患者 QT 间期延长因此被 FDA "黑匣子" 警告。然而，小剂量应用于止吐治疗被认为是安全的
抗组胺药（如苯海拉明、美克洛嗪）	抗晕动病，美克洛嗪的作用时间更长	镇静、口干、烦躁不安
抗胆碱药（如东莨菪碱）	抗晕动病，经皮制剂作用时间长，可在手术前一晚使用	镇静、视觉障碍、口干、头晕、不安、中枢胆碱能综合征
吩噻嗪类（如奋乃静）	持续时间长	锥体外系副作用、低血压、不安、抗胆碱能综合征，有镇静作用
针刺内关穴（P6 刺激）	可改善恶心	没有用于 PONV 预防的报道
丙泊酚 TIVA	对早期 PONV 有效，降低 PDNV 的发生率	增强意识清醒风险

表格经授权摘自 *Evidence-Based Practice of Anesthesiology* 杂志，2013 年的 "What is the best strategy for prevention of postoperative nausea and vomiting"，294—300 页。

（一）5-HT$_3$ 受体拮抗剂

5-HT$_3$ 拮抗剂是治疗恶心呕吐的一线药物。然而，这类药物的止吐作用强于抗恶心作用[32]。关于这类药物的大部分研究都集中于昂丹司琼。4mg 剂量的昂丹司琼用于止吐的给药次数大约需6次（0～24小时），用于治疗恶心大约需给药7次[32]。8mg 的口服分散片（oral disintegrating tablet，ODT）和4mg 静脉注射剂量作用一致[33]。其他可有效预防 PONV 的 5-HT$_3$ 拮抗剂包括：格拉司琼 0.35～3mg 静脉注射[34]、托烷司琼 2mg 静脉注射[35]、拉莫司琼 0.3mg 静脉注射[36, 37]、帕洛诺司琼 0.075mg 静脉注射[38, 39]。其中托烷司琼和拉莫司琼在美国无法使用。

表 8-3　PONV 预防性的止吐药物的剂量和时机

药物	剂量	时间
阿瑞匹坦	40mg per os	麻醉诱导时
卡索匹坦	150mg per os	麻醉诱导时
地塞米松	4～5mg 静脉注射	麻醉诱导时
苯海拉明	1mg/kg 静脉注射	
氟哌利多 *	0.625～1.25mg 静脉注射	手术结束
格拉司琼	0.35～3mg 静脉注射	手术结束
氟哌啶醇	0.5～＜2mg 肌内注射/静脉注射	
甲泼尼龙	40mg 静脉注射	
昂丹司琼	4mg 静脉注射，8mg ODT	手术结束时
帕洛诺司琼	0.075mg 静脉注射	麻醉诱导时
奋乃静	5mg 静脉注射	
雷莫司琼	0.3mg 静脉注射	手术结束
罗拉吡坦	70～200mg per os	麻醉诱导时
东莨菪碱	经皮给药	术前一天晚上或术前 2h
托烷司琼	2mg 静脉注射	手术结束时

　　表格经授权摘自 *Anesth Analg* 杂志，第 118 卷，第 1 期的 "Consensus guidelines for the management of postop erative nausea and vomiting"，85—113 页。

　　*氟派利多的使用在美国食品和药品管理局（food and drag administration，FDA）有"黑匣子"警告。

　　5-HT$_3$ 拮抗剂副作用少。除了帕洛诺司琼外，其他药物均可导致 QTc 间期延长[10]。

对于昂丹司琼，FDA 推荐单次剂量不超过 16mg，因为存在延长 QTc 间期的风险。单次昂丹司琼出现副作用的剂量（number-needed-to-harm，NNH）分别为 36mg 时出现头痛、31mg 时出现转氨酶升高、23mg 时出现便秘[19]。所以使用 5-HT$_3$ 拮抗剂是相对安全的。

（二）糖皮质激素类

地塞米松 4 ～ 5mg 静脉注射已广泛用于预防 PONV。尤其针对迟发性 PONV[40]。最近的一项 Meta 分析显示，对于 TIVA 后 24 小时内的给药次数（number needed to treat，NNT）为 3.7 次（95%CI，3.0 ～ 4.7）[41]。此外，0.1mg/kg 的地塞米松可减轻术后疼痛以及减少术后阿片类药物的用量[42]。最近，一项研究发现术前地塞米松 8mg 静脉注射或更高剂量的应用，对于 PONV 的预防也获得了有效结果。而且，术前给予 8mg 地塞米松除了减轻恶心、疼痛和缓解疲劳外，还能改善患者出院后的恢复情况[43]。但是，一项 Meta 分析显示，8 ～ 10mg 静脉注射地塞米松与 4 ～ 5mg 静脉注射相比，没有明显的临床优势[41]。

地塞米松的安全性存在争议。大多数研究表明，在围手术期给予推荐剂量的地塞米松不会增加伤口感染的风险[40, 42]。然而，地塞米松可导致包括正常患者[44, 45]、糖耐量异常患者[45]、2 型糖尿病患者[46]和肥胖患者[45]术后 6 ～ 12h 血糖水平显著升高。此外，一项回顾性病例对照研究显示，在围手术期中使用地塞米松 4 ～ 8mg 静脉注射的患者可发生术后伤口感染，并得出地塞米松可能增加术后伤口感染的风险的结论[47]。但是这些患者预防性抗生素的使用率也较低（$P = 0.001$）。综上所述，单次地塞米松剂量 4 ～ 8mg 与 PONV 风险增加无关，因此建议使用[48, 49]。对于血糖不稳定的糖尿病患者可以长期监测血糖。40mg 甲泼尼龙静脉注射对迟发性 PONV 也有预防效果，半衰期也足够长[50, 51]。没有证据表明甲泼尼龙在副作用方面与地塞米松有差别。

（三）丁酰苯类

氟哌利多和氟哌啶醇是两种有效预防 PONV 的丁酰苯类药物。氟哌利多预防 PONV 的有效剂量为 0.625 ～ 1.25mg 静脉注射[52-54]。研究表明，它与昂丹司琼有相似的作用，24h 内预防 PONV 的 NNT 约为 5 次[54]。在 2001 年，由于可以引起 QTc 间期延长的不良反应，FDA 对氟哌利多的使用提出诸多限制。尽管如此，研究发现氟哌利多对 QTc 间期的影响与昂丹司琼相似[55, 56]。此外，联合使用氟哌利多和昂丹司琼，比单独使用这两种药物能更有效地预防 PONV，但对 QTc 间期的影响与单独使用两种药物的结果相似[57]。因此，在 PONV 的预防剂量下，氟哌利多可以安全使用，而不会发生严重的心血管事件。低剂量（0.5 ~ 2mg 肌内注射或静脉注射）氟哌啶醇可有效降低 PONV 发生的风险，NNT 在 4 ~ 6 次[58]。氟哌啶醇的说明书上有 QTc 延长的警告，但在低剂量使用的情况下，目前未见发生心律失常的报道。尽管如此，氟哌啶醇并不是首选的止吐药物，因为它还有发生锥体外系综合征的风险。FDA 未批准将氟哌啶醇用于治疗 PONV。

（四）抗组胺类

抗组胺药是具有止吐作用的经典药物。抗组胺类药物苯海拉明作为一种止吐药物，推荐剂量为 1mg/kg 静脉注射，与 5-HT$_3$ 拮抗剂、地塞米松和氟哌利多作用类似[59, 60]。但是，与其他止吐药物的对比相关研究很少，而且，没有足够的数据来确定其最佳给药时间、量效关系和副反应[10]。

（五）抗胆碱能

东莨菪碱贴剂（TDS）2 ~ 4h 可发挥效果，可以在手术前的晚上或麻醉开始前 2 ~ 4h 使用[61, 62]。研究表明，单一给药治疗时，TDS 和昂丹司琼、氟哌利多有同样效果[63]。手术后 24h 内应用 TDS 预防恶心和呕吐的 NNT 为 6 次[64]。常见的副作用包括视觉障碍（NNH = 5.6）、口干（NNH = 13）和头晕（NNH = 50）[64]。

（六）吩噻嗪类

奋乃静（羟哌氯丙嗪）和甲氧氯普胺是两种用于治疗 PONV 的吩噻嗪类药物。6 项随机对照试验的回顾性分析显示，使用 5mg 奋乃静时，PONV 的相对风险降低率（relative risk reduction，RRR）为 0.5（95%CI，0.37 ~ 0.67）。与安慰剂相比，没有显著增加镇静或者嗜睡的风险[65]。甲氧氯普胺使用剂量在 10mg 以下时是无效的，需追加剂量。24 小时内 10mg、25mg 和 50mg 甲氧氯普胺的 NNT 分别为 30、16 和 11 次[66]。使用 25mg 或 50mg 甲氧氯普胺出现锥体外系症状的 NNH 为 140mg[66]。

（七）NK-1受体拮抗剂

关于 NK-1 受体拮抗剂的研究最为广泛，目前唯一推荐的是阿瑞匹坦。与昂丹司琼相比，阿瑞匹坦的作用时间更长，半衰期为 9 ~ 13h[67]。虽然在术后 24h 内完全缓解（不呕吐，也不加用急救止吐药物），与昂丹司琼类似，但在术后 24h 和 48h 内预防呕吐和降低恶心严重程度方面，比昂丹司琼更加有效[68, 69]。阿瑞匹坦的副作用与昂丹司琼类似[69]。由于临床资料有限，成本较高，阿瑞匹坦尚不作为常规的止吐预防剂使用[70]。卡索匹坦和罗拉吡坦是有类似作用的长效 NK-1 拮抗剂，但尚未批准使用[10]。

（八）其他技术

丙泊酚 TIVA 可以降低早期 PONV 发生率，其 NNT 为 5[70, 71]。可将 PONV 的风险降低 25%[14]。来自 58 项系统综述的回顾性研究表明 TIVA 还可以用于出院后恶心和呕吐（postdischarge nausea and vomiting，PDNV）的预防[72]。因此，对于高风险的 PONV 和 PDNV 患者，用丙泊酚 TIVA 是最好的选择。

刺激内关穴（P6）可降低挽救性止吐药物的使用率，与昂丹司琼、氟哌利多、甲氧氯普胺、赛克利嗪和氯丙嗪类似[73, 74]。术前和术后可由经验丰富的针灸师或使用无创刺激装置进行刺激。而且预防恶心比预防呕吐更有效[73]。这对于拒绝药物治疗的患者来说是一个更好的选择。

四、综合治疗和补救性止吐治疗

当使用多种方法来预防 PONV 时，应结合不同类别的止吐药[10]。许多研究表明，5-HT$_3$ 拮抗剂联合地塞米松或氟哌利多比联合其他药物能更有效地预防 PONV[75, 76]。

当对预防 PONV 无效时，患者应接受不同药理学作用的止吐药物治疗[10]。在初始剂量使用后的 6h 内重复用药，对于预防 PONV 没有额外的获益[77]。

五、术后恶心呕吐的管理规则

在选择预防 PONV 的治疗策略时，降低风险和高风险患者筛查非常重要。研究发现指南很难实现单纯基于风险阈值的治疗[78]。考虑到这一点，在 ERAS 的实施中，对于高风险的患者，需多种止吐措施联合预防 PONV。图 8-2 列出了预防 PONV 的治疗流程。所有患者均应采用低风险的策略，避免使用氧化亚氮，并通过区域阻滞和局部麻醉技术减少术中和术后阿片类药物的使用。此外，除非有特别禁忌，所有患者都应使用昂丹司琼和地塞米松进行预防性治疗。对于高风险的患者需要联合昂丹司琼、地塞米松、TDS 和丙泊酚 TIVA。挽救性药物不能用于预防治疗。

六、小结

PONV 是引起患者不适和满意度低最为常见的原因。我们评估了现有的证据，介绍了各种预防措施，并提出了有效的治疗原则，来预防这种不良反应。以上原则同样可以作为围手术期护理团队中的 ERAS 原则实施，可以在大型的医疗机构中全面开展。

关键信息

- 评估所有患者 PONV 的风险。
- 避免使用氧化亚氮和减少术中及术后阿片类药物的使用剂量来减少发生 PONV 的风险。
- 避免低血容量和高脂血症。
- 预防性止吐治疗，对于 PONV 高风险患者给予联合治疗。
- 当预防性止吐治疗失败时，需要使用其他种类的止吐药进行补救治疗。

参考文献

[1] APFEL C C. A simplified risk score for predicting postoperative nausea and vomit- ing: conclusions from cross-validations between two centers [J]. Anesthesiology，1999, 91(3):693.

[2] KOVAC A. Prevention and treatment of postoperative nausea and vomiting [J]. Drugs, 2000, 59(2):213-243.

[3] KOIVURANTA M. A survey of postoperative nausea and vomiting [J]. Anaesthesia, 1997, 52(5):443-449.

［4］SINCLAIR D R, CHUNG F, MEZEI G. Can postoperative nausea and vomiting be predicted? ［J］. Anesthesiology, 1999,91(1):109-118.

［5］FORTIER J, CHUNG F, SU J. Unanticipated admission after ambulatory surgery–a prospective study ［J］. Can J Anaesth, 1998, 5(7):612-619.

［6］GOLD B S. Unanticipated admission to the hospital following ambulatory surgery ［J］. JAMA, 1989, 262(21):3008-3010.

［7］HILL R P. Cost-effectiveness of prophylactic antiemetic therapy with ondansetron, droperidol, or placebo ［J］. Anesthesiology, 2000, 92(4):958-967.

［8］MYLES P S. Patient satisfaction after anaesthesia and surgery: results of a prospec- tive survey of 10,811 patients ［J］. Br J Anaesth, 2000, 84(1):6-10.

［9］GAN T. How much are patients willing to pay to avoid postoperative nausea and vomiting? ［J］ Anesth Analg, 2001, 92(2):393-400.

［10］GAN T J. Consensus guidelines for the management of postoperative nausea and vomiting ［J］. Anesth Analg, 2014, 118(1):85-113.

［11］APFEL C C. Evidence-based analysis of risk factors for postoperative nausea and vomiting ［J］. Br J Anaesth, 2012, 109(5):742-753.

［12］PIERRE S, BENAIS H, POUYMAYOU J. Apfel's simplified score may favourably predict the risk of postoperative nausea and vomiting ［J］. Can J Anaesth, 2002, 49(3):237-242.

［13］PIERRE S. A risk score–dependent antiemetic approach effectively reduces postoperative nausea and vomiting–a continuous quality improvement initiative ［J］. Can J Anaesth, 2004, 51(4):320-325.

［14］APFEL C C. A factorial trial of six interventions for the prevention of postoperative nausea and vomiting ［J］. N Engl J Med, 2004, 350(24):2441-2451.

［15］MCDONNELL J G. The analgesic efficacy of transversus abdominis plane block after abdominal surgery: a prospective randomized controlled trial ［J］. Anesth Analg, 2007, 104(1):193-197.

［16］JORGENSEN H. Epidural local anaesthetics versus opioid-based analgesic regimens on postoperative gastrointestinal paralysis. PONV and pain after abdominal surgery ［J］. Cochrane Database Syst Rev, 2000, 4:CD001893.

［17］MARRET E, REMY C, BONNET F. Meta-analysis of epidural analgesia versus parenteral opioid analgesia after colorectal surgery ［J］. Br J Surg, 2007, 94(6):665-673.

［18］TRAMER M, MOORE A, MCQUAY H. Omitting nitrous oxide in general anaesthesia: meta–analysis of intraoperative awareness and postoperative emesis in randomized controlled trials ［J］. Br J Anaesth, 1996, 76(2):186-193.

［19］TRAMER M, MOORE A, MCQUAY H. Meta-analytic comparison of prophylactic antiemetic efficacy for postoperative nausea and vomiting: propofol anaesthesia vs omitting nitrous oxide vs total i.v. anaesthesia with propofol ［J］. Br J Anaesth, 1997, 78(3): 256-259.

［20］APFEL C C. Volatile anaesthetics may be the main cause of early but not delayed postoperative vomiting: a randomized controlled trial of factorial design ［J］. Br J Anaesth, 2002, 88(5):659-668.

［21］ROBERTS G W. Postoperative nausea and vomiting are strongly influenced by postoperative opioid use in a dose-related manner ［J］. Anesth Analg, 2005, 101(5): 1343-1348.

［22］MOINICHE S. Nonsteroidal antiinflammatory drugs and the risk of operative site bleeding after tonsillectomy: a quantitative systematic review ［J］. Anesth Analg, 2003, 96(1):68-77.

［23］POLATI E. Ondansetron versus metoclopramide in the treatment of postoperative nausea and vomiting ［J］. Anesth Analg, 1997, 85(2):395-399.

［24］SUKHANI R. Recovery after propofol with and without intraoperative fentanyl in patients undergoing ambulatory gynecologic laparoscopy ［J］. Anesth Analg, 1996, 83(5):975-981.

［25］MARRET E. Effects of nonsteroidal antiinflammatory drugs on patient-controlled analgesia morphine side effects: meta-analysis of randomized controlled trials ［J］. Anesthesiology, 2005, 102(6):1249-1260.

［26］ELIA N, LYSAKOWSKI C, TRAMER M R. Does multimodal analgesia with acetaminophen, nonsteroidal antiinflammatory drugs, or selective cyclooxygenase-2 inhibitors and patient-controlled analgesia morphine offer advantages over morphine alone? Meta–analyses of randomized trials［J］. Anesthesiology, 2005, 103(6):1296-1304.

［27］GAN T J. Presurgical intravenous parecoxib sodium and follow-up oral valdecoxib for pain management after laparoscopic cholecystectomy surgery reduces opioid requirements and opioid-related adverse effects［J］. Acta Anaesthesiol Scand, 2004, 48(9):1194-1207.

［28］ELIA N, TRAMER M R. Ketamine and postoperative pain—a quantitative systematic review of randomised trials［J］. Pain, 2005, 113(1-2):61-70.

［29］MILLER T E. Reduced length of hospital stay in colorectal surgery after implementation of an enhanced recovery protocol［J］. Anesth Analg, 2014, 118(5):1052-1061.

［30］BUNDGAARD-NIELSEN M. Monitoring of perioperative fluid administration by individualized goal-directed therapy［J］. Acta Anaesthesiol Scand, 2007, 51(3):331-340.

［31］HABIB A, GAN T J. What is the best strategy for prevention of postoperative nausea and vomiting［M］. Evidence-based practice of anesthesiology, 3rd ed. Philadelphia, PA: Elsevier/ Saunders, 2013: 294-300.

［32］TRAMER M R. Efficacy, dose-response, and safety of ondansetron in prevention of postoperative nausea and vomiting: a quantitative systematic review of randomized placebo-controlled trials［J］. Anesthesiology, 1997, 87(6):1277-1289.

［33］GROVER V K, MATHEW P J, HEGDE H. Efficacy of orally disintegrating ondansetron in preventing postoperative nausea and vomiting after laparoscopic cholecystectomy: a randomised, double-blind placebo controlled study［J］. Anaesthesia, 2009, 64(6): 595-600.

［34］ERHAN Y. Ondansetron, granisetron, and dexamethasone compared for the prevention of postoperative nausea and vomiting in patients undergoing laparoscopic cholecystectomy : A randomized placebo-controlled study［J］. Surg Endosc, 2008, 22(6): 1487-1492.

［35］KRANKE P. Tropisetron for prevention of postoperative nausea and vomiting: a quantitative systematic review ［J］. Anaesthesist, 2002, 51(10):805-814.

［36］LEE H J. Preoperatively administered ramosetron oral disintegrating tablets for preventing nausea and vomiting associated with patient-controlled analgesia in breast cancer patients ［J］. Eur J Anaesthesiol, 2008, 25(9):756-762.

［37］CHOI Y S. Effect of ramosetron on patient-controlled analgesia related nausea and vomiting after spine surgery in highly susceptible patients: comparison with ondansetron ［J］. Spine (Phila Pa 1976), 2008, 33(17):602-606.

［38］KOVAC A L. A randomized, double-blind study to evaluate the efficacy and safety of three different doses of palonosetron versus placebo in preventing postoperative nausea and vomiting over a 72-hour period ［J］. Anesth Analg, 2008, 107(2):439-444.

［39］CANDIOTTI K A. A randomized, double-blind study to evaluate the efficacy and safety of three different doses of palonosetron versus placebo for preventing postoperative nausea and vomiting ［J］. Anesth Analg, 2008, 107(2):445-451.

［40］HENZI I, WALDER B, TRAMER M R. Dexamethasone for the prevention of postoperative nausea and vomiting: a quantitative systematic review ［J］. Anesth Analg, 2000, 90(1): 186-194.

［41］DE OLIVEIRA JR G S. Dexamethasone to prevent postoperative nausea and vomiting: an updated meta-analysis of randomized controlled trials ［J］. Anesth Analg, 2013, 116(1):58-74.

［42］DE OLIVEIRA JR G S. Perioperative single dose systemic dexamethasone for post-operative pain: a meta-analysis of randomized controlled trials ［J］. Anesthesiology, 2011, 115(3):575-588.

［43］MURPHY G S, SZOKOL J W, GREENBERG S B, et al. Preoperative dexamethasone enhances quality of recovery after laparoscopic cholecystectomy: effect on in-hospital and postdischarge recovery outcomes ［J］. Anesthesiology, 2011, 114(4):882-890.

［44］EBERHART L H. Randomised controlled trial of the effect of oral premedication with dexamethasone on hyperglycaemic response to abdominal hysterectomy ［J］. Eur J

Anaesthesiol, 2011, 28(3):195-201.

［45］NAZAR C E. Dexamethasone for postoperative nausea and vomiting prophylaxis: effect on glycaemia in obese patients with impaired glucose tolerance ［J］. Eur J Anaesthesiol, 2009, 26(4):318-321.

［46］HANS P. Blood glucose concentration profile after 10mg dexamethasone in non- diabetic and type 2 diabetic patients undergoing abdominal surgery ［J］. Br J Anaesth, 2006, 97(2):164-170.

［47］PERCIVAL V G, RIDDELL J, CORCORAN T B. Single dose dexamethasone for postoperative nausea and vomiting–a matched case-control study of postoperative infection risk ［J］. Anaesth Intensive Care, 2010, 38(4):661-666.

［48］ALI K S, MCDONAGH D L, GAN T J. Wound complications with dexamethasone for postoperative nausea and vomiting prophylaxis: a moot point? ［J］. Anesth Analg, 2013, 116(5):966-968.

［49］COLIN B, GAN T J. Cancer recurrence and hyperglycemia with dexamethasone for post-operative nausea and vomiting prophylaxis: more moot points? ［J］. Anesth Analg, 2014, 118(6):1154-1156.

［50］MIYAGAWA Y. Methylprednisolone reduces postoperative nausea in total knee and hip arthroplasty ［J］. J Clin Pharm Ther, 2010, 35(6):679-684.

［51］WEREN M, DEMEERE J L. Methylprednisolone vs. dexamethasone in the prevention of postoperative nausea and vomiting: a prospective, randomised, double-blind, placebocontrolled trial ［J］. Acta Anaesthesiol Belg, 2008, 59(1):1-5.

［52］DOMINO K B. Comparative efficacy and safety of ondansetron, droperidol, and metoclopramide for preventing postoperative nausea and vomiting: a meta-analysis ［J］. Anesth Analg, 1999, 88(6):1370-1379.

［53］FORTNEY J T. A comparison of the efficacy, safety, and patient satisfaction of ondansetron versus droperidol as antiemetics for elective outpatient surgical procedures. S3A-409 and S3A-410 Study Groups ［J］. Anesth Analg, 1998, 86(4):731-738.

［54］HENZI I, SONDEREGGER J, TRAMER M R. Efficacy, dose-response, and adverse effects of droperidol for prevention of postoperative nausea and vomiting［J］. Can J Anaesth, 2000, 47(6):537-551.

［55］CHARBIT B, ALBALADEJO P, MRRTY J, et al. Prolongation of QTc interval after postoperative nausea and vomiting treatment by droperidol or ondansetron［J］. Anesthesiology. 2005, 102(6):1094-1100.

［56］WHITE P F. Effect of low-dose droperidol on the QT interval during and after general anesthesia: a placebo-controlled study［J］. Anesthesiology, 2005, 102(6):1101-1105.

［57］CHAN M T. The additive interactions between ondansetron and droperidol for preventing postoperative nausea and vomiting［J］. Anesth Analg, 2006, 103(5):1155-1162.

［58］BUTTNER M. Is low-dose haloperidol a useful antiemetic?: A meta-analysis of published and unpublished randomized trials［J］. Anesthesiology, 2004, 101(6):1454-1463.

［59］KOTHARI S N. Antiemetic efficacy of prophylactic dimenhydrinate (dramamine) vs ondansetron (zofran): a randomized, prospective trial inpatients undergoing laparoscopic cholecystectomy［J］. Surg Endosc, 2000, 14(10):926-929.

［60］KRANKE P. Dimenhydrinate for prophylaxis of postoperative nausea and vomiting: a meta-analysis of randomized controlled trials［J］. Acta Anaesthesiol Scand, 2002, 46(3):238-244.

［61］APFEL C C. Transdermal scopolamine for the prevention of postoperative nausea and vomiting: a systematic review and meta-analysis［J］. Clin Ther, 2010, 32(12):1987-2002.

［62］BAILEY P L. Transdermal scopolamine reduces nausea and vomiting after outpatient laparoscopy［J］. Anesthesiology, 1990, 72(6):977-980.

［63］WHITE P F. Transdermal scopolamine: an alternative to ondansetron and droperidol for the prevention of postoperative and postdischarge emetic symptoms［J］. Anesth Analg, 2007, 104(1):92-96.

［64］KRANKE P. The efficacy and safety of transdermal scopolamine for the prevention of postoperative nausea and vomiting: a quantitative systematic review［J］. Anesth Analg, 2002,

95(1):133-143.

［65］SCHNABEL A. Efficacy of perphenazine to prevent postoperative nausea and vomiting: a quantitative systematic review［J］. Eur J Anaesthesiol, 2010, 27(12):1044-1051.

［66］WALLENBORN J. Prevention of postoperative nausea and vomiting by metoclopramide combined with dexamethasone: randomised double blind multicentre trial［J］. BMJ, 2006, 333(7563):324.

［67］DANDO T, PERRY C. Aprepitant［J］. Drugs, 2004, 64(7):777-794.

［68］DIEMUNSCH P. Single-dose aprepitant vs ondansetron for the prevention of postoperative nausea and vomiting: a randomized, double-blind phase III trial in patients undergoing open abdominal surgery［J］. Br J Anaesth, 2007, 99(2):202-211.

［69］GAN T J. A randomized, double-blind comparison of the NK1 antagonist, aprepitant, versus ondansetron for the prevention of postoperative nausea and vomiting［J］. Anesth Analg, 2007, 104(5):1082-1089.

［70］SCUDERI P E, WHITE P F. Novel therapies for postoperative nausea and vomiting: statistically significant versus clinically meaningful outcomes［J］. Anesth Analg, 2011, 112(4): 750-752.

［71］VISSER K. Randomized controlled trial of total intravenous anesthesia with propofol versus inhalation anesthesia with isoflurane-nitrous oxide: postoperative nausea with vomiting and economic analysis［J］. Anesthesiology, 2001, 95(3):616-626.

［72］GUPTA A. Comparison of recovery profile after ambulatory anesthesia with propofol, isoflurane, sevoflurane and desflurane: a systematic review［J］. Anesth Analg, 2004, 98(3):632-641.

［73］FREY U H. Effect of P6 acustimulation on post-operative nausea and vomiting in patients undergoing a laparoscopic cholecystectomy［J］. Acta Anaesthesiol Scand, 2009, 53(10):1341-1347.

［74］FREY U H. P6 acustimulation effectively decreases postoperative nausea and vomiting in high-risk patients［J］. Br J Anaesth, 2009, 102(5):620-625.

［75］EBERHART L H. Droperidol and 5-HT$_3$-receptor antagonists, alone or in combination, for prophylaxis of postoperative nausea and vomiting. A meta-analysis of randomised controlled trials［J］. Acta Anaesthesiol Scand, 2000, 44(10):1252-1257.

［76］HABIB A S , El-MOALEM H E, GAN T J. The efficacy of the 5-HT$_3$ receptor antagonists combined with droperidol for PONV prophylaxis is similar to their combination with dexamethasone. A meta-analysis of randomized controlled trials［J］. Can J Anaesth, 2004, 51(4):311-319.

［77］KOVAC A L. Efficacy of repeat intravenous dosing of ondansetron in controlling postoperative nausea and vomiting: a randomized, double-blind, placebo-controlled multicenter trial［J］. J Clin Anesth, 1999, 11(6):453-459.

［78］FRANCK M. Adherence to treatment guidelines for postoperative nausea and vomiting. How well does knowledge transfer result in improved clinical care［J］. Anaesthesist, 2010, 59(6):524-528.

第九章
血栓的预防

David Bergqvist 著
谢宇翔 译 张楠 校

术后静脉血栓栓塞（postoperative venous thromboemboism，VTE）是临床常见且有时致命的并发症，有关降低其发生风险的预防措施有大量的文献报道。尽管不同的外科医生对于采取何种措施有观点上的分歧，但对大多数的高危患者给予一些预防性措施已成为常规，这在当前的各项指南中也有所反映[1]。当应用新的术式或改进已有术式时，很重要的一点是评估其可能导致的各种并发症发生的风险。无论如何，预防血栓形成都是手术中不可或缺的评估项且在没有数据支持的前提下制订操作规范是存在潜在风险的。加速康复外科由丹麦的 Henrik Kehlet 首次提出仅十余年。但从那时起，这些原则在许多不同类型的手术中被采用，如今患者即使接受了重大手术治疗，也会被快速地动员出院回家。从直觉来说，加速康复外科会降低静脉血栓栓塞的风险。本章的目的在于分析 ERAS 后 VTE 形成的风险，以及在什么时间、用什么方式来预防血栓形成的相关证据。表 9-1 列出了降低加速康复外科患者 VTE 风险的相关因素。

一、方法

用加速康复外科联合 VTE、VTE 预防等各种关键词组合进行文献检索，大多数关于加速康复外科的研究没有对术后 VTE 的各种相关数据进行分析，因此本文阐述一系列值得关注的问题（表 9-2）。同时正如 Neville 等[2]和 Nicholson 等[3]人指出的，由于研究设计和实验质量的缺陷，导致大量关于加速康复外科的文献存在偏差。当对这些研究者进行系统性检索，发现他们已发表的文献中只有 1% ~ 2% 是高质量的综合研究。

表 9-1　降低加速康复外科患者 VTE 风险的潜在因素

- 小创伤 / 微创技术
- 减少患者手术心理压力
- 术中使用目标导向的液体治疗
- 减少术后并发症
- 早期动员出院
- 住院时间短

表 9-2　文献检索中有关加速康复外科和 VTE 的问题的分析

- 很少有研究直接关注 VTE
- 各种诊断和定义不统一
- VTE 有关的随机对照试验很少
- 随机对照试验样本量太小，无法对 VTE 进行进一步研究
- 历史病例对照、中心对照
- 肺部和呼吸系统合并症不能第一时间明确（肺栓塞可能？）
- 尸检率低
- 血栓预防直接被忽视或"由术者自行决定"
- 随访时间无统一标准

二、结果

在没有预防血栓的情况下，加速康复外科后的 VTE 发生率实际上并不明确，特别是有时使用了预防措施但没有相关记录说明，或者主治医生随意选择方案且未进行系统的预防应用。在一项关于腹腔镜胆囊切除术的回顾分析中，Lindberg 等人[4]共分析了 60 份文献，覆盖了 153832 名未给予或给予各种预防措施的患者。其中临床诊断为深静脉血栓（deep vein thombosis，DVT）的发生率为 0.03%，肺栓塞（pulmonary embolism，PE）的发生率为 0.06%，致命性肺栓塞（fatal pulmonary embolism，FPE）的发生率为 0.02%，死亡率为 0.08%[5]。Cochrane 的一项 Meta 分析[6]，报道了腹腔镜下结直肠切除术患者的短期获益情况，在入选的 25 项研究中有 6 项记录了 DVT 的情况。其中 545 名接受腹腔镜手术的患者 DVT 的发生率为 0.6%，而 535 名接受传统开放手术的患者 DVT 的发生率为 1.1%。

截至 2014 年初，共有 17 项关于加速康复外科的研究提及 VTE，共涉及 13783 名患

者，但其中间没有一项研究为 RCT，其中 9 项研究没有关于血栓预防的记录，另外的 8 项研究中对于"高危患者"使用了阿司匹林、低分子肝素（low molecular weight heparin，LMVVH）、普通肝素、利伐沙班等药物预防血栓形成或应用腿部加压等物理预防手段，但对于高危患者的定义没有明确。研究中涉及的患者所接受的手术仅包括结直肠手术（8 例）、关节置换术（4 例）、胆囊切除术（2 例）、肝脏手术（2 例）和食管手术（1 例）。因此很难在这几项研究中得出在血栓预防应用方面有价值的结论。

Husted 等[7]连续分析了 1977 名接受膝关节或髋关节置换术的患者（2004—2008 年），这些患者从术后到出院都给予了低分子肝素来预防血栓形成。研究表明，术后的平均住院时长由 7.3 天减少到 3.1 天，同时 VTE 的发生率和死亡率也降低。作者得出结论，与传统手术后持续血栓预防方案（长达 4 周）相比，采用快速启动方案和短程血栓预防措施后发生临床 VTE 的风险相对低。这些发现也在最近一项前瞻性队列研究（4924 名患者）中得到了证实，接受快速康复髋关节和膝关节置换术方案的患者，同时住院期间给予血栓预防治疗（低分子肝素或 Xa 因子抑制剂），术后住院时间缩短至 5 天以内[8]，同时 VTE 的发生率更低，仅有一例患者发生 FPE（0.02%）。在另一项大型观察研究中（采用历史对照），传统外科手术患者和给予加速康复外科治疗的髋关节和膝关节置换术患者之间，VTE 的发生率没有差异，但是血栓的预防治疗在两个不同的时间阶段（即从机械性预防 / 阿司匹林到长疗程亭扎肝素治疗）也经历了变革[9]。再次可以看出从存在多项潜在偏差的非随机对照试验中很难得出有效的结论。

在一项小规模的关于进行腹腔镜直肠癌切除术快速康复患者（102 例）的研究中发现[10]，术前给予亭扎肝素联合分级弹力袜（graded compression stocking）的血栓预防方案，未发现临床 VTE 病例，2 名患者出现肺炎（不同的诊断均指向 PE 但不能明确），3 名患者死亡，但无 VTE。

表 9-3 总结了近期指南中关于血栓预防治疗的内容。指南中推荐的预防措施基本上是根据对类似诊断的经典外科手术的研究中总结而来。

表 9-3   指南和共识关于血栓预防和加速康复外科的建议

直肠／盆腔手术[14, 15]
　　血栓弹力袜和低分子肝素（应用 4 周后风险增加）
胰十二指肠切除术[16]
　　低分子肝素 4 周，高危患者增加机械性预防措施
膀胱癌切除术[17, 18]
　　血栓弹力袜和低分子肝素（高危患者应用 4 周）
ACCP 和 NICE 指南未区分加速康复外科与传统手术[1, 19]

三、加速康复外科与血栓预防讨论

关于 VTE 和加速康复外科仍有许多问题值得探讨。表 9-1 概括了其中的要点。由于数据来源于不同类型的 VTE 相关研究，可能部分研究当中 VTE 的发生率非常低。关于术后 DVT 发生率的降低可能有多种原因，具体原因复杂并难以完全解释清楚。且 1993—2005 年广泛应用华法林后[11]，一部分全膝置换术患者 DVT 的发生率显著降低。早期抗凝对于所有外科手术来说都是重要的环节，尤其对于行膝关节成形术的患者来说，这种重要性会更早突显[12]。术后 24h 内予以抗凝的患者与术后第二天开始抗凝的患者相比 DVT 的发生率从 27.6% 降至 1.0%。

用什么检测手段筛选出需要进行血栓预防治疗的加速康复外科患者是一个值得思考的问题。大多数传统手术的前瞻性研究都采用了静脉造影、纤维蛋白原监测或者超声检查进行筛查。尽管临床观察过程中关于无症状 DVT 患者的讨论较少，但有数据表明无症状 DVT 和 FPE 之间存在相关性。最近血栓预防治疗的焦点集中在有临床表现的 VTE 患者，通常合并有静脉造影近心端 DVT，而并非静脉造影远心端无症状的 DVT 患者。

对于接受加速康复外科及血栓预防治疗的患者，进行随机对照研究是必要的。McDonald 等[13]的一项历史回顾研究中发现的问题就是一个很好的例证，加速康复外科治疗组的 VTE 发生率为 0.9%，而对照组的 VTE 发生率为 0.4%。虽然关于这个结果有多种解释，但这个结果和通常认知是完全相反的。无论采用何种诊断方法，由于 VTE 的发生率较低，因此需要大样本的研究，尽管从药理学的立场是可以评估的，但不应当让药物企业参与并支持类似实验研究。另一种可行的方法是通过设计严谨的大样本的前瞻性

研究方案。将外科医生对患者进行的加速康复外科治疗措施纳入到研究中也十分重要，这需要进行多中心的研究，以便在合理的时间范围内获得可靠的结论。

在我们有更多的可靠数据之前，我们必须从现有的知识中进行推断，并利用已知的风险因素来进行个体患者的预防治疗。这些风险因素有遗传性凝血酶原疾病倾向、恶性肿瘤性疾病、静脉曲张、既往有 VTE 病史、既往有骨科手术相关并发症，以及制动时间和麻醉类型（全身麻醉和硬膜外阻滞）等。

本章聚焦于现有数据相对较多的腹部 / 盆腔手术和骨科手术上。最近，加速康复外科的概念已经扩展到其他类型的手术上，例如冠状动脉搭桥手术、主动脉瘤修复术、肺切除手术、减重代谢手术、食管手术和阴道子宫切除术。其中相当一部分的高风险手术需要被关注和系统研究。

四、小结

加速康复外科患者发生 VTE 的风险似乎较低，但很少有研究特别关注这个问题，且缺乏随机对照试验的研究。与传统治疗方案相比，采用加速康复外科治疗方案并不增加死亡率。由于血栓预防治疗的风险分组尚不明确，因此需要鼓励进行非商业赞助的多中心研究。关于 VTE 的指南需要重新考量并将加速康复外科也纳入风险因素分层。在获得进一步可靠数据之前，在个体化的危险因素评估后应给予血栓预防治疗（使用低分子肝素或新型口服Ⅱa 或 Xa 因子抑制剂）。评估必须包括术后可下地活动时间和出血并发症的风险。

关键信息

●加速康复外科患者发生 VTE 的风险似乎较低，很少有研究特别关注这个问题，且缺乏随机对照试验的研究。

●关于 VTE 的指南需要重新考量并将加速康复外科也纳入风险因素分层。

●在获得进一步可靠数据之前，进行个体化的危险因素评估后应给予血栓预防治疗（使用低分子肝素或新型口服Ⅱa 或 Xa 因子抑制剂）。评估必须包括术后可下地活动时间和出血并发症的风险。

参考文献

［1］GUYATT G H, Akl E A, CROWTHER M, et al. American College of Chest Physicians antithrombotic therapy and prevention of thrombosis［J］. Chest, 2012, 141 (2):7S-47S.

［2］NEVILLE A, LEE L, ANTONESCU I, et al. Systematic review of outcomes used to evaluate enhanced recovery after surgery［J］. Br J Surg, 2014, 101(3):159-170.

［3］NICHOLSON A, LOWE M C, PARKER J, et al. Systematic review and meta-analysis of enhanced recovery programmes in surgical patients［J］. Br J Surg, 2014, 101(3):172-188.

［4］LINDBERG F, BERGQVIST D, RASMUSSEN I. Incidence of thromboembolic complications after laparoscopic cholecystectomy: review of the literature［J］. Surg Laparosc Endosc, 1997, 7(4):324-331.

［5］RONDELLI F, MANINA G, AGNELLI G, et al. Venous thromboembolism after laparoscopic cholecystectomy: clinical burden and prevention［J］. Surg Endosc, 2013, 27(6): 1860-1864.

［6］SCHWENK W, BOHM B, FUGENER A, et al. Intermittent pneumatic sequential compression (ISC) of the lower extremities prevents venous stasis during laparoscopic cholecystectomy. A prospective randomized study［J］. Surg Endosc, 1998, 12(1):7-11.

［7］HUSTED H, OTTE K S, KRISTENSEN B B, et al. Low risk of thromboembolic complications after fast-track hip and knee arthroplasty［J］. Acta Orthop, 2010, 81(5):599-605.

［8］JORGENSEN C C, JACOBSEN M K, SOEBALLE K, et al. Thromboprophylaxis only during hospitalisation in fast-track hip and knee arthroplasty, a prospective cohort study［J］. BMJ Open, 2013, 3(12):e003965.

［9］MALVIYA A, MARTIN K, HARPER I, et al. Enhanced recovery program for hip and knee replacement reduces death rate［J］. Acta Orthop, 2011, 82(5):577-581.

［10］STOTTMEIER S, HARLING H, WILLE-JORGENSEN P, et al. Pathogenesis of morbidity after fast-track laparoscopic colonic cancer surgery［J］. Colorectal Dis, 2011, 13(5):500-505.

［11］XING K H, MORRISON G, LIM W, et al. Has the incidence of deep vein thrombosis in patients undergoing total hip/knee arthroplasty changed over time? A systematic review of randomized controlled trials［J］. Thromb Res, 2008, 123(1):24-34.

［12］PEARSE E O, CALDWELL B F, LOCKWOOD R J, et al. Early mobilisation after conventional knee replacement may reduce the risk of postoperative venous thromboembolism ［J］. Bone Joint Surg Br, 2007, 89(3):316-322.

［13］MCDONALD D A, SIEGMETH R, DEAKIN A H, et al. An enhanced recovery programme for primary total knee arthroplasty in the United Kingdom—follow up at one year ［J］. Knee, 2012, 19(5):525-529.

［14］LASSEN K, SOOP M, NYGREN J, et al. Consensus review of optimal perioperative care in colorectal surgery: Enhanced Recovery After Surgery (ERAS) Group recommendations［J］. Arch Surg, 2009, 144(10):961-969.

［15］NYGREN J, THACKER J, CARLI F, et al. Guidelines for perioperative care in elective rectal/pelvic surgery: Enhanced Recovery After Surgery (ERAS®) Society recommendation ［J］. World J Surg, 2013, 37(2):285-305.

［16］LASSEN K, COOLSEN M M, SLIM K, et al. Guidelines for perioperative care for pancreaticoduodenectomy: Enhanced Recovery After Surgery (ERAS®) Society recommendations［J］. World J Surg, 2013, 37(2): 240-258.

［17］CERANTOLA Y, VALERIO M, PERSSON B, et al. Guidelines for perioperative care after radical cystectomy for bladder cancer: Enhanced Recovery After Surgery (ERAS®) society recommendations［J］. Clin Nutr, 2013, 32(6):879-887.

［18］PATEL H R, CERANTOLA Y, VALERIO M, et al. Enhanced recovery after surgery: are we ready, and can we afford not to implement these pathways for patients undergoing radical cystectomy［J］. Eur Urol, 2014, 65(2): 263-266.

［19］HILL J, TREASURE T. Guideline Development Group. Reducing the risk of venous throm- boembolism (deep vein thrombosis and pulmonary embolism) in patients admitted to hospital: summary of the NICE guideline［J］. Heart, 2010, 96(11):879-882.

Elizabeth C. Wick and Jonathan E. Efron　著
倪一平　译　刘启志　校

第十章
手术部位感染的预防

手术部位感染（surgical site infections，SSI）是主要的手术并发症。不同的手术，发生概率从小于 1% 到超过 20% 不等。据估计，SSI 每年的花费成本约为 10 亿美元[1-3]。SSI 与病死率的升高有关，且是出院患者 30 天内再次住院的主要危险因素[4]。除了对患者本身的伤害，SSI 还和医疗护理费用增长相关，例如延长住院时间，增加医生查房次数，增加伤口的护理以及家庭护理的需求。越来越多医疗保险、医疗补助服务中心和其他支付单位都将 SSI 和再入院作为外科护理的质控指标，在 2013 年 1 月强制性地要求行结肠和子宫切除术的患者报告 SSI 发生率，预计将会对 2015 年的医疗赔偿产生影响。

由于手术患者和围手术期护理的复杂性，SSI 的预防一直是巨大的挑战。仍需要设计严谨的随机对照试验，来评估预防 SSI 发生的最佳方案。新出现的证据确实支持实施集束化的干预措施以减少 SSI 的风险。虽然干预因素的细微变化取决于手术类型，但核心因素包括：皮肤准备；口服抗生素的肠道准备；术前和术中抗生素的使用；伤口保护措施；腹腔镜手术；血糖控制；液体限制和体温管理。本章将对支持这些干预措施的证据进行详尽阐述。

一、手术部位感染预防的监测要求

外科护理改进计划

在美国，外科护理改进计划（surgical care improvement project，SCIP）是由受益人所

倡导的，旨在显著降低手术发病率和死亡率的倡议。SCIP 的初衷是提高医院对择期手术预防性使用抗生素的依从性，随后扩展到 SSI 预防及其他手术伤害的更广泛的领域。与 SSI 相关的 SCIP 措施包括：

- 手术前 1h 内接受针对手术切口的预防性抗生素治疗。

- 选择适当的预防性抗生素。

- 术后 24h 内停用预防性抗生素。

- 心脏手术患者术后 6h 血糖得到控制。

- 结肠手术患者的保温治疗。

尽管每一项措施得到 I 类证据支持，但医院方面未能将其转化为 SSI 发生率的降低[5-7]。

二、手术部位感染预防的新证据

（一）抗生素的重复应用

在手术过程中追加预防性抗生素是预防 SSI 发生的重要策略。这一策略得到了临床和药理学研究的支持，并被《外科抗生素预防治疗指南》所推荐，这是一份由多个专科协会制订的共识文件，目的是在整个切口暴露的过程中血清和组织达到并维持足够的抗生素浓度[8]。如果手术时间超过了抗生素的两个半衰期或术中失血过多（＞1500mL），则需要重复给药[8-12]。如果因大面积烧伤等因素缩短了抗生素的半衰期，同样需要术中重复给药。当合并肾功能不全导致抗生素半衰期延长时，则不需要术中重复给药。一些常见抗生素的术中推荐给药间期为（从术前剂量开始）：

- 头孢唑林：每 3 ~ 4h 重复一次。

- 头孢替坦：每 6h 重复一次。

- 头孢西丁：每 2h 重复一次（半衰期很短，对于结肠手术患者考虑其他预防方式）。

- 克林霉素：每 6h 重复一次。

- 万古霉素：每 12h 重复一次。

由于某些药物的药代动力学特性，某些抗生素不需要在术中重复给药［例如厄他培南、庆大霉素（5mg/kg）和甲硝唑］。

（二）头孢菌素按体重给药方法

为预防肥胖患者 SSI 发生，术前应按体重预防性给予头孢类抗生素以达到足够的血清和组织药物浓度。这一治疗策略不仅得到了临床和药理学研究的支持，还被疾病预防控制中心（centrers for disease control，CDC）在感染控制管理委员会（healthcare infection control pratics advisory committee，HICPAC）关于手术部位感染预防的相关指南（2004）[8]，以及最新版的《外科抗生素预防治疗指南》中被推荐使用。头孢唑林用于术前预防性抗感染，对于体重大于 80kg 小于或等于 120kg 的患者，剂量从 1g 增加至 2g，对于体重大于 120kg 的患者，剂量增加至 3g。对于常见的革兰阴性和革兰阳性病原体而言，术前给予 1g 头孢唑林可能不足以使血清和组织浓度高于最低抑菌浓度（minimum inhbitory concentration，MIC）[13,14]。究竟使用理想体重还是实际体重来计算抗生素剂量仍有待商榷。肥胖患者使用正常剂量加倍的头孢菌素所产生的血药浓度与正常患者使用正常剂量产生的血药浓度类似[15]。为了简化，一些医院对于所有的成年患者均给予标准化的头孢唑林 2g 作为预防剂量，体重大于 120kg 则给予 3g。并对所有成年患者进行头孢替坦和头孢西丁预防性抗感染（有指征时），剂量为 2g。

（三）皮肤准备

使用合适试剂对切口皮肤进行仔细的皮肤准备是预防手术部位感染的一个关键步骤。皮肤表面大约有 10^{12} 个细菌。常见的皮肤微生物包括葡萄球菌属、链球菌属、短棒杆菌属、棒状杆菌属和不动杆菌属。外科皮肤准备的目标是减少术前切口周围皮肤的微生物数[16]。最常用的消毒试剂为氯己定、聚维酮碘和（或）酒精。为了优化效果，氯己定或聚维酮碘应与酒精溶液联合使用，因为酒精是减少皮肤细菌的最有效试剂，但如果不联合其他试剂，这种效果无法持久。可以直接购买到的联合制剂包括 2% 葡萄糖酸氯己定和 70% 异丙基酒精（chloraprep）和碘和异丙基酒精（duraprep）[17]。对于接受清洁—污染手术的患者进行随机对照研究，比较"chloraprep"和聚维酮碘在皮肤消毒方面的作用。结果显示"chloraprep"处理组，在总体、表浅及深部感染方面感染率较低，但在器官感染方面两者没有差别（总体分别为 9.5% 和 16.1%）[18]。推荐使用的含有酒精的皮肤消毒试剂如下：

●应根据制造商提供的规格进行准备（准备时间和数量）。

●在切开之前，必须让切口部位保持干燥。

●不应用试剂冲洗。

●在制订使用含有酒精试剂的预案前，关于火灾的预防是很重要的：①避免溶液积聚和滴落；②患者铺巾前，需局部干燥（约 3min）。

（四）术前氯己定洗浴

通过术前用 4% 的氯己定（CHG）洗浴来预防 SSI 愈发广泛。术前 CHG 洗浴相比肥皂洗浴可显著降低皮肤的微生物负担，但是要证明是否与降低 SSI 发生率相关仍有困难。在 Hayek 等人（整群随机对照研究）和 Wihlborg 等人的研究（随机对照研究）中，3500 例用氯己定洗浴的患者 SSI 发生率显著降低[19,20]，而其他研究中共 6900 名患者的 SSI 发生率并未降低。尽管缺乏证据支持，但 CHG 洗浴仍被普遍应用，因为这是一种易于实施且相比之下成本低廉的方法。根据配方不同，每位患者的成本在 1 ~ 12 美元之间。大多数方案建议在手术前一天晚上和手术当天的早上用 CHG 肥皂或 CHG 浸渍过的毛巾进行沐浴。或者，为了提高患者的依从性，一些医院倡导仅在手术前有效监督下使用 CHG，并且是在手术室的专门术前准备区域内使用。如果医护人员发现在心脏和骨科的手术或某些情况下的胃肠道手术中出现由诸如葡萄球菌属或链球菌属所导致的皮肤细菌感染的数量明显增加，则需要考虑使用 CHG 洗浴。

（五）围手术期血糖控制

血糖升高在住院患者中非常常见。在一项对社区教学医院收治患者的调查中发现，有 38% 的内科和外科住院患者出现了高血糖（其中 26% 的患者已知有糖尿病病史，12% 的患者术前没有既往病史）。在心脏病手术中，术后高血糖的程度和 SSI 的发生相关[21,22]。尽管还没有对普通外科患者进行严格的血糖控制方面的研究，但大范围的病例和美国全州外科合作的分析已经明确高血糖和术后并发症存在相关性。接受结直肠手术的糖尿病患者中有 15% 发生 SSI。根据多因素相关分析，高血糖水平和 SSI 风险增加相关。然而，包括血糖控制［血糖＜ 200mg/dL（11.1mmol/L) 或＜ 180mg/dL（10mmol/L）］的 SSI 预防措施，还没有被证实可以改善 SSI[23-25]。对这一主题的 Cochrane 回顾性研究发现没有足够的证据表明围手术期严格的血糖控制对 SSI 预防有益[26]。基于修订后的 HICPAC 指南草案，围手术期的血糖控制旨在将血糖控制在 200mg/dL（＜ 11.1mmol/L）以下，不管对于糖尿病患者还是非糖尿病患者。为了在围手术期达到此水平，加拿大安全医疗保健计划建议如下：

● 术前评估所有患者的血糖水平。

● 明确血糖监测和控制的责任。

● 糖尿病患者或血糖＞ 180mg/dL（＞ 10mmol/L) 的患者应当监测手术当天的血糖，并每 2h 随访 1 次。

● 当血糖＞ 180mg/dL（＞ 10mmol/L）时，应当告知外科医生及麻醉医师。

在加速康复外科的方案中还包括一些旨在保持围手术期胰岛素敏感性的干预措施，例如术前碳水化合物饮料的摄入、避免长时间禁食和实施神经阻滞，以及早期恢复经口进食。

（六）结直肠手术患者口服抗生素进行肠道准备

使用口服抗生素来清洁结肠是减少结直肠手术患者的感染性并发症的早期策略之一。在过去的 20 年里，大部分关于外科感染的研究集中在术前静脉使用抗生素在降低 SSI 发生率方面的作用，同时基于精心设计的随机研究，这已成为围手术期的标准化护理。但对于术前静脉使用抗生素联合口服抗生素同时是否应联合肠道准备，却没有严格被研究过。

口服抗生素在结肠手术中的应用最早开始于 20 世纪 40 年代。关于采用不同口服抗生素组合的小规模随访报告（覆盖不同数量的有氧和厌氧菌）证明这种处理措施显著清洁了结肠，降低了 SSI 发生率。Washington 等人进行了第一个随机对照试验，比较口服新霉素 / 四环素加肠道准备和安慰剂加肠道准备，结果显示，在接受抗生素治疗组，感染并发症减少（安慰剂组 43%，新霉素组 41%，新霉素联合四环素组 5%）[27]。Nichols、Condon 和 Clark 在随后的工作中推广新霉素和红霉素在肠道准备中的使用[28,29]。但这项研究受到批评，因为没有提及静脉使用抗生素方面的内容。2002 年，Lewis 等人进行了一项随机对照试验，将口服新霉素和甲硝唑加全身应用抗生素与单独全身应用抗生素的 SSI 发生率进行比较（安慰组 17%，新霉素联合甲硝唑组 5%）[30]。结果显示口服抗生素与降低 SSI 发生率有关。这一发现被一个由其他 13 个有关口服抗生素与降低 SSI 发生率试验组成的荟萃分析证实。最近，通过对密歇根州外科质量协会（Michigan surgical quality collaborative，MSQC）的数据的评估（NSQIP 方法），采用倾向性匹配分析，发现接受口服抗生素和肠道准备的患者与单独接受肠道准备的患者相比，浅表和器官间隙的感染率均较低[31]。通过对退伍军人医院的数据进行分析也得到了类似的结果。最近一项对围手术期抗生素预防的 Cochrane 回顾性研究发现术前口服抗生素与 SSI 发生率降低相关[32]。

虽然关于口服抗生素和肠道准备的最佳方案仍存在未解决的问题，但有证据支持在肠道准备时应加用口服抗生素。美国医院药剂师协会认可的共识指南中也支持此项措施在结直肠手术患者中应用。没有口服抗生素的单纯肠道准备不能降低 SSI 发生的风险。一项 Cochrane 综述从 2011 年开始，在接受开放性结肠手术的患者中，发现给予机械性肠道准备和不给予机械性肠道准备在 SSI 发生率方面没有明显差异，然而这些研究没有包括口服抗生素联合肠道准备的患者。尽管如此，ERAS 相关指南仍指出不将机械性肠道准备常规应用于结肠手术的患者。其中关于直肠手术、腹腔镜手术或回肠造瘘手术患者的有用数据较少（见第三章）。

（七）围手术期患者容量、体温及氧合的合理管理

对于手术部位感染的历史调查表明，这些感染发生在手术中的"关键时期"，此时软组织直接暴露在皮肤和肠道菌群中，而且同时这些组织也受到挤压[33]。建议改善切口边缘组织的氧合、维持正常血容量、预防手术中的低温来减少手术造成的生理应激。

（八）改善切口边缘组织的氧合

长期以来，组织缺氧与切口的愈合和术后的感染有关[34-37]。一种常用的改善组织缺氧的方法是给予高浓度吸氧。许多临床试验测试了在 80% 氧合指数（FiO_2）吸氧的情况下，不同时间间隔和标准对于减少 SSI 发生的作用。不幸的是，这些研究因为切口边缘富氧情

况的时断时续和麻醉方式的多样性而变得复杂[35]。总的来说，HICPAC 指南草案所支持的共识是，对于需要气管内插管的患者，高浓度的持续吸氧以及拔管后立即补充氧气可以使患者获益[38-41]。

（九）维持正常血容量

除了保证足够的氧分压，还需要相关的干预措施以促进氧气向周围组织输送。一方面，低血容量导致血管收缩和组织灌注不足。然而血容量过高则会降低高浓度血液的携氧能力和免疫反应。虽然很少有专门研究确定一个理想的液体复苏水平来降低 SSI 发生率，但通常的做法是保持足够的血容量，以避免结果的两极化[38-40]。

（十）预防体温过低

生理应激和手术部位感染之间的关系也造成了许多问题，例如手术中低体温是否会使暴露组织过度应激。许多研究探讨了严格的体温调节与手术部位感染之间的关系[36,42,43]。尽管这些研究在方法和特定的目标体温上存在差异，但都支持至少应维持某种程度的体温这一观点。HICPAC 指南草案中包含了这些研究结果，同时对于保温与否给予了更高质量的建议，以及对仅在术中保温治疗还是在较长的围手术期进行保温治疗（术前、术中、术后）给出了中等质量的建议。

（十一）伤口保护装置和腹腔镜手术

一些单中心研究以及个人经验支持使用伤口保护装置来预防 SSI。最近的包含 6 项随机对照研究的 Meta 分析显示胃肠道手术中使用伤口保护装置可使 SSI 发生率降低 50%。伤口保护装置可以从各种公司购买，有两个环和一个环的——没有特定的形式被证明是更好的[44]。腹腔镜手术也和较低的 SSI 发生率相关，在技术可行的情况下可以考虑[45]。

三、小结

SSI 的预防仍然是一个挑战。这可能既反映了许多常见 SSI 预防措施缺乏证据支持，又反映了将研究结果转化为实践的挑战。但是，随着更多的医疗方案向协议和路径过渡，也许手术过程中的变异因素将减少，同时许多 SSI 预防措施的实施也趋于一致。为了达到最好的效果，SSI 预防措施应该被纳入加速康复外科当中。

关键信息

●有效的 SSI 预防需要围手术期团队的配合，且需要所有参与者（外科医生、麻醉医师和护士）发展安全意识。

●关键的加速康复原则，如营养、血糖管理和维持正常体温对 SSI 预防也很重要。

●如果需要肠道准备，那么使用口服抗生素联合肠道准备优于单独使用肠道准备。

● SSI 预防过程的优化需要持续观察患者层面关键流程指标的依从性和系统层面的创新性，以确保高可靠性。

参考文献

［1］DE LISSOVOY G, FRAEMAN K, HUTCHINS V, et al. Surgical site infection: incidence and impact on hospital utilization and treatment costs［J］. Am J Infect Control, 2009, 37:387-397.

［2］WICK E C, HIROSE K, SHORE A D, et al. Surgical site infections and cost in obese patients undergoing colorectal surgery［J］. Arch Surg, 2011, 146:1068-1072.

［3］SMITH R L, BOHL J K, MCELEARNEY S T, et al. Wound infection after elective colorectal resection［J］. Ann Surg, 2004, 239:599-605；discussion 605-607.

［4］WICK E C, SHORE A D, HIROSE K, et al. Readmission rates and cost following colorectal surgery［J］. Dis Colon Rectum, 2011, 54:1475-1479.

［5］HAWN M T, VICK C C, RICHMAN J, et al. Surgical site infection prevention: time to move beyond the surgical care improvement program［J］. Ann Surg, 2011, 254:494-499.

［6］STULBERG J J, DELANEY C P, NEUHAUSER D V, et al. Adherence to surgical care improvement project measures and the association with postoperative infections［J］. JAMA, 2010, 303:2479-2485.

［7］INGRAHAM A M, COHEN M E, BILIMORIA K Y, et al. Association of surgical care improvement project infection-related process measure compliance with risk-adjusted outcomes:

implications for quality measurement［J］. J Am Coll Surg, 2010, 211:705-714.

［8］BRATZLER D W,HOUCK P M. Antimicrobial prophylaxis for surgery: an advisory statement from the National Surgical Infection Prevention Project［J］. Clin Infect Dis, 2004, 38(12):1706-1715.

［9］ENGELMAN R, SHAHIAN D, SHEMIN R, et al. The Society of Thoracic Surgeons practice guideline series: antibiotic pro- phylaxis in cardiac surgery, part II: antibiotic choice［J］. Ann Thorac Surg, 2007, 83:1569-1576.

［10］SWOBODA S M, MERZ C, KOSTUIK J, et al. Does intraoperative blood loss affect antibiotic serum and tissue concentrations?［J］. Arch Surg, 1996, 131:1165-1171, discussion 1171-1172.

［11］MARKANTONIS S L, KOSTOPANAGIOTOU G, PANIDIS D, et al. Effects of blood loss and fluid volume replacement on serum and tissue gentamicin concentrations during colorectal surgery［J］. ClinTher, 2004, 26:271-281.

［12］MORITA S, NISHISHO I, NOMURA T,et al. The significance of the intraoperative repeated dosing of antimicrobials for preventing surgical wound infection in colorectal surgery［J］. Surg Today, 2005, 35:732-738.

［13］EDMISTON C E, KREPEL C, KELLY H, et al. Perioperative antibiotic prophylaxis in the gastric bypass patient: do we achieve therapeutic levels?［J］. Surgery, 2004, 136:738-747.

［14］CONKLIN C M, GRAY R J, NEILSON D, et al. Determinants of wound infection incidence after isolated coronary artery by pass surgery in patients randomized to receive prophylactic cefuroxime or cefazolin［J］. Ann Thorac Surg, 1988, 46:172-177.

［15］SLAMA T G, SKLAR S J, MISINSKI J, et al. Randomized comparison of cefamandole, cefazolin, and cefuroxime prophylaxis in open-heart surgery［J］. Antimicrob Agents Chemother, 1986, 29:744-747.

［16］MANGRAM A J, HORAN T C, PEARSON M L, et al. Guideline for prevention of surgical site infection［J］. Am J Infect Control, 1999, 27: 97-132, quiz 133-134;discussion 96.

［17］SWENSON B R, HEDRICK T L, METZGER R, et al. Effects of preoperative skin preparation on postoperative wound infection rates: a prospective study of 3 skin preparation protocols［J］. Infect Control HospEpidemiol, 2009, 30: 964-971.

［18］DAROUICHE R O, WALL JR M J, ITANI K M, et al. Chlorhexidine-alcohol versus povidone-iodine for surgical-site antisepsis［J］. N Engl J Med, 2010, 362:18-26.

［19］WIHLBORG O. The effect of washing with chlorhexidine soap on wound infection rate in general surgery.A controlled clinical study［J］. Ann ChirGynaecol, 1987, 76:263-265.

［20］HAYEK L J, EMERSON J M. Preoperative whole body disinfection—a controlled clinical study［J］. J Hosp Infect, 1988, 11(suppl B): 15-19.

［21］LATHAM R, LANCASTER A D, COVINGTON J F,et al. The association of diabetes and glucose control with surgical-site infections among cardiothoracic surgery patients［J］. Infect Control Hosp Epidemiol, 2001, 22(10): 607-612.

［22］PRESUTTI E, MILLO J. CONTROLLING blood glucose levels to reduce infection［J］. Crit Care Nurs Q, 2006, 29:123-131.

［23］PASTOR C, ARTINYAN A, VARMA M G, et al. An increase in compliance with the Surgical Care Improvement Project measures does not prevent surgical site infection in colorectal surgery［J］. Dis Colon Rectum, 2010, 53(11):24-30.

［24］FORBES S S,STEPHEN W J,HARPER W L, et al. Implementation of evidence-based practices for surgical site infection prophylaxis: results of a pre-and postintervention study［J］. J Am Coll Surg, 2008, 207(3):336-341.

［25］LIAU K H,AUNG K T,CHUA N, et al. Outcome of a strategy to reduce surgical site infection in a tertiary-care hospital［J］. Surg Infect (Larchmt), 2010, 11(2):151-159.

［26］KAO L S, MEEKS D, MOYER V A, et al. Peri-operative glycaemic control regimens for preventing surgical site infections in adults［J］. Cochrane Database Syst Rev, 2009, (3): CD006806.

［27］DEARING W H, JUDD E S, ELVEBACK L R, et al. Effect of preoperative antibiotic regimen on development of infection after intestinal surgery:prospective, randomized,double-blind study〔J〕. Ann Surg, 1974, 180(4):567-572.

〔28〕CLARKE J S, CONDON R E,BARTLETT J G, et al. Preoperative oral antibiotics reduce septic complications of colon operations: results of prospec-tive, randomized, double-blind clinical study〔J〕. Ann Surg, 1977, 186(3):251-259.

〔29〕NiCHOLS R L, BROIDO P, CONDON R E, et al.Effect of preoperative neomycin-erythromycin intestinal preparation on the incidence of infectious compli cations following colon surgery〔J〕. Ann Surg, 1973, 178(4):453-462.

〔30〕LEWIS R T. Oral versus systemic antibiotic prophylaxis in elective colon surgery: a randomized study and meta-analysis send a message from the 1990s〔J〕. Can J Surg, 2002,45(3):173-180.

〔31〕ENGLESBE M J,BROOKS L,KUBUS J, et al. A statewide assessment of surgical site infection following colectomy: the role of oral antibiotics〔J〕. Ann Surg, 2010, 252(3):514-519.

〔32〕NELSON R L,GLENNY A M,SONG F.Antimicrobial prophylaxis for colorectal surgery〔J〕. Cochrane DatabaseSyst Rev, 2009, 1(1):CD001181.

〔33〕MILES A A,MILES E M,BURKE J.The value and duration of defence reactions of the skin to the primary lodgement of bacteria〔J〕. Br J Exp Pathol, 1957, 38(1):79-96.

〔34〕HOPF H W, HUNT T K, WEST J M, et al. Wound tissue oxygen tension predicts the risk of wound infection in surgical patients〔J〕. Arch Surg, 1997, 132(9):997-1004; discussion 1005.

〔35〕JONSSON K,JENSEN J A, SCHEUENSTUHL H, et al. Tissue oxygenation, anemia, and perfusion in relation to wound healing in surgical patients〔J〕. Ann Surg, 1991, 214(5):605-613.

〔36〕KURZ A, SESSLER D I,Lenhardt R.Perioperative normothermia to reduce the incidence of surgical-wound infection and shortenhospitalization. Study of Wound Infection and Temperature Group〔J〕. N Engl J Med, 1996, 334(19):1209-1215.

〔37〕MEYHOFF C S, WETTERSLEV J, JORGENSEN L N,et al.Effect of high peri-operative oxygen fraction on surgical siteinfection and pulmonary complications after abdominal surgery:the PROXI randomized clinical trial［J］. JAMA, 2009, 302(14):1543-1550.

［38］ BELDA F J,AGUILERA L,GARCIA DE LA ASUNCION J, et al. Supplemental perioperative oxygen and the risk of surgical wound infection: a randomized controlled trial［J］. JAMA, 2005, 294(16):2035-2042.

［39］ BICKEL A,GUREVITS M,VAMOS R, et al.Perioperative hyperoxygenation and wound site infection following surgery for acute appendicitis: a randomized, prospective, controlled trial ［J］. Arch Surg, 2011, 146(4):464-470.

［40］ GREIF R,AKCA O,HORN E P, et al.Supplemental perioperative oxygen to reduce the incidence of surgical-wound infection［J］. N Engl J Med, 2000, 342(3):161-167.

［41］ PRYOR K O, LIEN C A,GOLDSTEIN P A, et al. Surgical site infection and the routine use of perioperative hyperoxia in ageneral surgical population: a randomized controlled trial［J］. JAMA, 2004, 291(1):79-87.

［42］ MELLING A C,ALI B,SCOTT E M, et al. Effects of preoperative warming on the incidence of wound infection after clean surgery: a randomised controlled trial［J］. Lancet, 2001, 358(9285):876-880.

［43］ BARONE J E,TUCKER J B,CECERE J, et al.Hypothermia does not result in more complications after colon surgery［J］. Am Surg, 1999, 65(4):356-359.

［44］ EDWARDS J P,HO A L, TEE M C, et al.Wound protectors reduce surgical site infection: a meta-analysis of randomized controlled trials［J］. Ann Surg, 2012, 256(1):53-59.

［45］ KIRAN R P,EL-GAZZAZ G H,VOGEL J D, et al. Laparoscopic approach significantly reduces surgical site infections after colorectal surgery: data from national surgical quality improvement program［J］. J Am Coll Surg, 2010, 211(2):232-238.

第十一章

液体管理

Sherif Awad and Dileep N. Lobo　著

曹晓筱　译　李成　校

自 20 年前开始，对围手术期液体和电解质治疗的研究风潮重新兴起。大量研究及随之而来的综述和荟萃分析探究了不同液体类型（晶体、胶体、平衡液和非平衡液）[1]、不同液体容量（限制性与自由液体治疗方案）[2] 和不同术中液体治疗方案（目标导向治疗与常规治疗）[3] 对于预后的影响。现有数据充分证明了上述因素对手术预后（并发症的发病率和患者的死亡率）有直接影响[2,4,5]。加速康复外科方案的关键目标[6] 包括改善生理和代谢应激、维持和快速恢复生理功能，从而降低术后并发症的发病率和患者死亡率，缩短住院时间（length of hospital stay，LOHS）。由于大多数接受择期手术的患者需要静脉的液体和电解质治疗，因此，选择最佳的液体和电解质管理方案（是否符合加速康复外科方案）对手术成功的重要性显而易见。鉴于既往已有大量有关围手术期液体和电解质治疗的综述发表[7-9]，本章旨在为择期手术患者优化液体治疗提供实用指南。

一、优化液体和电解质管理

理想的围手术期液体和电解质治疗方案，是追求维持液体的"0"平衡，将体重增加或减少控制在最低。在解读近年来大量的有关大手术围手术期液体治疗的研究之前，了解相应的标准化术语至关重要。既往 RCT 中常用的术语，包括"标准""限制""超负荷""自由"和"平衡"，这些不统一的术语使汇总 RCT 的试验数据进行合理推断变得既混乱又困难。有研究在对超过 800 例接受择期开腹手术患者开展的 9 项基于晶体溶液的围手术期液体治疗的 RCT 进行的荟萃分析中明确证实了这一点[2]。使用"限制性"液体治疗方案与"标准"或"自由"液体治疗方案相比，术后并发症发病率和 LOHS 未见明显差异。然而，当液体治疗方案被重新分类时，液体"平衡"组患者（液体量在 1.75 ～ 2.75L/d 之间）与液体"失衡组"患者（液体超负荷或液体量不足）相比，并发症明显减少［RR 0.59（95% CI 0.44 ～ 0.81，$P = 0.0008$］，住院时间更短［WMD –3.44（95% CI–6.33 ～ –0.54）天，$P = 0.02$］[2]。这些数据强调了将患者维持在液体"0"平衡状态的重要性，并且在盐和水超负荷导致体重增加超过 2.5kg 的患者中，预后似乎更差。因此，为了达到改善手术预后的最佳效果（减少并发症和缩短住院时间），围手术期液体治疗方案应以维持液体"0"平衡为目标，将最小体重增加值作为方案实施质量的指标。然而，败血症手术患者在使用晶体溶液复苏后的 48h 内，全身液体量增加 12.5L（即体重增加 12.5kg）的情况并不少见[10]。由于身体无法轻易排出多余的盐，因此需要长达 3 周的时间才能排出多余积液。尽管盐和水超负荷有时可能是外伤和危重患者复苏过程中不可避免的后果，但这种不必要的情况在择期手术后经常出现，从而导致患者恢复延迟、并发症增加和住院时间延长。因此在手术开始前准确地评估患者的液体状态、围手术期液体及电解质治疗的适应证非常重要（表 11–1）。事实上，许多作者和机构呼吁液体和电解质治疗方案与药物处方同等重要。优化液体和电解质管理的另一个关键组成部分是选择适当的静脉液体配置。不同液体治疗方案的配置和适应证总结见表 11–2。

表 11–1 静脉输液的适应证

静脉输液治疗的适应证	定义	情景举例	适用的液体配置
维持	提供每日生理需要量和电解质需求	患者不能饮水但没有持续的体液以及电解质的丢失	每天 25 ～ 35mL/kg 水、1mmol/kg Na^+ 和 K^+ 以及 100g 葡萄糖
补充	提供维持生理需要量以及补充液体和电解质的继续损失量	呕吐、肠瘘、腹泻	每日维持生理需要量＋等量补充瘘管丢失的液体容量和电解质（例如因呕吐和鼻胃管导致的液体丢失可以补充 0.9% 的加钾生理盐水）

续表

静脉输液治疗的适应证	定义	情景举例	适用的液体配置
复苏	补充液体和电解质以恢复血容量	多发伤、急性术后出血、败血症	2L 平衡晶体液（例如 Hartmann 溶液 / 复方电解质注射液 / 乳酸林格氏液 148）。后续液体量取决于大量补液后的结果

二、改善术前液体状态

术前咨询和准备是加速康复外科的关键组成部分。术前准确评估患者发生围手术期液体和电解质失衡的风险亦同样重要。使用"H.E.A.D"口诀可能有助于这一环节。

"H"，history，**病史**，应重点识别可能导致液体失衡的心脏、呼吸、肾脏和胃肠道疾病。

"E"，examination，**检查**，要特别注意脱水和（或）体液在体腔中分布不当的临床表现（例如外周水肿或腹水）。临床表现与实验室指标如血红蛋白、尿素和肌酐相印证。

"A"，appropriate，**恰当的药物**（例如 β 受体阻滞剂），强调使用（例如 β 受体阻滞剂、利尿剂、非甾体类药物）或停用（例如在某些情况下停用阿司匹林、氯吡格雷和非甾体类药物）某些药物。

"D"，deficits，**缺失**，对液体的缺失进行评估和相应的补充（表 11-2），以便在实施麻醉前达到液体平衡。

有 I 类证据支持缩短术前禁食时间，许多国家的麻醉协会现在允许在麻醉诱导前 6h 内进食固体食物，在麻醉诱导前 2h 内饮用非碳酸饮料。然而，要求患者严格遵循指南规定可能比较困难，而且在临床实际工作中（即使是在加速康复外科背景下），手术安排的变动使患者禁食时间过长（甚至长达 18h）的情况并不少见。因此，术前需鼓励患者保持液体摄入（最好是含碳水化合物的饮料）直到术前 2h，以避免液体不足。同样，至少对于无口服抗生素的开腹直肠切除术来说，机械性肠道准备似乎并不能降低感染风险，反而会导致水盐流失[11]。加速康复外科中不鼓励常规使用机械性肠道准备[6]。如果使用，那么患者应接受静脉输液治疗，以补充胃肠道液体丢失量，并确保液体"0"平衡。液体容量不足的患者进行麻醉诱导时，因交感神经张力降低，有效循环容量将进一步减少。最

表 11-2　常用晶体溶液的性质

晶体溶液类型	血浆	0.9%氯化钠溶液	Hartmann溶液	乳酸钠林格氏液(USP)	醋酸钠林格氏液	复方电解质注射液	Sterofundin溶液	0.18%氯化钠/4%右旋糖溶液	复方电解质注射液56维持液	0.45%氯化钠溶液	5%右旋糖溶液
Na^+(mmol/L)	135~145	154	131	130	130	140	145	31	40	77	0
Cl^-(mmol/L)	95~105	154	111	109	112	98	127	31	40	77	0
$[Na^+]:[Cl^-]$比例	1.28~1.45:1	1:1	1.18:1	1.19:1	1.16:1	1.43:1	1.14:1	1:1	1:1	1:1	—
K^+(mmol/L)	3.5~5.5	0	5	4	5	5	4	0	13	0	0
HCO_3^-/碳酸氢盐	24~32	0	29(乳酸盐)	28(乳酸盐)	27(醋酸盐)	27(醋酸盐) 23(葡萄糖酸盐)	24(醋酸盐) 5(苹果酸盐)	0	16(醋酸盐)	0	0
前驱体(mmol/L)											
Ca^{2+}(mmol/L)	2.2~2.6	0	2	1.4	1	0	2.5	0	0	0	0
Mg^{2+}(mmol/L)	0.8~1.2	0	0	0	1	1.5	1	0	1.5	0	0
葡萄糖(mmol/L)	3.5~5.5	0	0	0	0	0	0	222.2(40g)	277.8(50g)	0	277.8(50g)
pH	7.35~7.45	4.5~7.0	5.0~7.0	6.0~7.5	6.0~8.0	4.0~8.0	5.1~5.9	4.5	3.5~6.0	4.5~7.0	3.5~5.5
渗透压(mOsm/L)	275~295	308	278	273	276	295	309	284	389	154	278

后，术前用药、催眠药和长效镇静药的使用降低了患者术后早期饮水和活动的能力，从而影响了早期康复这个加速康复外科的关键目标。

三、术中个体化目标导向治疗

因为无法在术中对患者进行常规体检，所以术中评估患者的体液状态是很困难的。传统方法是使用心率、血压和尿量来指导术中液体治疗，然而，可能丢失的液体容量要超过体重的 10% 时这些指标会有明显变化。其他常见的术中干扰因素，比如手术刺激导致的疼痛应激、体温变化，都会影响患者实时容量状态的评估。最后，用来评估容量反应性的静态测量值（如末期舒张压和中心静脉压）也有可能会受到许多因素的影响，包括合并心血管疾病和腹腔镜手术时使用的 CO_2 气腹。CO_2 气腹会降低前负荷、引起高碳酸血症，进一步导致血管扩张和心肌抑制从而影响心血管参数。目标导向治疗（goal-directed therapy，GDT）是通过测量心排血量或其他类似参数来指导静脉输液和血管升压药 / 正性肌力药使用的治疗方法，以达到改善每搏输出量、心脏指数和器官灌注的目的。许多设备例如经食管多普勒超声（transesophageal doppler，TOD)、动脉脉搏波形分析、锂稀释和经肺热稀释技术均可用于监测和指导 GDT。常用的参数是术中测量的降主动脉每搏输出量校正血流时间（corrected flow time，FTc），如果 FTc < 0.35s，则在 5 ~ 10min 内给予 200 ~ 250mL 液体，此时如果每搏输出量增加超过 10% 或 FTc 依旧小于 0.35s，则表明血管内血容量不足；相反，如果单次输注液体后每搏输出量未增加或 FTc 大于 0.4s，则无需再次大剂量输注，只需维持基础剂量持续输注即可。这种个体化方案既可改善器官灌注，同时不会引起组织水肿。此前的 Meta 分析显示，在接受大手术的患者中，GDT 与传统液体治疗相比较，其术后并发症和胃肠道并发症的发生率降低，ICU 住院时间和 LOHS 减少[12,13]。然而，近来一个对 31 项研究共 5292 例患者的荟萃分析未显示死亡率存在差异[5]。此外，过去的 GDT 研究中，没有比较患者接受 GDT 和 "限制性" 液体治疗（接近液体 "0" 平衡）两种方案的差别。最近有两项研究证明，使用加速康复外科虽然可以减少术后并发症以及住院期间液体超负荷的发生，但使用 GDT 和非 GDT 治疗之间没有差异[14,15]。因此，GDT 在加速康复外科患者接受液体 "0" 平衡治疗中的价值仍不明确。此外，鉴于最近的

随机对照试验[10-19]显示的在液体复苏时使用羟乙基淀粉（HES）所带来的危害，欧洲药品管理局对 HES 的使用提出严重警告[20]，并严格限制了 HES 在 GDT 中的应用。

一项的最新的研究发现，不论是晶体液或是 HES，用于目标导向液体治疗时具有相同的效果，但两组患者在手术当天均接受超过 5L 的液体量，这远远超过加速康复外科方案管理的大多数患者接受的液体量[21]。目前已有多家医院将明胶用于 GDT 治疗，但目前尚无证据认为明胶在这方面与 HES 等效。令人惊讶的是，关于 GDT 应用于腹腔镜（CO_2 气腹）腹部大手术中的公开数据很少。此外，不同 CO_2 气腹压力（低压例如 8 ~ 10mmHg，与正常 / 高压例如 12 ~ 15mmHg），头低位与头高位对于 GDT 的影响均尚未有相关的研究。尽管如此，初步数据表明，接受液体优化治疗的腹腔镜手术患者，每搏输出量、心排血量和氧输送减少，体循环血管阻力增加[22]。一项在加速康复背景下接受腹腔镜结直肠手术患者中进行的研究未能证明接受硬膜外与蛛网膜下腔阻滞的患者在术中的氧输送指数（indexed oxygen delivery，DO_2I）存在差异。此外，该研究发现 $DO_2I < 400mL/（min \cdot m^2）$的患者出现吻合口瘘的发生率（22%）高于 $DO_2I > 400mL/（min \cdot m^2）$的患者（1.8%）[22]。

四、术后最佳液体治疗

尽管有明确的数据表明围手术期盐和水超负荷是有害的，但在过去 20 年中，围手术期液体管理几乎没有变化。多达 1/5 的外科手术患者可能因不合适的液体管理方案直接导致不良事件的发生[23]。外科医生可能没有意识到补液的容错空间很小，2.5 ~ 3L 液体超负荷足以增加不良事件的发病率。在加速康复外科下，未能实现和维持液体"0"平衡对呼吸系统（肺炎增加）、胃肠道（长时间肠梗阻、内脏水肿、吻合口破裂压降低和渗漏增加）、患者的活动能力（由于外周水肿引起肢体僵硬）和健康状况（呕吐增加和承担复杂事件的心理能力下降）均有潜在危害（图 11-1）。

相反，围手术期容量不足同样可能产生不良影响，导致静脉回流减少、心排血量减少、组织灌注不足和氧气输送减少。此外，容量不足会增加血液黏度和肺黏滞性，引起血栓形成和肺不张。

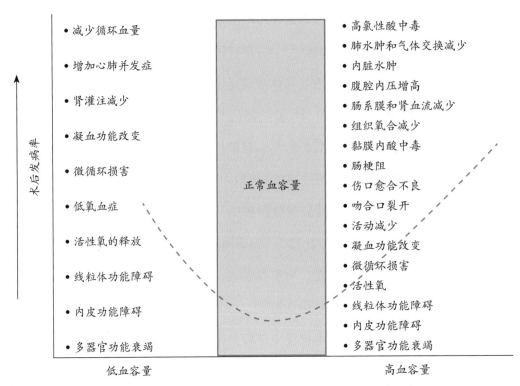

图11-1 液体治疗法的剂量反应曲线及液体失衡的不良反应

（图片经授权摘自2012年由斯普林格出版的 "*Perioperative fluid management in enhanced recover*"，作者为VARADHAN K KLOBO D N。由FRANCIS N等人编辑。已获得斯普林格科学及商业媒体的许可。）

应准确记录术后液体和电解质治疗的"0"平衡方案，根据患者需求进行个体化调整，并与临床治疗团队进行沟通。尽可能每天记录患者的体重变化，这是衡量液体"0"平衡治疗质量的一种敏感指标，并应提醒住院医生注意增加的潜在并发症风险。应在签WHO核查表之前，综合考虑以下因素，从而制订个体化的液体电解质治疗计划[24]：

●术中液体出入量。

●维持液体需求量（每天25～35mL/kg水、1mmol/kg Na^+ 和 K^+ 以及100g葡萄糖）。

●替代液体需求量［造口、瘘管、引流和鼻胃管（如使用）以及开放性伤口造成的持续性液体丢失］。

●最少可接受尿量［例如0.5mL/（kg·h），平均超过4h］记录频率和术后处理尿量减少的方案。

有研究回顾了0.9%氯化钠溶液（生理盐水）的历史及其如何进入临床被常规使用[25]。现在0.9%氯化钠溶液是临床实践中最常用的晶体溶液，在英国和美国每年分别有超过 1000 万和 2×10^9 L 的处方量。其 Na^+ 和 Cl^- 的含量均为 154mmol/L，分别比细胞外液高 10% 和 50%，与生理溶液相距甚远，常导致高氯血症。在健康志愿者中，大量输注 0.9% 氯化钠溶液的排泄速度比 5% 葡萄糖或晶体平衡液（如 Hartmann 溶液、乳酸林格氏液、复方电解质注射液 148）慢[26]，已有大量研究支持围手术期限制性使用氯化物策略[4,27,28]。对数据库中 2778 名接受开腹大手术患者的高质量预后数据分析显示，在手术当天使用 0.9% 氯化钠溶液（与平衡晶体液相比）拥有较高的住院死亡率（5.6% vs 2.9%）、并发症发生率（33.7% vs 23%）、更高的输血需求和增加近 5 倍的透析需求[4]。另一项重症监护研究表明，接受限制氯化物液体（如 Hartmann 溶液、复方电解质注射液 148）的患者与接受富含氯化物液体（其中包括 0.9% 氯化钠溶液[28]）的患者相比，急性肾损伤（OR = 0.59，$P < 0.001$）和需要肾脏替代治疗（OR = 0.52，$P = 0.004$）的发生率降低。最后，在一项纳入 22851 例手术患者的研究中，急性术后高氯血症的发生率为 22%，并且其与 30 天死亡率增加、住院时间延长和术后肾功能不全发生率增加相关[27]。因此，有关常规使用 0.9% 氯化钠溶液造成不良影响的证据越来越多，围手术期使用晶体平衡液是较好的选择。0.9% 氯化钠溶液的使用应限于代谢性碱中毒患者、由于持续呕吐 / 鼻胃管引流量过高导致的低氯血症患者或某些神经外科患者（平衡晶体溶液相对低的渗透压可能对其有害）。加速康复外科推荐使用胸中段硬膜外阻滞，其可有效实现镇痛、阻断应激激素释放、减轻术后患者胰岛素敏感性的降低和阻断交感神经传出引起的肠麻痹[6]。鉴于硬膜外阻滞术后经常发生低血压。液体"0"平衡治疗方案可为硬膜外阻滞中出现的低血压管理提供指导（图 11-2），不然会导致液体输注过量，引起体液失衡。对于容量充足的患者发生硬膜外麻醉低血压时，应使用血管加压药治疗，且需要持续进行血流动力学监测，尽管使用血流动力学监测在某些医疗单位可能不现实。如果必要，应使用 250 ~ 500mL 的平衡胶体而不是晶体溶液。

术后补充液体的最佳方法是口服，这与早期口服营养物质都有助于胃肠道功能的早期恢复，尽早停止静脉滴注，有助于早期活动和快速康复。系统性综述已经确定了早期口服营养物质的安全性，其可降低术后发病率，且不会增加吻合口瘘的风险[29]。术后恶心呕吐（PONV）的积极治疗有助于早期口服液体和进食。

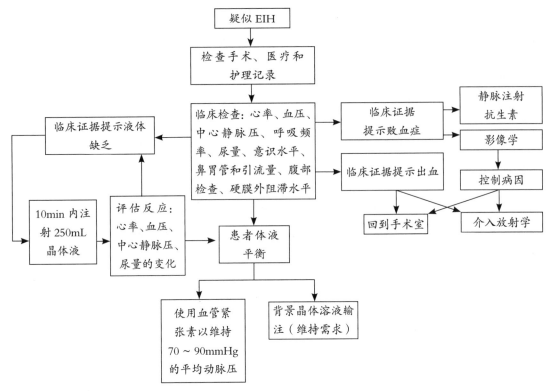

图 11-2 硬膜外麻醉后低血压（EIH）的术后流程管理

对于所有患者，均需预防 PONV 的发生，中度 PONV 风险患者（＞2 个因素：女性、不吸烟、晕动病或 PONV 病史和术后使用阿片类药物）在麻醉诱导时就应给予额外的预防药物（见第八章）。

五、并发症患者的液体管理

在无并发症的患者中，术后早期阶段表现为少尿、水和电解质排出减少。在评估少尿时，应使用超过 4h 的平均尿量。如果存在相关的低血压，应大剂量使用晶体或胶体（例如 250mL）溶液静滴至血压发生变化，如可能，应以血流为基础来指导治疗。此外，纠正任何体液不足、电解质异常，都应仔细监测持续丢失量且每日称重，以指导临床医生实现液体"0"平衡并改善临床预后。继发于腹泻、肠梗阻、小肠瘘和穿孔引起的低血容量，应使用晶体平衡液进行补充。如需要输血，尤其是需要大量输血时，应以全血：新鲜冰冻血浆（fresh frozen plasma，FFP）：血小板 1：1：1 进行输血。脓毒症治疗指南提出，需早期及时识别和治疗败血症（尤其是可逆性的腹部原因，如积液和吻合口裂开）[30]，尤其在早期进行病因治疗时，可以同步采用液体和电解质治疗进行早期复苏。

六、未来方向

尽管在过去的 20 年中，人们对围手术期液体治疗复杂性的理解已经取得了很大的进展，但是作为加速康复外科的一部分，仍然缺乏使用液体 "0" 平衡治疗的数据。此外，研究应探究采用满足患者个体化需求的液体 "0" 平衡方案是否能改善术后液体和电解质治疗，并使其更安全。最后，应该详细研究 CO_2 气腹对血流动力学和 GDT 参数的影响。

七、小结

现有明确数据表明围手术期不适当的液体和电解质治疗会增加手术并发症和 LOHS。其容错量范围极小，体重仅增加 2.5kg（即液体正平衡 2.5L）足以导致并发症增加。围手术期液体治疗计划应以实现液体 "0" 平衡为目标，最近的研究表明，液体 "0" 平衡与GDT 具有相同的预后。鉴于最近数据显示围手术期使用 0.9% 氯化钠溶液会产生不良影响，所以我们应选取晶体平衡液。

关键信息

●围手术期最佳的液体和电解质治疗方案是维持液体 "0" 平衡，尽量减少体重增加或减少。

●在加速康复外科中，术前应重视识别有发生围手术期液体和电解质失衡风险的患者。

●术中评估容量状态是很难的，虽然促进目标导向治疗的方式有助于指导静脉补液和血管加压药 / 正性肌力药的治疗，以改善每搏输出量、心脏指数和内脏灌注，但它们在 加速康复外科中的应用一直受到质疑。

●由于将产生高氯血症的有害影响，不建议常规使用 0.9% 氯化钠溶液。

参考文献

[1] PEREL P, ROBERTS I, KER K. Colloids versus crystalloids for fluid resuscitation in

critically ill patients［J］. Cochrane Database Syst Rev, 2013, 2:CD000567.

［2］VARADHAN K K, LOBO D N. A meta-analysis of randomised controlled trials of intravenous fluid therapy in major elective open abdominal surgery: getting the balance right［J］.Proc Nutr Soc, 2010, 69 (4), 488-498.

［3］WILMS H, MITTAL A, HAYDOCK M D , et al. A systematic review of goal directed fluid therapy: rating of evidence for goals and monitoring methods［J］. J Crit Care, 2014, 29(2):204-209.

［4］SHAW A D, BAGSHAW S M, GOLDSTEIN S L, et al. Major complications, mortality, and resource utilization after open abdominal surgery: 0.9 % saline compared to Plasma- Lyte［J］. Ann Surg, 2012, 255(5):821-829.

［5］GROCOTT M P, DUSHIANTHAN A, HAMILTON M A, et al. Perioperative increase in global blood flow to explicit defined goals and outcomes after surgery: a Cochrane Systematic Review［J］. Br J Anaesth, 2013, 111(4):535-548.

［6］LASSEN K, SOOP M, NYGREN J, et al. Consensus review of optimal perioperative care in colorectal surgery: Enhanced Recovery After Surgery (ERAS) Group recommendations［J］. Arch Surg, 2009, 144(10):961-969.

［7］CHOWDHURY A H, LOBO D N. Fluids and gastrointestinal function［J］. CurrOpin Clin NutrMetab Care, 2011, 14(5):469-476.

［8］LOBO D N, AWAD S. Should chloride-rich crystalloids remain the mainstay of fluid resuscitation to prevent "pre-renal" acute kidney injury?［J］. Kidney Int, 2014, 86(6):1096-1105.

［9］MYTHEN M G, SWART M, ACHESON N, et al. Perioperative fluid management: consensus statement from the enhanced recovery partnership［J］. Perioper Med (Lond), 2012, 1:2.

［10］PLANK L D, CONNOLLY A B, HILL G L. Sequential changes in the metabolic response in severely septic patients during the first 23 days after the onset of peritonitis［J］. Ann Surg, 1998, 228(2):146-158.

［11］SLIM K, VICAUT E, LAUNAY-SAVARY M V, et al. Updated systematic review and meta-analysis of randomized clinical trials on the role of mechanical bowel preparation before colorectal surgery［J］. Ann Surg, 2009, 249(2):203-209.

［12］ABBAS S M, HILL A G. Systematic review of the literature for the use of oesophageal Doppler monitor for fluid replacement in major abdominal surgery［J］. Anaesthesia, 2008, 63(1):44-51.

［13］GIGLIO M T, MARUCCI M, TESTINI M, et al. Goal-directed haemodynamic therapy and gastrointestinal complications in major surgery: a meta-analysis of randomized controlled trials［J］. Br J Anaesth, 2009, 103(5):637-646.

［14］BRANDSTRUP B, SVENDSEN P E, RASMUSSEN M, et al. Which goal for fluid therapy during colorectal surgery is followed by the best outcome: near-maximal stroke volume or zero fluid balance?［J］. Br J Anaesth, 2012, 109(2):191-199.

［15］SRINIVASA S, TAYLOR M H, SINGH P P, et al. Randomized clinical trial of goal-directed fluid therapy within an enhanced recovery protocol for elective colectomy［J］.Br J Surg, 2013, 100(1):66-74.

［16］BRUNKHORST F M, ENGEL C, BLOOS F, et al. Intensive insulin therapy and pentastarch resuscitation in severe sepsis［J］. N Engl J Med, 2008, 358(2):125-139.

［17］MYBURGH J A , FINFER S, BELLOMO R, et al. Hydroxyethyl starch or saline for fluid resuscitation in intensive care［J］. N Engl J Med, 2012, 367(20):1901-1911.

［18］MYBURGH J A, MYTHEN M G. Resuscitation fluids［J］. N Engl J Med, 2013, 369(13): 1243-1251.

［19］PERNER A, HAASE N, GUTTORMSEN A B, et al. Hydroxyethyl starch 130/0.42 versus Ringer's acetate in severe sepsis［J］. N Engl J Med, 2012, 367(2):124-134.

［20］Europen Medicines Agency. Hydroxyethl-stach solutions(HES) no longer to be ued in patients with sepsis or burn injuries or in critically ill patients:HES Will be available in restricted patient populations［R/OL］.(2013-12-19)［2013-12-19］. http://www.ema.europa.eu/docs/en_GB/document_library/Referrals_document/ Solutions_for_infusion_containing_hydroxyethyl_starch/European_Commission_final_decision/WC500162361.pdf.

［21］YATES D R, DAVIES S J, MILNER H E, et al. Crystalloid or colloid for goal-directedfluid therapy in colorectal surgery［J］. Br J Anaesth, 2014, 112(2):281-289.

［22］LEVY B F, FAWCETT W J, SCOTT M J, et al. Intra-operative oxygen delivery in infusion volume-optimized patients undergoing laparoscopic colorectal surgery within an enhanced recovery programme: the effect of different analgesic modalities［J］. Colorectal Dis, 2012, 14(7):887-892.

［23］WALSH S R, WALSH C J. Intravenous fluid-associated morbidity in postoperative patients［J］. Ann R Coll Surg Engl, 2005, 87(2):126-130.

［24］HAYNES A B, WEISER T G, BERRY W R, et al. A surgical safety checklist to reduce morbidity and mortality in a global population［J］. N Engl J Med, 2009, 360(5):491-499.

［25］AWAD S, ALLISON S P, LOBO D N. The history of 0.9 % saline［J］. Clin Nutr, 2008, 27(2):179-188.

［26］CHOWDHURY A H, COX E F, FRANCIS S T, et al. A randomized, controlled, double-blind crossover study on the effects of 2L infusions of 0.9 % saline and plasmalyte® 148 on renal blood flow velocity and renal cortical tissue perfusion in healthyvolunteers［J］. Ann Surg, 2012, 256(1):18-24.

［27］MCCLUSKEY S A, KARKOUTI K, WIJEYSUNDERA D,et al. Hyperchloremia after noncardiac surgery is independently associated withincreased morbidity and mortality: a propensity-matched cohort study［J］. Anesth Analg, 2013, 117(2): 412-421.

［28］YUNOS N M, BELLOMO R, HEGARTY C, et al. Association bet-ween achloride-liberal vs chloride-restrictive intravenous fluid administration strategy and kidney injury in critically ill adults［J］. JAMA, 2012, 308(15):1566-1572.

［29］LEWIS S J, ANDERSEN H K, THOMAS S. Early enteral nutrition within 24h of intestinal surgery versus later commencement of feeding: a systematic review and meta-analysis ［J］. J Gastrointest Surg, 2009, 13(3):569-575.

［30］DELLINGER R P, LEVY M M, RHODES A, et al. Surviving sepsis campaign: interna-tional guidelines for management of severe sepsis and septic shock: 2012［J］. Crit Care Med, 2013, 41(2):580-637.

第十二章
术后肠梗阻的防治

Martin Hübner, Michael Scott and Bradley Champagne　著
程明　译　张楠　校

一、定义、发生率、危险因素、病理生理学

术后肠梗阻（postoperative ileus，POI）是术后正常肠道活动的暂时停止。可以说它是消化外科手术后最常见的并发症；出人意料的是我们发现 POI 的预防和治疗仍然存在许多问题，而多年来在降低其发生率和不良影响方面没有取得太大的进展[1-4]。除了对临床的不良影响外，POI 对社会经济学也有巨大的影响。它使得住院时间延长达 5 天之多，平均每位患者增加花费约 8000 美元[1,4-6]。此外，POI 似乎是住院时间延长和初次住院后再次入院的最常见原因[7,8]。

目前我们面对的关键问题在于缺乏 POI 的标准定义[9]。Vather 等人对将 POI 列为主要终点的相关文献进行了系统性的回顾。接着，在一项试图得出标准化定义的在线调查显示，在系统回顾中对于 POI 的定义是多种多样的[10]。回顾发现这些定义最大的特点是具有多样性，有时甚至是相互矛盾的。作者推荐的定义受到了 80% 专家小组成员的赞同，具体如下：

● 术后肠梗阻是指从手术到排气（或排便）并可耐受正常经口饮食的间隔的时间。正常情况下，从手术开始到排气（或排便）并可耐受正常经口饮食的时间预期在术后（postoperative day，POD）4 天内。

● 如果在术后第 4 天符合以下标准中的两项，且术后肠梗阻未消退，则存在长期（病理性）POI：①恶心或呕吐；②无法进食；③未排气；④腹胀；⑤影像学表现。

尽管定义差异很大，但据报道结直肠手术患者 POI 的发生率在 15% ~ 25%[2,5,11,12]。POI 的风险因素是多方面的，与患者本身和治疗方式有关（表 12-1）。通常情况下，男性、合并肺部疾病和实施新的造口术等风险因素已有相关报道[2,4]；手术范围的手术创伤似乎也对 POI 的发生率和持续时间有直接影响[2,3,11-13]。手术时间（＞ 3h）、急诊手术操作、输血需求等因素和扩大手术范围等均会增加 POI 风险[2,3]。另一方面，微创技术的出现似乎能预防肠梗阻的发生[12,13]。有趣的是，选择不同的手术类型（例如，右侧对比左侧等）似乎不如选择不同的手术入路（首选腹腔镜）和吻合技术影响更大；最近一项关于回肠造口还纳术的荟萃分析表明，吻合器技术和手动缝合技术相比，前者的肠功能恢复更快[2,14]。

围手术期管理对 POI 有重要影响，它既可能是 POI 的主要风险因素，也能预防 POI 的发生（表 12-1）。以围手术期液体管理为例，围手术期过量静脉输液，尤其是生理盐水，会引起肠道严重的病理效应[15]。通常的病理生理特征是肠道水肿、酸中毒和腹压升高，导致伤口愈合问题、吻合口并发症和 POI（图 12-1）。近年来很多研究试图将腹部外科手术中难以避免的典型 POI 转变为"可预防的 POI"。这些内容将在本章讨论[16]。

表 12-1 POI 的风险因素、预防措施及治疗原则

风险因素	预防措施	治疗
患者		
男性	—	—
合并症（肺部）	康复训练	早期活动，功能锻炼
流程		
新的吻合术	—	—
手术方法	微创手术	—
急诊手术	—	—
手术时间	应当优先手术	—
失血／补液	优秀的手术技巧	—
围手术期治疗		
禁食	不禁食	早期摄入食物
液体过量	液体"0"平衡、摄入碳水化合物、不进行肠道准备	早期经口饮食、早期停止静脉补液
术后恶心呕吐	不使用氧化亚氮、使用短效麻醉剂、术后呕吐预防用药	5-HT$_3$ 拮抗剂

续表

风险因素	预防措施	治疗
阿片类药物镇痛	避免使用阿片类药物	避免使用阿片类药物
肢体固定	预康复、使用引流管和鼻胃管、早期拔除导尿管	早期运动
药物		
泻药	?	+
口香糖	?	+
避免使用阿片类药物镇痛		
利多卡因	+	−
爱维莫潘	+	−
新思的明	−	?
水溶性造影剂	−	+

术后肠梗阻的风险因素是多元的，通常与患者自身、手术方式和围手术期治疗相关。患者本身和手术方式的因素大多数时候是难以改变的，只能在一定程度上给予调整。相比之下，很多预防和治疗的干预措施是被证明是有效的，通过合理的组合达到快速康复的目的。有效的药物干预是被大家认可的。

"+"为已被证实明确或可能产生效果。

"−"为可能潜在的效果有待研究进一步证实。

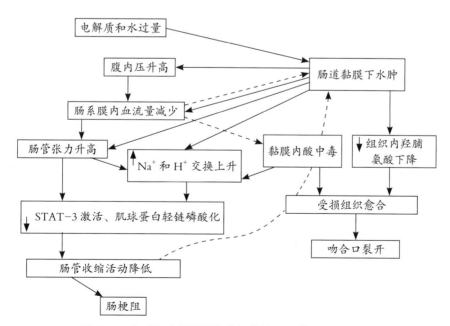

图 12-1 与水和电解质超负荷相关的 POI 的病理生理学

因手术创伤引起的生理应激反应的影响可因围手术期的护理方式而加剧。当输注过量的含盐溶液后，患者的水与电解质超负荷，肠道水肿和腹腔内压力升高，导致 POI 的发生。

二、预防术后肠梗阻

（1）早期经口进食。高达 30% ~ 40% 大型手术患者受到营养不良的影响。它可能是 POI 和感染性并发症最重要的潜在可干预风险因素。营养干预在纠正这一系列风险群方面已被证明是有效的，同时可以改善手术结果。然而，人工营养干预有其自身的风险和成本。因此，推荐在术前和术后保证给予患者正常的营养摄入[17-19]。

传统上，让患者在手术前一天开始禁食（nil per os，NPO），直至肠道功能完全恢复，这段时间通常要维持一周以上[20]。这一做法背后的理论依据是：①排空肠胃，降低麻醉诱导时的误吸风险（详见第四章）；②充分肠道准备，保持肠道清洁以便手术；③术后避免对未愈合吻合口施加机械压力。鼻胃管被广泛用于消化道减压，旨在避免吻合口扩张和预防肺部并发症[20]。然而，已收集的临床证据对这些猜想进行了检验。事实上，预防性鼻胃管置入延迟了正常胃肠功能的恢复并增加了肺部并发症的发生，而且对预防吻合口瘘或伤口并发症无益[21,22]。已证实早期经口进食在 80% ~ 90% 的患者中是安全的，且耐受性良好[21,23]。它也增强了患者的舒适性，减少了并发症，有利于早日出院[21,24]。需要强调的是，早期进食只是多种预防措施之一，这需要在全面的围手术期护理路径中体现。

（2）液体管理。在过去的 10 年中，什么是最佳的围手术期补液方式一直是一个有争议的问题（见第十一章），有多项随机试验进行了相对不限制和更多严格限制的补液方案之间的比较。传统上，外科医师和麻醉医师都选择相对不限制的静脉给药，以防止器官、吻合口的低血压和灌注不足。这些的确是具有潜在损害的不利因素，但近期的相关研究显示过量给予液体（尤其是生理盐水）也会引起显著的病理学效应[15]，包括肺水肿、代谢性酸中毒和急性肾功能不全。此外，一个德国研究团队发现内脏水肿也会危及吻合口的安全[25]。保持肠道灌注，不仅要有足够的氧和营养物质输送，还要有灌注压力，这对保持肠道功能很重要。研究显示，可能是由于灌注不足的原因[26]，严格限制液体将导致肠道功能恢复较差。反之，不限制补液的方案可导致黏膜水肿和肠道功能障碍。

Lobo 及其同事从 2002 年开始的一项随机研究中明确证实液体超负荷对肠道恢复有显著影响[27]。与限制组比较，在不限制补液组胃排空时间几乎翻倍，首次排气和排便分别延迟 1 天和 2.5 天。不限制补液组患者在结肠切除术后产生更多的并发症，平均住院时间延长了 3 天。同一研究小组总结了 2012 年的现有证据，并指出了由不限制补液或限制补液引起的争论性问题。液体量不足和液体超负荷对并发症和住院时间均有负面影响[28]。围手术期液体管理的目的应该是维持正常血容量（液体 "0" 平衡），同时避免盐和水过量。他们认为，对于未发生持续体液丢失的患者，给予 1.75L/d ~ 2.5L/d 的液体量给药是最佳的，并指出在术后阶段体重增加超过 3kg 的患者会产生显著不良预后[27,28]。

在围手术期预防肠梗阻的治疗中，合理的液体管理是非常重要的。静脉给药可以在加速康复外科中加以限制，应该以轻微体重增加的液体 "0" 平衡为标准。术后早期选择晶体平衡液，优于选择生理盐水，必要时可给予低剂量血管紧张剂或胶体溶液联合应用[15,28-30]。如何治疗术后低血压仍然是一个值得关注的问题，椎管内阻滞麻醉可能加剧低血压。近期研究表明，术中和术后早期低血压是一过性的，可以通过给予低剂量血管活性药物来缓解，避免增加肾功能不全的风险[31,32]。然而，患者使用这些药物的通常需要在心电监护下进行。

目前关于如何实现 液体 "0" 平衡 的建议，难以明确给出具体的数字，通常来说术后治疗期间不会有体重增加或仅有极轻微的体重增加（对于 70 kg 的男性，应当在 2% 或 1.5kg 的范围内）。使用血流动力学监测工具和相应的管理措施来优化心脏功能的方案，即 "目标导向治疗" 的价值尚未在非高危结直肠手术患者中得到证实[29,30,33]。现代围手术期治疗路径中有一系列措施维持内环境稳定并避免电解质和液体失衡（图 12-2，表 12-1）。这些措施包括：手术前 2h 内给予清流质、不进行肠道准备、碳水化合物储备、早期经口摄入和尽早停用静脉补液。

（3）外科手术注意事项：POI 的发生率和持续时间似乎与手术创伤程度正相关[2,3,11,12]。因此应当关注 "外科医生的操作手法"，轻柔操作，尽可能减少邻近器官损伤和失血带来的手术创伤。微创手术能更好地承担这一角色。在一项回顾性研究中发现接受开放式结肠切除手术后 17.8% 的患者需要进行术后胃肠减压，而腹腔镜和手辅式腹腔镜下切除术后仅分别有 3.7% 和 4.5% 的患者需要进行术后胃肠减压[12]。小肠梗阻 / 肠梗阻似乎是回肠造口还纳术后最常见的再住院原因[7]。近期一项系统性回顾综述总结了使用吻合器与手动缝合的对照研究，包含 4 项 RCT 研究共 645 例患者。其中主要研究结果之一，就是发现吻合器组中小肠梗阻的风险显著降低，OR 为 0.54（95%CI 0.30 ~ 0.95）。

（4）麻醉注意事项：麻醉医生在预防 POI 方面也有不可或缺的作用。围手术期麻醉药物、镇痛技术和静脉补液治疗的时机和数量可影响肠梗阻的发生率。氧化亚氮的使用被证明会增加 PONV 风险，最好避免使用[34]。虽然使用靶向输注异丙酚的 TIVA 可降低术后恶心和呕吐的发生率，但高浓度氧气联合短效麻醉剂（如地氟烷或七氟烷）是标准麻醉方案。尽管 PONV 本身并不能直接增加肠梗阻的发生率，但它使得患者无法口服阿片类镇痛药，从而导致肠外阿片类药物剂量增加（这是 POI 的一个风险因素）。早期肠内营养也可促进肠道功能恢复，并使静脉补液更早停止，否则持续依赖静脉补液会成为肠梗阻的风险因素。PONV 是大手术后的一个重要问题，应常规使用 5-HT$_3$ 拮抗剂（如昂丹司琼）进行预防（见第八章）。也可以使用单剂量地塞米松作为止吐药，但能否在癌症手术中的作为常规用药仍有待考证。

（5）阿片类药物的适度使用：胸段硬膜外阻滞（thoracic epidural anesthesia，TEA）已成为开放手术后镇痛的"金标准"，已证实的获益包括：降低应激反应（Ⅰ类证据）、减少深静脉血栓形成（Ⅰ类证据）、减少肺部并发症（Ⅰ类证据）、减少肠梗阻的发生率（Ⅰ类证据）、减少负氮平衡和疲乏感（Ⅱ类证据）。TEA 交感神经阻滞可通过对抗副交感神经活性改善肠道运动。然而，也可能发生小动脉扩张导致低血压和肠道灌注减少，因此必须确保患者处于等容状态。可以通过输注血管升压药维持血压，而不是给予大量静脉补液，否则容易导致肠梗阻发生。使用胸段硬膜外阻滞可最大限度地减少这种低血压发生。已证实使用利多卡因作为主要镇痛药物能有效改善肠道功能的恢复，但阿片类药物会延迟胃肠道功能恢复[35,36]。

理想的术后疼痛管理应当实现早期活动和进食，并使患者感到舒适。阿片类药物可引起恶心，延迟肠道恢复，因此在加速康复外科中尽量避免使用[29,30,37]。Marret's 对 16 项 RCT 研究进行了系统综述，结果表明使用硬膜外阻滞使得肠梗阻的持续时间缩短 1.5 天（95%CI 0.84 ~ 2.27）。该分析仅包括腹腔镜切除术方面的两项小型研究，而目前腹腔镜技术已是大多数专科中心的常规手术方式。单纯使用微创技术已成功降低 POI 的发生率[12, 13]。同时，在几项 RCT 中讨论了硬膜外阻滞在腹腔镜切除术中的价值，认为硬膜外阻滞由于其固有的副作用，特别是动脉低血压[38,39]，从而影响了康复进程。这与美国的一项大规模综述的结论一致，该综述显示硬膜外阻滞导致住院时间和费用增加，未使得患者受益[40]。除去一些特定的适应证外，腹腔镜结直肠切除术不推荐常规使用硬膜外阻滞。目前已提出了几种有发展前景的替代方案，并进行了前瞻性试验的研究[37,39]。大规模的研究结论尚未发表，个体化的麻醉策略应当从每一位患者实际情况出发，从一系列不同的方案中选择多模式、最小化阿片类药物使用的镇痛（见第十三章）。

（6）其他干预措施：常规缓泻剂和胃肠动力药的使用通常被纳入快速康复指南[29,30]。一般而言，增强对路径的依从性可改善预后[41]。但目前缺乏使用镁的化合物或比沙可啶等缓泻剂的有力证据。一些团队推荐使用咀嚼口香糖和吗啡拮抗剂——爱维莫潘[1,6]。咀嚼口香糖刺激头部迷走神经的反应，是一种模拟肠内营养的形式。包括437例患者的9项RCT的一个系统回顾性综述并未表明咀嚼口香糖对肠道恢复有显著影响[42]。然而，这一干预的优点是成本低、耐受性良好、无副作用。

爱维莫潘是一种外周 μ 阿片受体阻滞剂，目前在欧洲和加拿大尚未上市。该药在美国进行了大规模的试验，其功能主要表现在结直肠开放手术使用阿片类药物镇痛后，该药物可加速肠道恢复和预防术后肠梗阻[1,43]。爱维莫潘在多元化临床路径中的地位仍有待明确，特别是在腹腔镜手术方面。

三、术后肠梗阻的治疗

POI 的治疗没有统一标准，并且各机构、中心的做法通常差异较大[9]。鼻胃管减压和短期肠道休息是基本治疗措施，能够减轻患者不适、避免误吸、有助于减轻腹压和肠道水肿。目前放置鼻胃管和拔除鼻胃管时机尚无定论。影像学检查并非常规性的，但有助于排除机械性肠梗阻，或发现可能引起继发性肠梗阻的腹腔或盆腔脓肿。服用水溶性造影剂可同时作为诊断手段和尝试性治疗[44]。一些给予肠道刺激的临床试验并未获得理想的临床效果[1,43,45-47]。使用促进胃肠动力的药物（如甲氧氯普胺和红霉素）也并未使得患者获益。当然，对于 POI 来说预防比治疗更有效[16]，应采用多元化加速康复外科来进行预防（图12-2）。

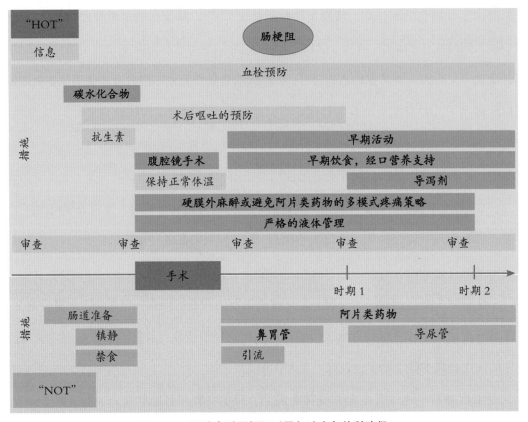

图 12-2　预防术后肠梗阻以及加速康复外科路径

现代加速康复策略模式具有多种预防措施（"HOT"），用来预防术后肠梗阻发生，减少产生不良结果的行为（"NOT"），从而全面地产生了围手术期的措施和策略，通过全程管理和策略实施获得最佳治疗效果。本图强调了与预防肠梗阻关系最密切的措施（见增粗的黑体字），并在图中给出了供参考的引起风险的病理生理因素。

关键信息

● POI 是指术后正常肠道活动的暂时停止。结直肠切除术后 10% ~ 20% 的患者会发生 POI。

● POI 目前尚无统一、明确的诊断方法。通常表现为术后第 4 天仍不排便或排气，以及无法进食。

● POI 的病理生理学是多因素的，包括肠道水肿、电解质紊乱、手术操作影响和阿片类药物的使用等。

●有几类药物已显示出对 POI 有一定治疗效果，可作为预防性药物使用。

●避免危险因素和治疗的最佳方法是应用多元化临床路径联合微创手术、严格的液体管理、适度使用阿片类药物镇痛和早期活动等策略。

参考文献

［1］BARLETTA J F，SENAGORE A J．Reducing the Burden of Postoperative ileus: Evaluating and Implementing an Evidence-based Strategy［J］．World J Surg. 2014, 38(8):1966-1977.

［2］PIERRE, H, CHAPUI S, et al. Risk factors for prolonged ileus after resection of colorectal cancer: an observational study of 2400 consecutive patients.［J］．Ann Surgery, 2013, 257(5):909-915.

［3］FESHARAKIZADEH M, TAHERI D, DOLATKHAH S, et al. Post-operative ileus in colorectal surgery: is there any difference between laparoscopic and open surgery?［J］．Gastroenterol Rep, 2013(2): 138-143.

［4］MILLAN M, BIONDO S, FRACCALVIERI D，et al. risk factors for prolonged postoperative ileus after colorectal cancer surgery［J］．World J Surg, 2012, 36(1):179-185.

［5］ASGEIRSSON T, EL-BADAWI K, MAHMOOD A, et al. Post-operative ileus; it costs more than you expect［C］// Annual Meeting of the American Society of Colon and Rectal Surgeons. 2009.

［6］KELLER D, STEIN S. Facilitating return of bowel function after colorectal surgery: alvimopan and gum chewing［J］．Clini Colon Rectal Surg, 2013, 26(03):186-190.

［7］KELLER D S，SWENDSEID B，KHAN S，et al. Readmissions after ileostomy closure: cause to revisit a standardized enhanced recovery pathway?［J］．Am J Surg, 2014, 208(4): 650-655.

［8］HUEBNER M, HUBNER M, CIMA R R, et al. Timing of complications and length of stay after rectal cancer surgery［J］．J Am Coll Surg. 2014，218(5):914-919.

［9］KEHLET H，WILLIAMSON R，BUCHLER M W, et al. A survey of perceptions and attitudes among European surgeons towards the clinical impact and management of postoperative ileus［J］．Colorectal Dis, 2010, 7(3):245-250.

［10］VATHER R. Defining postoperative ileus: results of a systematic review and global survey ［J］. J Gastrointestinal Surg. 2013, 17(5):962-972.

［11］BAIG M K, WEXNER S D. Postoperative ileus: a review ［J］. Dis Colon Rectum. 2004, 47(4): 516-526.

［12］SHUSSMAN N , BROWN M R , JOHNSON M C , et al. Does nasogastric tube decompression get used less often with laparoscopic and hand-assisted compared with open colectomy? ［J］. Surg Endosc, 2013, 27(12):4564-4568.

［13］ABRAHAM N S , YOUNG J M , SOLOMON M J . Meta-analysis of short-term outcomes after laparoscopic resection for colorectal cancer. ［J］. Br J Surg, 2010, 91(9):1111-1124.

［14］SHAFIQUE S M , BHATTI M I , FA M W . Systematic review and meta-analysis of published randomized controlled trials comparing purse-string vs conventional linear closure of the wound following ileostomy closure ［J］. Tech Coloproctol, 2013, 17(6):631-639.

［15］LOBO D N . Sir David Cuthbertson Medal Lecture - Fluid, electrolytes and nutrition: physiological and clinical aspects ［J］. Proc Nutr Soc, 2004, 63(3):453-466.

［16］HOLTE K , KEHLET H . Postoperative ileus: a preventable event. ［J］. Br J Surg, 2010, 87(11):1480-1493.

［17］CERANTOLA Y, GRASS F, CRISTAUDI A , et al. Perioperative nutrition in abdominal surgery: recommendations and reality ［J］. Gastroenterol Res Pract, 2011, 2011:1-8.

［18］CERANTOLA Y, HUBNER M,GRASS F, et al. Immunonutrition in gastrointestinal surgery ［J］. Br J Surg, 2011, 98(1):37-48.

［19］WEIMANN A, BRAGA M, HARSANYI L, et al. ESPEN guidelines on enteral nutrition: surgery including organ transplantation ［J］. Clin Nutri, 2006, 25(2):224-244.

［20］KEHLET H , BUCHLER M W, BEART JR R W, et al. Care after colonic operation—is it evidence-based? results from a multinational survey in Europe and the United States ［J］. J Am Coll Surg, 2006, 202(1):45-54.

［21］BAUER VP. The evidence against prophylactic nasogastric intubation and oral restriction ［J］. Clin Colon Rectal Surg, 2013, 26(03):182-185.

［22］WOLFF B G，PEMBERTON J H，VAN HEERDEN J A，et al. Elective colon and rectal surg without nasogastric decompression. A prospective, randomized trial. ［J］. Ann Surg, 1989, 209(6):673-675.

［23］LASSEN K，KJAEVE J，FETVEIT T，et al. Allowing normal food at will after major upper gastrointestinal surgery does not increase morbidity: a randomized multicenter trial ［J］. Ann Surg, 2008, 247(5):721-729.

［24］GRECO M, CAPRETTI G, BERETTA L, et al. Enhanced recovery program in colorectal surgery: a meta-analysis of randomized controlled trials ［J］. World J Surg, 2014, 38(6):1531-1541.

［25］MARJANOVIC G，VILLAIN C，JUETTNER E，et al. Impact of different crystalloid volume regimes on intestinal anastomotic stability ［J］. Ann Surg, 2009, 249(2):181.

［26］MACKAY G，FEARON K，MCCONNACHIE A，et al. Randomized clinical trial of the effect of postoperative intravenous fluid restriction on recovery after elective colorectal surgery ［J］. Br J Surg, 2010, 93(12):1469-1474.

［27］LOBO D N，DILEEP N，BOSTOCK K A, et al. Effect of salt and water balance on recovery of gastrointestinal function after elective colonic resection: a randomised controlled trial ［J］. Lancet, 2002, 359(9320):1812-1818.

［28］VARADHAN K K, LOBO D N . A meta-analysis of randomised controlled trials of intravenous fluid therapy in major elective open abdominal surgery: getting the balance right ［J］. Proc Nutr Soc, 2010, 69(04):488-498.

［29］GUSTAFSSON U O, SCOTT M J, SCHWENK W, et al. Guidelines for perioperative care in elective colonic surgery: Enhanced Recovery After Surgery (ERAS[®]) Society recommendation ［J］. Clin Nutrition, 2012, 31(6):801-816.

［30］NYGREN J, THACKER J, CARLI F, et al. Guidelines for perioperative care in elective rectal/pelvic surgery: Enhanced Recovery After Surgery (ERAS®) Society recommendation ［ J ］.

Clin Nutr, 2012, 31(6):801-816.

［ 31 ］ HUBNER M, LOVELY J K, HUEBNER M , et al. Intrathecal Analgesia and Restrictive

Perioperative Fluid Management within Enhanced Recovery Pathway: Hemodynamic

Implications ［ J ］. J Am Coll Surg, 2013, 216(6):1124-1134.

［ 32 ］ HUBNER M, SCHAFER M, DEMARTINES N , et al. Impact of Restrictive Intravenous

Fluid Replacement and Combined Epidural Analgesia on Perioperative Volume Balance and

Renal Function Within a Fast Track Program ［ J ］. J Surg Res, 2012, 173(1):68-74.

［ 33 ］ PEARSE R M , HARRISON D A , MACDONALD N , et al. Effect of a perioperative,

cardiac output-guided hemodynamic therapy algorithm on outcomes following major

gastrointestinal surgery: a randomized clinical trial and systematic review ［ J ］. JAMA, 2014,

311(21):2181-2190.

［ 34 ］ FERNANDEZGUISASOLA J, GOMEZARNAU J I, CABRERA Y , et al. Association

between nitrous oxide and the incidence of postoperative nausea and vomiting in adults: a

systematic review and meta-analysis ［ J ］. Clarendon Press, 2010, 65(4):379-387.

［ 35 ］ MCCARTHY G C, MEGALLA S A, HABIB A S. Impact of intravenous lidocaine

infusion on postoperative analgesia and recovery from surgery–a systemic review of randomized

controlled trials ［ J ］. Drugs, 2010, 70(9):1149-1163.

［ 36 ］ SUN Y , LI T , WANG N , et al. Perioperative systemic lidocaine for postoperative

analgesia and recovery after abdominal surgery: a meta-analysis of randomized controlled trials

［ J ］. Dis Colon Rec, 2013, 56(11):271-271.

［ 37 ］ JOSHI G P, BONNET F, KEHLET H, Collaboration PROSPECT. Evidence-based

postoperative pain management after laparoscopic colorectal surgery ［ J ］. Colorectal Dis, 2013,

5(2):146-155.

［ 38 ］ HUBNER M, BLANC C, ROULIN D , et al. Randomized clinical trial on epidural versus

patient-controlled analgesia for laparoscopic colorectal surgery within an enhanced recovery pathway［J］. Ann Surg, 2015, 261(4):648-653.

［39］LEVY B F, SLOTT M J, FAWCETT W, et al. Randomized clinical trial of epidural, spinal or patient-controlled analgesia for patients undergoing laparoscopic colorectal surgery［J］. Br J Surg, 2011, 98(8):1068-1078.

［40］HALABI W J，KANG C Y，NGUYEN V Q，et al. Epidural analgesia in laparoscopic colorectal surgery: a nationwide analysis of use and outcomes［J］. JAMA Surg, 2014, 149(2):130-136.

［41］PHD U . Adherence to the enhanced recovery after surgery protocol and outcomes after colorectal cancer surgery:objectives［J］. JAMA Surg, 2011, 146(5):571-577.

［42］NOBLE E J, HARRIS R, HOSIE K B, et al. Gum chewing reduces postoperative ileus? A systematic review and meta-analysis［J］. Int J Surg, 2009, 7(2):100-105.

［43］STORY S K, Chamberlain R S. A comprehensive review of evidence- based strategies to prevent and treat postoperative ileus［J］. Dig Surg,2009,26(4):265-275.

［44］BRANCO B C, BARMPARAS G , B SCHNURIGER, et al. Systematic review and meta-analysis of the diagnostic and therapeutic role of water-soluble contrast agent in adhesive small bowel obstruction［J］. Br J Surg, 2010, 97(4):470-478.

［45］LUCKEY A, LIVINGSTON E, TACHE Y. Mechanisms and treatment of postoperative ileus［J］. Arch Surg, 2003,138(2):206-214.

［46］STEWART D, WAXMAN K. Management of Postoperative Ileus［J］. Dis Mon, 2010, 54(4):204-214.

［47］TRAUT U, BRUGGER L, KUNZ R, et al. Systemic prokinetic pharmacologic treatment for postoperative adynamic ileus following abdominal surgery in adults［J］. Cochrane Database Syst S V (Online), 2008, 23(1):CD004930.

第十三章
促进术后康复的镇痛策略

Kyle G. Cologne and Gabriele Baldini　著
曹晓筱　译　李成　校

一、围手术期的疼痛与多模式镇痛

（一）疼痛的病理生理

手术切口和组织操作会导致细胞破坏，激活体液和细胞介导的炎症反应，多种细胞内化学介质包括钾、腺苷、前列腺素类、缓激肽、神经生长因子、细胞因子和趋化因子从损伤组织中释放，然后激活和致敏外周痛觉感受器如 Aδ 和 C 纤维，并使其对机械刺激敏感（即原发性痛觉过敏）。上述促炎物质连同 P 物质和降钙素基因相关肽的释放也使邻近非损伤组织中的沉默的 Aδ 痛觉感受器致敏（继发性痛觉过敏）。通过 N–甲基–D–天冬氨酸（NMDA）受体的激活（中枢敏化），对损伤区和周围非损伤组织的外周伤害性感受器进行反复和长期刺激，导致脊髓背角神经元放电增加。临床上，这些病理生理变化表现为手术切口部位痛觉过敏、异常性疼痛，伴或不伴术后晚期持续性疼痛。下行交感抑制通路也在脊髓水平上通过调节有害输入信号传输发挥重要作用。因此，根据手术类型和方法的不同，急性手术疼痛可分为躯体性、内脏性或神经性疼痛。对痛觉的反应有助于激活和增强与手术相关的应激反应。这些应激反应会产生相应结果，如下丘脑—垂体—肾上腺轴（hypothalamic–pituitary–adrenal axis，HPA）的激活、交感神经刺激和促炎细胞因子的全身释放，这些是术后胰岛素抵抗和其他下游效应的主要决定因素。如果这些因素未减弱，可能会导致多器官功能障碍（图 13-1）[1]。以上病理生理机制可以作为多模式镇痛方法治疗目标的一部分，以尽量减少这些生理效应造成的影响。因此，加速术后康复的关键部分即制订镇痛策略，预防持续疼痛诱发的多器官功能障碍，并最终加速康复。

疼痛的影响									
器官功能障碍	中枢神经系统	循环系统	呼吸系统	神经系统	泌尿生殖系统	骨骼肌肉系统	凝血功能	代谢	免疫系统
机制	HPA轴激活，↑皮质醇	↑心率，↑外周血管阻力，↑氧代谢率	↓胸、腹腔呼吸动度，↓功能残气量，↓肺活量，↓机械通气，咳嗽，废液和分泌物潴留	脊柱神经病变，交感神经过度活跃	HPA轴激活，↑皮质醇，↑抗利尿激素，↑醛固酮，↑肾上腺素，↑血管紧张素，↑前列腺素，↑交感刺激	痉挛	↓纤维蛋白分解	HPA轴激活，↑皮质醇↑胰高血糖素，↑儿茶酚胺	感染
结果	镇静，失眠，定向障碍	心肌缺血	窒息，肺炎，低氧血症	麻痹性肠梗阻	↓尿量尿潴留	静脉血栓栓塞	静脉血栓栓塞	胰岛素抵抗	创伤，感染，肺炎，败血症
影响ERAS的因素	制动，经口进食	制动	制动	制动，经口进食	制动，导尿管	制动	制动	制动，经口进食	制动，经口进食
手术康复延迟									

图 13-1　镇痛不足对器官功能和术后康复的影响

（二）超前镇痛

早期研究表明，如果在手术切皮前进行镇痛（超前镇痛），疗效更好。然而，术前给予对乙酰氨基酚、环氧合酶 -2（COX-2）抑制剂、NMDA 拮抗剂和（或）加巴喷丁类药物等超前镇痛策略的作用效果仍不清楚，尤其是在结直肠手术外科加速康复方案的背景下[2]。硬膜外阻滞似乎是目前唯一的超前镇痛技术，可持续减少术后疼痛、减少镇痛药的使用和及时镇痛[2]。

（三）多模式策略的组成部分

作为加速康复外科方案的一部分，多模式疼痛管理策略有多种选择。其主要目标是尽量减少或在可能的情况下避免使用全身性阿片类药物，尽管阿片类药物仍然是急性术后疼痛药物治疗的基石。从疼痛发生的病理生理学角度来看，似乎单独给予阿片类药物不足以全面控制术后疼痛的多个方面。阿片类药物通过作用于中枢和外周 G 蛋白受体（μ，δ，σ），阻断痛觉感受器，产生镇痛效果。但阿片类药物亦有不良反应，如作用于胃肠道的 μ 受体而诱发肠梗阻，以及作用于化学感受器触发区（chemoreceptor trigger zone，CTZ）而诱发恶心和呕吐。这些副作用延缓了胃肠功能的恢复，妨碍了早期进食以至于严重影响胃肠手术患者的康复。因此，在快速康复医学中最重要的是联合使用其他形式的镇痛，尽量减少或避免使用全身性阿片类药物。

多种非阿片类药物已被纳入多模式镇痛方法中以增强镇痛作用，并且每种药物均以特定的病理生理机制为靶点。非甾体抗炎药（NSAIDs）、COX-2 抑制剂和全身性类固醇可减少引起手术疼痛的炎症因子；包括利多卡因在内的可全身应用的局部麻醉药也可通过减少炎症介质（IL-6、IL-1 和 IL-1RA）过度释放和减弱炎症细胞上调来达到镇痛目的；抗 NMDA 药物如氯胺酮、右美沙芬和镁剂通过减少脊髓背角神经元放电而减弱中枢敏化；加巴喷丁类药物通过结合中枢神经系统电压门控钙通道的 α-2-δ-1 亚基，减少参与痛觉的重要兴奋性神经递质释放，尤其是在神经病理性疼痛的发展过程中发挥作用；$α_2$ 肾上腺素受体激动剂，如可乐定和右美托咪定，通过激活脊髓的突触前和突触后 $α_2$ 肾上腺素受体，调节有害刺激传递；局部麻醉药通过拮抗钠通道阻断神经传导，从而阻断有害刺激从外周到中枢神经系统的传递[3]；最后，外周 μ 受体拮抗剂如爱维莫潘可与麻醉药联合使用，以减少胃肠道副作用。下面将更详细地探讨这些问题。

（四）胸段硬膜外阻滞（thoracic epidural analgesia，TEA）

TEA（T6—T11：第 6 胸椎至第 11 胸椎）是胃肠道手术后能达到最佳镇痛效果和减少麻醉药物需求的一种方法，尤其是采用开放式手术的情况下。48 ~ 72h 的持续硬膜外阻滞（continuous epidural analgesia，CEA）或患者自控硬膜外镇痛（patient-controlled epidural analgesia，PCEA）相较于全身性阿片类药物提供了更好的静息和活动状态镇痛效果[4]。局部麻醉药与亲脂性阿片类药物[5,6]和（或）硬膜外肾上腺素（2μg/mL）[7,8]联合应用可提高镇痛效果。含有吗啡（0.02mg/mL）的硬膜外溶液增加了镇痛效果的节段性扩散，推荐用于长的正中切口[9]。上消化道手术患者应于胸中段（T6—T8）置入硬膜外导管，而下消化道手术患者应于胸下段（T9—T11）置入硬膜外导管。接受经腹肛周切除术的患者需要追加镇痛，因为肛周疼痛（S1—S3：第 1 骶椎至第 3 骶椎）不能被 TEA 阻滞。

TEA 除了具有镇痛作用外，在减轻手术引起的应激反应和促进手术早期恢复方面也发挥着关键作用。TEA 通过抑制下丘脑—垂体—肾上腺轴和胸交感神经纤维，降低胰岛素抵抗和蛋白质分解[10,11]，进而降低对麻醉药物、阿片类药物和肌松药的需求[10]。最后，抑制胸交感神经纤维，避免使用全身性阿片类药物，有利于肠道功能的恢复[12]。但除上述有利影响外，TEA 与低血压发生、瘙痒和下肢运动乏力的风险高度相关。PCEA 提供了与 CEA 相似的镇痛效果，但副作用小于 CEA[13]。TEA 引起的低血压，尤其是发生于建立主要的胃肠吻合时特别危险[14]。有趣的是，用静脉输液治疗 TEA 引起的低血压时不能恢复内脏血流。相反，有研究证明给予小剂量升压药是安全的[15]，并能增加内脏循环血容量[16]。与 TEA 相关的直立性低血压不会影响行走能力[17]。TEA 虽然影响膀胱功能，但是术后第二天可安全拔除导尿管，降低尿路感染的发生率，且不增加膀胱重新置管的风险[18]。TEA 更罕见但更严重的并发症如硬膜穿刺后头痛、硬膜外血肿、脓肿也可发生。TEA 主要禁忌证包括患者拒绝、凝血功能障碍、血小板减少或血小板功能障碍以及全身感染。在接受抗血栓药物或溶栓药物治疗的患者中，硬膜外导管的置入和拔除应按照国际指南进行（表 13-1）[19,20]。

表 13-1　围手术期抗血栓药物和神经阻滞剂

	穿刺、导管操作或拔除前的时间	穿刺、导管操作或拔除后的时间	评论
普通肝素（UFH）（预防）（皮下注射）	4 ~ 6h	1h	治疗 4d 后应检查血小板计数（HIT 风险）
普通肝素（UFH）的使用（治疗）（静脉注射）	4 ~ 6h	1h	治疗 4d 后应检查血小板计数（HIT 风险）
低分子肝素（LMWH）（预防）	12h	2h	治疗 4d 后应检查血小板计数（HIT 风险）
低分子肝素（LMWH）（治疗）	24h	2h	肾功能受损患者 LMWH 的半衰期可显著延长
芬多巴嗪（预防）	36 ~ 42h	6 ~ 12h	治疗 4d 后应检查血小板计数（HIT 风险）

续表

	穿刺、导管操作或拔除前的时间	穿刺、导管操作或拔除后的时间	评论
利伐沙班	22 ~ 26h	4 ~ 6h	指南建议避免留置硬膜外导管
阿哌沙班	26 ~ 30h	4 ~ 6h	
达比加群	根据制造商所规定的禁忌证用药	6h	
华法林	4d（INR 必须正常）	导管移除后	如果使用华法林预防血栓，应在 INR > 1.5 之前拔除导管
氯吡格雷	7d	导管移除后	
替氯匹定	10d	导管移除后	
普拉苏格雷	7 ~ 10d	导管移除后 6h	
替格瑞洛	5d	导管移除后 6h	
糖蛋白 Ⅱ b/ Ⅲ a 抑制剂	48h*		仅在停用阿昔单抗后拔除硬膜外导管
阿昔单抗			接受阿昔单抗治疗的患者是神经阻滞的禁忌证
阿司匹林 / 二磷酸腺苷	无	无	
非甾体类抗炎药 / COX-2 抑制剂	无	无	

数据来自 ASRA 和 ESRA 的建议。

HIT：肝素诱导的血小板减少症；APTT：活化部分凝血活酶时间。

* 只有阿昔单抗，因为其他糖蛋白 Ⅱ b/ Ⅲ a 抑制剂具有不同的血浆半衰期和不同的作用时间。

　　腹腔镜胃肠手术后尚未观察到 TEA 的优势，其他技术已提供了令人满意的镇痛效果。事实上，最近的两项 RCT 发现，在加速康复外科方案的背景下接受腹腔镜手术的结直肠患者中，接受鞘内镇痛与接受全身性阿片类药物治疗的患者相比，TEA 推迟了出院时间[21]，并延长了康复时间[22]。对于术后发生呼吸系统并发症风险高的患者[23]、术中转开腹概率高的患者以及腹腔镜直肠手术后采用 8 ~ 10cm 普芬南施蒂尔（pfannenstiel）切口的患者使用 TEA 可能仍然有价值，在前 24h 内使用 TEA 可更好地控制疼痛[24]。

　　当考虑到多达 1/3 的导管可能移位、堵塞、泄漏[25]或未正确置入[26]时，TEA 由团队中高度专业化和经验丰富的医务人员（包括专业护士和急性疼痛门诊）操作时的成功率可能更高，效果最好。硬膜外阻滞如果不能提供足够的镇痛效果则可能会迅速引起其他问题。在决定使用常规 TEA 之前，必须了解这种镇痛方法是否适用于当前的机构。鉴于这些很大程度上的不确定性，以及术后管理中的潜在困难，不同于开腹手术，在腹腔镜胃肠道手术中，作者未推荐将 TEA 作为术后常规使用的镇痛策略。

（五）脊髓镇痛

对于接受腹腔镜手术的患者来说，其伤口疼痛缓解需求较低，鞘内单次推注局部麻醉药和阿片类药物镇痛是腹腔镜手术患者的一种有价值的镇痛技术，因为其镇痛效果局限于术后 24h 内。尽管与接受全身性阿片类药物的患者相比，阿片类药物需求显著降低[27]，但瘙痒风险（OR = 3.85，95%CI 2.40 ~ 6.15）和呼吸抑制（虽然少见）（OR = 2.35，95%CI = 1.00 ~ 5.51）更高。鞘内注射吗啡后尿潴留发生也较多[28]。同样，低血压发生率较高，并在术后早期持续存在[29]。脊髓镇痛禁忌证与 TEA 相似，但与其相关的严重并发症风险明显降低[30]。

在提供最佳镇痛效果的前提下[27]，鞘内注射吗啡或二醋吗啡的脊髓镇痛似乎是缩短接受加速康复外科背景下行腹腔镜结直肠手术患者住院时间的一项较好的技术[21,31]。

（六）静脉输注利多卡因（intravenous lidocaine，IVL）

鉴于利多卡因同时具有镇痛和抗炎特性，IVL 作为全身性阿片类药物的辅助治疗，可改善术后疼痛、减少阿片类药物使用、加速胃肠功能恢复[32]和加快术后康复[33,34]。其与全身性阿片类药物相比[35]，腹腔镜腹部手术后观察到了相似的预后，但与 TEA[24]相比却没有，尤其是在没有接受加速康复外科方案的情况下[24,36]。应在麻醉诱导前 30min 或诱导时开始给予 1.5mg/kg（理想体重）的负荷剂量，并持续予 2mg/（kg·h）（理想体重）至手术结束或至复苏室。目前尚不清楚提供最佳镇痛和加速康复效果的确切输注持续时间。利多卡因全身毒性虽罕见，但仍需要连续心血管监测，因此仅限于手术室或重症监护室使用[34]。

（七）持续伤口输注（continuous wound infusion，CWI）局部麻醉药

开腹手术后 CWI 局部麻醉药可提高术后镇痛效果，减少阿片类药物的使用[37,38]，

但对肠功能恢复的影响尚不清楚[37,39]。最近的两项 RCT 比较了 CWI 局部麻醉药与 TEA 的镇痛效果，结果差别很大[40,41]。虽然腹膜前多孔导管能始终提供满意的镇痛效果，且筋膜下导管提供的效果优于筋膜上导管[42]，但与恢复相关最佳的解剖位置仍未确定[38,42]。近期一项可行性研究比较了腹腔镜腹部手术后 CWI 局部麻醉药与硬膜外阻滞的镇痛效果，结果是接受两种镇痛方式的患者的疼痛强度相似[43]。大多数研究使用 0.2% 罗哌卡因（10mL/h）持续输注 48～72h。其他酰胺类局部麻醉药也有被使用。目前人们仍需要使用全身性阿片类药物控制内脏疼痛。然而，留置在局部的导管很容易移位，因此 CWI 局部麻醉药的关键在于术后护理和对患者的宣教。

1. 腹部躯干阻滞：腹横肌平面（transversus-abdominis plane，TAP）阻滞和腹直肌鞘阻滞

腹部躯干阻滞如 TAP 阻滞和腹直肌鞘阻滞已被用于控制腹壁的手术躯体疼痛。在手术后的第一个 24h 内，超声引导下单次 TAP 阻滞后可显著降低疼痛强度和阿片类药物使用[44-47]。外科医生也可在关腹[48,49]前或在腹腔镜引导下[50-52]，从腹腔进行 TAP 阻滞。有少量研究报道，实施腹部神经阻滞后，可减少阿片类药物副作用，如恶心呕吐[46]或过度镇静的发生[48,53]，但这些结果并未得到一致的认可[44]。也有人通过在 TAP 留置多孔导管输注局部麻醉药至术后的 48～72h，以改善和延长腹部手术后以阿片类药物为基础的镇痛方案的镇痛效果[54-56]。Niraj 等人发现在上腹部手术后的前 72h 内，与通过双侧肋下 TAP 导管间断局部麻醉药推注相比，硬膜外阻滞并未在咳嗽时获得更好的视觉模拟评分[57]。并且，硬膜外阻滞失败率较高（22%），近一半的 TAP 导管必须在术后更换。

在腹腔镜腹部手术[45,47,50-52]和加速康复外科方案背景下也报告了与上述情况类似的优势[50-52,58]。双侧单次 TAP 阻滞虽然能够加快患者出院[52]，但似乎不能减少腹腔镜结直肠手术后的住院时间[58]。最近的一项 RCT 显示，腹腔镜结直肠手术后，四象限 TAP 阻滞联合双侧后路连续 TAP 阻滞的镇痛效果不亚于 TEA[59]。

在超声引导下或在 petit 三角区水平单次注射最小量 15mL 的长效局部麻醉药，可以达到满意的镇痛效果[60]。最近的一项荟萃分析显示，术前 TAP 阻滞比术后 TAP 阻滞镇痛效果更好[50]。0.2% 罗哌卡因（8～10mL/h）可通过多孔导管持续输注 48～72h。正中

切口需要双侧输注罗哌卡因（每侧 8 ~ 10mL/h）。同时可在肋骨正下方进行第二次注射（肋下入路）。尚不清楚 TAP 阻滞对住院时间的影响[52]。关于 TAP 相关技术的应用，前期证据很具说服力，通过对 9 项研究（包含 413 例患者）的荟萃分析可知，TAP 阻滞可以使吗啡需求量显著减少[46]、住院时间缩短[52]。

腹直肌鞘阻滞也可用于胃肠道手术，但证据有限。腹直肌鞘阻滞（双侧注射 15 ~ 20mL 长效局部麻醉药）对控制正中切口引起的疼痛特别有效。与 TAP 阻滞一样，腹直肌鞘阻滞可以由外科医生在直视下操作，亦可在超声引导下完成，或者无超声引导时，可根据阻力是否消失来判定平面是否正确。由于其镇痛作用效果比 TAP 阻滞短，所以一般留置导管，以便于快速给药或者持续给药。

2. 腹腔内局部麻醉（intraperitoneal local anesthetic，IPLA）

已有研究表明，在腹腔镜腹部手术后，IPLA 可改善术后镇痛效果，但不能减少阿片类药物的使用量[61]。手术类型可能影响其效果，因为在上消化道手术后观察到其有益的作用[62]，但未在结直肠手术后观察到[63]。IPLA 后皮质醇和细胞因子水平较低，表明这种效应可能是腹腔传入神经阻滞的结果[64]。

（八）非甾体抗炎药（NSAIDs）

NSAIDs 和 COX-2 抑制剂已被证明可改善术后镇痛效果，并使阿片类药物的消耗量及其部分副作用减少 30%[65]。最近基于实验性、回顾性和病例研究，研究人员对结直肠手术后使用 NSAIDs 或 COX-2 抑制剂造成吻合口瘘的风险存在担忧[66]，需要大型 RCT 来证实这些结果。尽管不具有统计学意义，但最近对 6 项 RCT（含 480 例患者）进行的荟萃分析报告了肠道手术后 48h 内至少使用过一次 NSAIDs 或 COX-2 抑制剂的患者发生吻合口瘘的风险更高 [Peto OR = 2.16（0.85 ~ 5.53）][67]。因此，想要常规且正确地使用 NSAIDs 和其他口服药物进行术后疼痛的多模式治疗（而不是常规疼痛治疗）需要对整个医疗团队进行相关教育、学习。肾功能不全时应停用或避免使用 NSAIDs[68]。NSAIDs 的另一个问题是理论上会增加出血风险，关于这一风险的有力证据来自已发表的扁桃体切除术研究中，其中大量证据表明，不使用这些药物对避免术后出血的作用仍是不确定的[69-71]。

1. 对乙酰氨基酚

对乙酰氨基酚可改善术后镇痛效果，并能够起到协同阿片类药物镇痛的作用，但其不能减少阿片类药物的不良反应[72-75]。对于无法耐受口服药物的患者，还可使用静脉注射制剂（丙帕他莫）。这些药物可显著减少患者自控镇痛（patient-controlled analgesia，PCA）吗啡的用量[76]，最大剂量为每天 4 次，每次 1g。一些证据支持 2g 作为负荷剂量，止痛效果更好且不增加毒性。对乙酰氨基酚与 NSAIDs 的联合使用的效果已被证明优于单独用药[77]。对于已有肝脏疾病的患者，对乙酰氨基酚用量应减少（＜ 2g/d）[78,79]。

2. 加巴喷丁类及其他镇痛药物

围手术期静脉注射氯胺酮和加巴喷丁类药物也呈现出协同阿片类药物的特性[80,81]，但其在接受胃肠手术及加速康复外科的患者中研究较少。头晕和过度镇静等副作用可能限制患者早期下床活动。这种主要基于镇痛佐剂的无阿片类多模式镇痛方案虽然很吸引人，其可行性、有效性和安全性仍需进一步证实[82]。加巴喷丁类药物可通过调节神经性疼痛起作用，在术前给予更加有效[83-85]。有研究证实，其可降低麻醉药物用量[85,86]，同时降低进展为慢性疼痛的风险[87,88]。

3. 外周阿片样受体拮抗剂（爱维莫潘）

外周阿片样受体拮抗剂（如爱维莫潘）可用于拮抗阿片类药物的肠道副作用（肠梗阻）。此类药物不能穿过血脑屏障，因此不会影响阿片类药物的治疗效果[89]。外周阿片样受体拮抗剂的使用可增强肠道功能的恢复，允许患者在 11 ~ 26h 内出院[90,91]。相较于腹腔镜手术，开放性手术的患者使用外周阿片样受体拮抗剂的效果更明显[92,93]。其中一种给药方式是术前单次给予爱维莫潘以拮抗患者术中使用阿片类药物的副作用，并且仅可在开放性结肠切除术后继续使用。一些医院有术前剂量的限制，这样在从腹腔镜手术转为开放手术的情况下，可以在手术后继续给药。

4. 常见合并症和药物治疗方案的改变

特殊情况下需要调整加速康复外科药物治疗方案。发生食物不耐受和肠梗阻时需要使用静脉注射制剂，该类制剂可与对乙酰氨基酚（丙帕他莫）和 NSAIDs（酮咯酸）联合使用。

患有肾衰竭（既往发生或急性发作）和哮喘病史的患者禁止使用 NSAIDs。NSAIDs 可能会加重炎症性肠病患者的病情。同样，肝衰竭患者对乙酰氨基酚用量应减少[78]。

二、小结

我们建议采用包括局部镇痛、常规非阿片类镇痛药物和外周阿片样受体拮抗剂在内的多模式镇痛，以提供最佳的镇痛效果，最大程度地减少阿片类药物的不良反应并促进术后康复。

关键信息

●多模式镇痛策略亦为术后加速康复的重要部分。其常见的内容包括使用 NSAIDs，对乙酰氨基酚，加巴喷丁类药物，局部和区域性镇痛及硬膜外阻滞[94-96]。

●联合应用阿片类镇痛药物与外周阿片样受体拮抗剂，最大程度防止肠梗阻的发生，尤其是在开放性手术中，作用更为显著[91,92]。

●多模式镇痛策略的有效实施需要团队全体成员参与，包括外科手术、麻醉、护理、药房及行政管理部门[25]。

参考文献

［1］KEHLET H. Manipulation of the metabolic response in clinical practice［J］. World J Surg, 2000, 24(6):690-695.

［2］ONG C K, LIRK P, SEYMOUR R A, et al. The efficacy of preemptive analgesia for acute postoperative pain management: a meta-analysis［J］. Anesth Analg, 2005, 100(3): 757-773.

［3］BUVANENDRAN A, KROIN J S. Useful adjuvants for postoperative pain management［J］. Best Pract Res Clin Anaesthesiol, 2007, 21(1):31-49.

［4］WERAWATGANON T, CHARULUXANUN S. Patient controlled intravenous opioid analgesia versus continuous epidural analgesia for pain after intra-abdominal surgery［J］. Cochrane Database Syst Rev, 2005, (1):CD004088.

［5］FINUCANE B T, GANAPATHY S, CARLI F, et al. Prolonged epidural infusions of ropivacaine (2 mg/mL) after colonic surgery: the impact of adding fentanyl ［J］. Anesth Analg, 2001, 92(5):1276-1285.

［6］BLOCK B M, LIU S S, ROWLINGSON A J, et al. Efficacy of postoperative epidural analgesia:a meta-analysis ［J］. JAMA, 2003, 290(18):2455-2463.

［7］NIEMI G, BREIVIK H. The minimally effective concentration of adrenaline in a low-concentration thoracic epidural analgesic infusion of bupivacaine, fentanyl and adrenaline after major surgery. A randomized, double-blind, dose-finding study ［J］. Acta Anaesthesiol Scand, 2003, 47(4):439-450.

［8］SAKAGUCHI Y, SAKURA S, SHINZAWA M, et al. Does adrenaline improve epidural bupivacaineand fentanyl analgesia after abdominal surgery? ［J］. Anaesth Intensive Care, 2000, 28(5):522-526.

［9］RAWAL N, ALLVIN R. Epidural and intrathecal opioids for postoperative pain management in Europe-a 17-nation questionnaire study of selected hospitals. Euro Pain Study Group on Acute Pain ［J］. Acta Anaesthesiol Scand, 1996, 40(9):1119-1126.

［10］CARLI F, KEHLET H, BALDINI G, et al. Evidence basis for regional anesthesia in multidisciplinary fast-track surgical care pathways ［J］. Reg Anesth Pain Med, 2011, 36(1):63-72.

［11］UCHIDA I, ASOH T, SHIRASAKA C, et al. Effect of epidural analgesia on postoperative insulin resistance as evaluated by insulin clamp technique ［J］. Br J Surg, 1988, 75(6):557-562.

［12］JORGENSEN H, WETTERSLEV J, MOINICHE S, et al. Epidural local anaesthetics versus opioid-based analgesic regimens on postoperative gastrointestinal paralysis, PONV and pain after abdominal surgery ［J］. Cochrane Database Syst Rev, 2000, (4):CD001893.

［13］WU C L, COHEN S R, RICHMAN J M, et al. Efficacy of postoperative patient-controlled and continuous infusion epidural analgesia versus intravenous patient-controlled analgesia with opioids: a meta-analysis ［J］. Anesthesiology, 2005, 103(5):1079-1088: quiz1109-1110.

［14］RIGG J R, JAMROZIK K, MYLES P S, et al. Epidural anaesthesia and analgesia and outcome of major surgery: a randomised trial ［J］. Lancet, 2002, 359(9314):1276-1282.

［15］HILTEBRAND L B, KOEPFLI E, KIMBERGER O, et al. Hypotension during fluid-restricted abdominal surgery: effects of norepinephrine treatment on regional and microcirculatory blood flow in the intestinal tract［J］. Anesthesiology, 2011, 114(3):557-564.

［16］GOULD T H, GRACE K, THORNE G, et al. Effect of thoracic epidural anaesthesia on colonic blood flow［J］. Br J Anaesth, 2002, 89(3):446-451.

［17］GRAMIGNI E, BRACCO D, CARLI F. Epidural analgesia and postoperative orthostatic haemodynamic changes［J］. Eur J Anaesthesiol, 2013, 30(7):398-404.

［18］ZAOUTER C, KANEVA P, CARLI F. Less urinary tract infection by earlier removal of bladder catheter in surgical patients receiving thoracic epidural analgesia［J］. Reg Anesth Pain Med, 2009, 34(6):542-548.

［19］HORLOCKER T T, WEDEL D J, ROWLINGSON J C, et al. Regional anesthesia in the patient receiving antithrombotic or thrombolytic therapy: American Society of Regional Anesthesia and Pain Medicine Evidence-Based Guidelines (Third Edition)［J］. Reg Anesth Pain Med, 2010, 35(1):64-101.

［20］GOGARTEN W, VANDERMEULEN E, VAN AKEN H, et al. Regionalanaesthesia and antithrombotic agents: recommendations of the European Society of Anaesthesiology［J］. Eur J Anaesthesiol, 2010, 27(12):999-1015.

［21］LEVY B F, SCOTT M J, FAWCETT W, et al. Randomized clinical trial of epidural, spinal or patient-controlled analgesia for patients undergoing laparoscopic colorectal surgery［J］. Br J Surg, 2011, 98(8):1068-1078.

［22］HALABI W J, KANG C Y, NGUYEN V Q, et al. Epidural analgesia in laparoscopic colorectal surgery: a nationwide analysis of use and outcomes［J］. JAMA Surg, 2014, 149(2):130-136.

［23］POPPING D M, ELIA N, MARRET E, et al. Protective effects of epidural analgesia on pulmonary complications after abdominal and thoracic surgery: a meta-analysis［J］. Arch Surg, 2008, 143(10):990-999, discussion 1000.

［24］WONGYINGSINN M, BALDINI G, CHARLEBOIS P, et al. Intravenous lidocaine versus thoracic epidural analgesia: a randomized controlled trial in patients undergoing laparoscopic colorectal surgery using an enhanced recovery program［J］. Reg Anesth Pain Med, 2011, 36(3):241-248.

［25］SACLARIDES T J. Current choices-good or bad-for the proactive management of postoperative ileus: a surgeon's view［J］. J PerianesthNurs, 2006, 21(2A Suppl):S7-S15.

［26］HERMANIDES J, HOLLMANN M W, STEVENS M F, et al. Failed epidural: causes and management［J］. Br J Anaesth, 2012, 109(2):144-154.

［27］WONGYINGSINN M, BALDINI G, STEIN B, et al. Spinal analgesia for laparoscopic colonic resection using an enhanced recovery after surgery programme: better analgesia, but no benefits on postoperative recovery: a randomized controlled trial［J］. Br J Anaesth, 2012, 108(5):850-856.

［28］MEYLAN N, ELIA N, LYSAKOWSKI C, et al. Benefit and risk of intrathecal morphine withoutlocal anaesthetic in patients undergoing major surgery: meta-analysis of randomized trials［J］. Br J Anaesth, 2009, 102(2):156-167.

［29］HUBNER M, LOVELY J K, HUEBNER M, et al. Intrathecal analgesia and restrictive perioperative fluid management within enhanced recovery pathway: hemodynamic implications［J］. J Am Coll Surg, 2013, 216(6):1124-1134.

［30］LOOK T M, COUNSELL D, WILDSMITH J A. 3rd National Audit Project of the Royal College of Anaesthetists (NAP3): major complications of central neuraxial block［J］. Survey of Anesthesiology, 2009, 53(2):179-190.

［31］LEVY B F, SCOTT M J, FAWCETT W J, et al. 23-Hour-stay laparoscopic colectomy［J］. Dis Colon Rectum, 2009, 52(7):1239-1243.

［32］SRIDHAR P, SISTLA S C, ALI S M, et al. Effect of intravenous lignocaine on perioperative stress response and post-surgical ileus in elective open abdominal surgeries: a double-blind randomized controlled trial［J］. ANZ J Surg, 2015, 85(6):425-429.

［33］MARRET E, ROLIN M, BEAUSSIER M, et al. Meta-analysis of intravenous lidocaine and postoperative recovery after abdominal surgery［J］. Br J Surg, 2008, 95(11):1331-1338.

［34］VIGNEAULT L, TURGEON A F, COTE D, et al. Perioperative intravenous lidocaine infusion for postoperative pain control: a meta- analysis of randomized controlled trials［J］. Can J Anaesth, 2011, 58(1):22-37.

［35］MCCARTHY G C, MEGALLA S A, HABIB A S. Impact of intravenous lidocaine infusion on postoperative analgesia and recovery from surgery: a systematic review of randomized controlled trials［J］. Drugs, 2010, 70(9):1149-1163.

［36］KABA A, LAURENT S R, DETROZ B J, et al. Intravenous lidocaine infusion facilitates acute rehabilitation after laparoscopic colectomy［J］. Anesthesiology, 2007, 106(1):11-18; discussion15-16.

［37］KARTHIKESALINGAM A, WALSH S R, MARKAR S R, et al. Continuous wound infusion of local anaesthetic agents following colorectal surgery: systematic review and meta-analysis［J］.World J Gastroenterol, 2008, 14(34):5201-5205.

［38］LIU S S, RICHMAN J M, THIRLBY R C, et al. Efficacy of continuous wound catheters delivering local anesthetic for postoperative analgesia: a quantitative and qualitative systematic review of randomized controlled trials［J］. J Am Coll Surg, 2006, 203(6):914-932.

［39］BEAUSSIER M, EL'AYOUBI H, SCHIFFER E, et al. Continuous preperitoneal infusion of ropivacaine provides effective analgesia and accelerates recovery after colorectal surgery: a randomized, double-blind, placebo-controlled study［J］. Anesthesiology, 2007, 107(3):461-468.

［40］BERTOGLIO S, FABIANI F, NEGRI P D, et al. The postoperative analgesic efficacy of preperitoneal continuous wound infusion compared to epidural continuous infusion with local anesthetics after colorectal cancer surgery: a randomized controlled multicenter study［J］. Anesth Analg, 2012, 115(6):1442-1450.

［41］JOUVE P, BAZIN J E, PETIT A, et al. Epidural versus continuous preperitoneal analgesia during fast-track open colorectal surgery: a randomized controlled trial［J］. Anesthesiology,

2013, 118(3):622-630.

［42］VENTHAM N T, O'NEILL S, JOHNS N, et al. Evaluation of novel local anesthetic wound infiltration techniques for postoperative pain following colorectal resection surgery: a meta-analysis［J］. Dis Colon Rectum, 2014, 57(2):237-250.

［43］BOULIND C E, EWINGS P, BULLEY S H, et al. Feasibility study of analgesia via epidural versus continuous wound infusion after laparoscopic colorectal resection［J］. Br J Surg, 2013, 100(3):395-402.

［44］CHARLTON S, CYNA A M, MIDDLETON P, et al. Perioperative transversus abdominis plane(TAP) blocks for analgesia after abdominal surgery［J］. Cochrane Database Syst Rev, 2009, 65(12):CD007705.

［45］SIDDIQUI M R, SAJID M S, UNCLES D R, et al. A meta-analysis on the clinical effectiveness of transversus abdominis plane block［J］. J Clin Anesth, 2011, 23(1):7-14.

［46］JOHNS N, O'NEILL S, VENTHAM N T, et al. Clinical effectiveness of transversus abdominis plane (TAP) block in abdominal surgery: a systematic review and meta-analysis［J］. Colorectal Dis, 2012, 14(10):e635-642.

［47］DE OLIVEIRA JR G S, CASTRO-ALVES L J, NADER A, et al. Transversus abdominis plane block to ameliorate postoperative pain outcomes after laparoscopic surgery: a meta-analysis of randomized controlled trials［J］. Anesth Analg, 2014, 118(2):454-463.

［48］BHARTI N, KUMAR P, BALA I, et al. The efficacy of a novel approach to transverses abdominis plane block for postoperative analgesia after colorectal surgery［J］. Anesth Analg, 2011, 112(6):1504-1408.

［49］OWEN D J, HARROD I, FORD J, et al. The surgical transversus abdominis plane block-anovel approach for performing an established technique［J］. BJOG, 2011, 118(1):24-27.

［50］FAVUZZA J, DELANEY C P. Outcomes of discharge after elective laparoscopic colorectal surgery with transversus abdominis plane blocks and enhanced recovery pathway［J］. J Am Coll Surg, 2013, 217(3):503-506.

［51］KELLER D S, STULBERG J J, LAWRENCE J K, et al. Process control to measure process improvement in colorectal surgery: modifications to an established enhanced recovery pathway［J］. Dis Colon Rectum, 2014, 57(2):194-200.

［52］FAVUZZA J, BRADY K, DELANEY C P. Transversus abdominis plane blocks and enhanced recovery pathways: making the 23-h hospital stay a realistic goal after laparoscopic colorectal surgery［J］. Surg Endosc, 2013, 27(7):2481-2486.

［53］BRADY R R, VENTHAM N T, ROBERTS D M, et al. Open transversus abdominis plane block and analgesic requirements in patients following right hemicolectomy［J］. Ann R Coll Surg Engl, 2012, 94(5):327-330.

［54］ALLCOCK E, SPENCER E, FRAZER R, et al. Continuous transversus abdominis plane (TAP)block catheters in a combat surgical environment［J］. Pain Med, 2010, 11(9):1426-1429.

［55］KADAM R V, FIELD J B. Ultrasound-guided continuous transverse abdominis plane block for abdominal surgery［J］. J Anaesthesiol Clin Pharmacol, 2011, 27(3):333-336.

［56］BJERREGAARD N, NIKOLAJSEN L, BENDTSEN T F, et al. Transversus abdominis plane catheter bolus analgesia after major abdominal surgery［J］. Anesthesiol Res Pract, 2012, 2012(9):596536.

［57］NIRAJ G, KELKAR A, JEYAPALAN I, et al. Comparison of analgesic efficacy of subcostal transversus abdominis plane blocks with epidural analgesia following upper abdominal surgery［J］. Anaesthesia, 2011, 66(6):465-471.

［58］WALTER C J, MAXWELL-ARMSTRONG C, PINKNEY T D, et al. A randomised controlled trial of the efficacy of ultrasound-guided transversus abdominis plane (TAP) block in laparoscopic colorectal surgery［J］. Surg Endosc, 2013, 27(7):2366-2372.

［59］NIRAJ G, KELKAR A, HART E, et al. Comparison of analgesic efficacy of four-quadrant transversus abdominis plane (TAP) block and continuous posterior TAP analgesia with epidural analgesia in patients undergoing laparoscopic colorectal surgery: an openlabel, randomised, non-inferiority trial［J］. Anaesthesia, 2014, 69(4):348-355.

［60］ABDALLAH F W, CHAN V W, BRULL R. Transversus abdominis plane block: a systematic review［J］. Reg Anesth Pain Med, 2012, 37(2):193-209.

［61］KAHOKEHR A, SAMMOUR T, SOOP M, et al. Intraperitoneal local anaesthetic in abdominal surgerya systematic review［J］. ANZ J Surg, 2011, 81(4):237-245.

［62］KAHOKEHR A, SAMMOUR T, SRINIVASA S, et al. Systematic review and meta-analysis of intraperitoneal local anaesthetic for pain reduction after laparoscopic gastric procedures［J］.Br J Surg, 2011, 98(1):29-36.

［63］MOINICHE S, JORGENSEN H, WETTERSLEV J, et al. Local anesthetic infiltration for Postoperative painrelief after laparoscopy: a qualitative and quantitative systematic review of intraperitoneal, port-site infiltration and mesosalpinx block［J］. Anesth Analg, 2000, 90(4):899-912.

［64］KAHOKEHR A, SAMMOUR T, SHOSHTARI K Z, et al. Intraperitoneal local anesthetic improves recovery after colon resection: a double- blinded randomized controlled trial［J］. Ann Surg, 2011, 254(1):28-38.

［65］MARRET E, KURDI O, ZUFFEREY P, et al. Effects of nonsteroidal antiinflammatory drugs on patient-controlled analgesia morphine side effects: meta-analysis of randomized controlled trials［J］. Anesthesiology, 2005, 102(6):1249-1260.

［66］KLEIN M. Postoperative non-steroidal anti-inflammatory drugs and colorectal anastomotic leakage. NSAIDs and anastomotic leakage［J］. Dan Med J, 2012, 59(3):B4420.

［67］BURTON T P, MITTAL A, SOOP M. Nonsteroidal anti-inflammatory drugs and anastomoticdehiscence in bowel surgery: systematic review and meta-analysis of randomized,controlled trials［J］. Dis Colon Rectum, 2013, 56(1):126-134.

［68］SOUTER A J, FREDMAN B, WHITE P F. Controversies in the perioperative use of nonsteroidal antiinflammatory drugs［J］. Anesth Analg, 1994, 79(6):1178-1190.

［69］GUNTER J B, VARUGHESE A M, HARRINGTON J F, et al. Recovery and complications after tonsillectomy in children: a comparison of ketorolac and morphine［J］. Anesth Analg, 1995, 81(6):1136-1141.

［70］MOINICHE S, ROMSING J, DAHL J B, et al. Nonsteroidal antiinflammatory drugs and the risk of operative site bleeding after tonsillectomy: a quantitative systematic review.Anesth Analg［J］. 2003, 96(1):68-77.

［71］RUSY L M, HOUCK C S, SULLIVAN L J, et al. A double-blind evaluation of ketorolac tromethamine versus acetaminophen in pediatric tonsillectomy: analgesia and bleeding［J］. Anesth Analg, 1995, 80(2):226-229.

［72］REMY C, MARRET E, BONNET F. Effects ofacetaminophen on morphine side-effects and consumption after major surgery:meta-analysis of randomized controlled trials［J］. Br J Anaesth, 2005, 94(4):505-513.

［73］DELANEY C P, FAZIO V W, SENAGORE A J, et al. Fast track'postoperative management protocol for patients with high co-morbidity undergoing complex abdominal and pelvic colorectal surgery［J］. Br J Surg, 2001, 88(11):1533-1538.

［74］MAUND E, MCDAID C, RICE S, et al. Paracetamol and selective and non-selective non-steroidal anti-inflammatory drugs for the reduction in morphine-related side-effects after major surgery:a systematic review［J］. Br J Anaesth, 2011, 106(3):292-297.

［75］MCNICOL E D, TZORTZOPOULOU A, CEPEDA M S, et al. Single-dose intravenous paracetamol or propacetamol for prevention or treatment of postoperative pain: a systematic review and meta-analysis［J］. BrJ Anaesth, 2011, 106(6):764-775.

［76］HERNANDEZ-PALAZON J, TORTOSA J A, MARTINEZ-LAGE J F, et al. Intravenous administration of propacetamol reduces morphine consumption after spinal fusion surgery［J］. Anesth Analg, 2001, 92(6):1473-1476.

［77］ISSIOUI T, KLEIN K W, WHITE P F, et al. Theefficacy of premedication with celecoxib and acetaminophen in preventing pain after otolaryngologic surgery［J］. Anesth Analg, 2002, 94(5):1188-1193.

［78］CHANDOK N, WATT K D. Pain management in the cirrhotic patient: the clinical challenge［J］. Mayo Clin Proc, 2010, 85(5):451-458.

［79］JONES C, KELLIHER L, DICKINSON M, et al. Randomized clinical trial on enhanced recovery versus standard care following open liver resection ［J］. Br J Surg, 2013, 100(8): 1015-1024.

［80］BELL R F, DAHL J B, MOORE R A, et al. Perioperative ketamine for acute postoperative pain ［J］. Cochrane Database Syst Rev, 2006, (1):CD004603.

［81］WEINBROUM A A. NON-OPIOID I V, adjuvants in the perioperative period: pharmacological and clinical aspects of ketamine andgabapentinoids ［J］. Pharmacol Res, 2012, 65(4):411-429.

［82］WHITE P F. The changing role of non-opioid analgesic techniques in the management of postoperative pain ［J］. Anesth Analg, 2005, 101(5 Suppl):S5-22.

［83］DAURI M, FARIA S, GATTI A, et al. Gabapentin and pregabalin for the acute postoperative pain management. A systematic-narrative review of the recent clinical evidences ［J］. Curr Drug Targets, 2009, 10(8):716-733.

［84］HO K Y, GAN T J, HABIB A S. Gabapentinand postoperative pain—a systematic review of randomized controlled trials ［J］. Pain, 2006, 126(1-3):91-101.

［85］ZHANG J, HO K Y, WANG Y. Efficacy of pregabalin in acute postoperative pain: a meta-analysis ［J］. Br J Anaesth, 2011, 106(4):454-462.

［86］DAHL J B, MATHIESEN O, KEHLET H. An expert opinion on postoperative pain management, with special reference to new developments ［J］. Expert Opin Pharmacother., 2010, 11(15):2459-2470.

［87］BUVANENDRAN A, KROIN J S, DELLA VALLE C J, et al. Perioperative oral pregabalin reduces chronic pain after total knee arthroplasty:a prospective, randomized, controlled trial ［J］. Anesth Analg, 2010, 110(1):199-207.

［88］MACRAE W A. Chronic pain after surgery ［J］. Br J Anaesth, 2001, 87(1):88-98.

［89］BECKER G, BLUM H E. Novel opioid antagonists for opioid-induced bowel dysfunction and postoperative ileus ［J］. Lancet, 2009, 373(9670):1198-1206.

［90］KRAFT M, MACLAREN R, DU W, et al. Alvimopan (entereg) for the management of post-operative ileus in patients undergoingbowel resection ［J］. PT, 2010, 35(1):44-49.

［91］SENAGORE A J, BAUER J J, DU W, et al. Alvimopan accelerates gastrointestinal recovery after bowel resection regardless of age, gender, race, or concomitant medication use ［J］. Surgery, 2007, 142(4):478-486.

［92］OBOKHARE I D, CHAMPAGNE B, STEIN S L, et al. The effect of alvimopan on recovery after laparoscopic segmental colectomy ［J］. Dis Colon Rectum, 2011,54(6):743-746.

［93］TOUCHETTE D R, YANG Y, TIRYAKI F, et al. Economic analysis of alvimopan for prevention and management of postoperative ileus ［J］. Pharmacotherapy, 2012, 32(2):120-128.

［94］ESTEBAN F, CERDAN F J, GARCIA-ALONSO M, et al. A multicentre comparison of a fast track or conventional postoperative protocol following laparoscopic or open elective surgery for colorectal cancer surgery ［J］. Colorectal Dis, 2014,16(2):134-140.

［95］ZHUANG C L, YE X Z, ZHANG X D, et al. Enhanced recovery after surgery programs versus traditional care for colorectal surgery: a meta-analysis of randomized con-trolled trials［J］. Dis Colon Rectum, 2013, 56(5):667-678.

［96］SPANJERSBERG W R, REURINGS J, KEUS F et al. Fast track surgery versus conventional recovery strategies for colorectal surgery ［J］. Cochrane Database Syst Rev, 2011, (2):CD007635.

第十四章   Yuliya Y. Yurko, Kenneth C.H. Fearon and Tonia M. Young-Fadok 著

武音帆 译 王莹 校

早期营养和早期活动的重要性与实施

本章将在加速康复外科方案的整体背景下，首先探讨早期营养和早期活动的理论基础。这里需要明确一些定义，加速康复外科方案应包含以加速康复研究证据为基础的临床操作指南（如口头命令、书面或电子形式）。加速康复外科方案需要对患者、护士和医生进行教育，使其可以根据术后患者的个体反应对方案进行修正。本章的后半部分将讨论一些实用、常见的方法，以便在繁忙的临床工作中实现这些目标。

一、加速康复外科方案理论

在当今的数字化时代，患者可以在网络上获取手术的相关信息，如手术地点和做手术的医生。由于患者对手术期望的提高、治疗费用的增加以及国家监管机构对安全性问题的关注，人们对于卫生保健质量的量化评估也越来越重视。直接对主要结局的评估是衡量手术护理质量的方法之一，包括住院时间、再入院率、并发症发生率、患者满意度、健康状况等。长期以来，人们一直认为手术操作是影响手术结果的最重要因素，但实际上术前、术中和术后护理与手术操作同样重要。

20世纪90年代，为了帮助大型手术患者尽早康复，Kehlet提出了快通道方案的概念[1]。随后，ERAS研究小组对这一概念进行修订，他们更注重加速康复，而不是缩短住院时间[2]。加速康复外科方案凭借多学科团队协作的方法，更加强调术前宣教、优化围手术期营养、标准化镇痛和麻醉方案以及早期活动。做到以上这几点将有助于减少并发症、简化检查项目及缩短住院时间[2-6]，进而可能减少医疗费用（图14-1）。

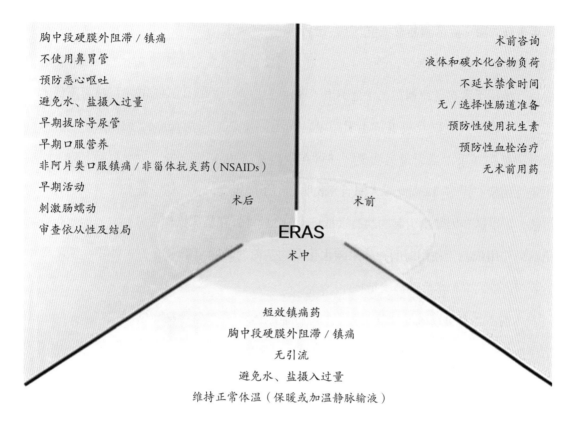

图 14-1 ERAS 多学科路径

本图片由 ERAS 协会提供。

二、早期营养

一直以来，手术前都要求患者禁食，加速康复方案的出现颠覆了这项原则（详见第四章）。与过去手术前夜间禁食、禁饮的要求相比，现在允许患者在术前 2h 饮用清流质。研究表明，麻醉诱导前 2h 饮用清流质并不会增加胃内容物或酸度，也不会增加反流导致的误吸的风险[7-9]。Nygren 等人的研究发现，择期手术前摄入富含碳水化合物的饮料不会影响胃排空，实验组和对照组间无统计学差异[10]。Gustaffson 等人的一项研究纳入了 25 例 2 型糖尿病患者和 10 名健康志愿者，发现麻醉诱导前 180min 服用富含碳水化合物的饮料不会增加糖尿病患者误吸、高血糖或胃排空延迟的风险[11]。因此，只要未经诊断为胃轻瘫，完全可以对糖尿病患者实施加速康复方案。

术前 2h 饮用富含复合碳水化合物的饮料，可减少围手术期患者的饥饿、焦虑和口渴[12-14]。Wang 等人的一项研究表明，术前摄入富含碳水化合物的饮料，可帮助患者改善术后生理应激，降低胰岛素抵抗[15]。比利时的一个团队在外科重症监护室开展的一项前瞻性随机研究进一步阐明，改善术后胰岛素抵抗具有重要的临床意义[16]。在重症监护病房，维持手术患者血糖在正常范围内（即血糖浓度为 80 ~ 110mg/dL）可显著降低术后死亡率、感染风险以及减少抗生素用量。在无并发症的择期腹部大手术患者中，术后胰岛素抵抗在手术当天最为明显，并可在术后持续约 3 周，这也成为术后住院时间的决定性因素[17,18]。Tamura 等人的研究表明，给予健康受试者术前口服 18% 的碳水化合物溶液，可以逆转因禁食引起的胰岛素抵抗[19]。此外，在临床操作中容易忽视碳水化合物负荷的作用依赖于使用时间，如果碳水化合物负荷的时间早于术前 2h，就不会使胰岛素达到峰值进而降低术后胰岛素抵抗。

术前不禁食可以减轻分解代谢，如降低血酮体水平[19]、减少术后尿氮丢失[20]。术后早期启动营养支持还可以降低胰岛素抵抗、减轻肌力减退以及负氮平衡的程度，进而改善手术代谢反应[21,22]。在术后护理方面，Kehlet 开创性地进行了巨大改变，要求患者术后立刻开始进食而非禁食[4,5]。所有患者苏醒后就可以进食清流质（水、果汁、富含蛋白质的饮品），术后 1 天开始低渣饮食，每餐补充蛋白质饮料。同样是为了保障患者营养摄入，相较于口服补充剂，有些机构更加推荐天然食品，因为天然食物对患者来说可能更容易接受，也更有利于进一步鼓励患者自主进食。还有些研究项目会重新布置病房环境，帮助患者走下病床，在普通餐桌上正常就餐，这也有助于患者早期活动以及互动交流。但是，在鼓励加速康复治疗患者进食过程中仍要注意，可能部分患者耐受不佳，会出现恶心、呕吐和麻痹性肠梗阻等胃肠道功能不全的症状，因此需要根据患者病情来调整治疗方案。同样，要对患者进行严格的监测，以便当类似急性胃扩张这样罕见的情况发生时，也能通过迅速、正确地放置鼻胃管来应对。

很显然，早期恢复自主进食对于术后肠道功能的维持至关重要。为此，加速康复外科方案一般强调预防患者（尤其是高危人群）出现恶心和呕吐，且尽量避免或减少全身性阿片类药物的使用。

尽管大多数结肠切除患者在择期手术前并没有饮食限制，但在术前了解患者的营养状况并制订计划仍然非常重要。Smedley 等开展了一项随机临床试验，招募进行下消化道腹部中、大型手术患者，在手术前后给予患者蛋白质饮料口服，作为营养补充。试验结果发现该方案可以显著减少体重降低，降低并发症风险[23]。对出院患者进行随访后，发现接受口服营养补充的患者在 2 周时营养摄入量更高，但出院 4 周总摄入量与对照组相似。后面这项试验并未采取加速康复方案围手术期护理的方式，而是依照传统方法，如果所有患者都能在围手术期得到最佳的营养和代谢护理（例如：加速康复外科方案），那么营养不良的影响可能比预期更小。

三、早期活动

长期卧床与肺部并发症、胰岛素抵抗、工作能力下降、肌肉质量和力量丧失密切相关[24,25]。在老年患者中，仅住院 2 天即可观察到患者运动功能退化[26]。早期活动是加快术后康复的重要步骤，也是加速康复外科方案的重要组成部分。对 LAFA 试验期间收集的数据进行多元线性回归分析，发现术后 1 ~ 3 天开始活动与加速康复方案良好预后显著相关[27]。与传统护理相比，加速康复方案项目管理的患者卧床时间更短[28]，但即使在该试验中，患者对于早期活动的整体依从性仍然较低[29]。

然而，目前尚没有关于早期活动的标准定义，各个项目中设置的目标不统一，使用的标准也不尽相同，例如时间（非卧床时间，坐或走的时间）或距离（例如，走廊内行走的"圈数"、米数或要达到的步数）。由于缺乏随机试验来比较各种干预方法，也就无法明确理疗师或护理人员的参与能否改善患者预后。其实，方案制订的每一个阶段都应该有护士参与，以便帮助患者尽早开始活动。与对照组相比，术前开始锻炼（即"预康复"）的患者术后也会保有更高积极性[30]。在术前患者教育中设定每日目标，并在病房、日记或计步器上张贴标识来强化这些目标，都可能提高患者的依从性。相反，疼痛、引流和静脉输液都会使患者减少活动，这表明早期活动过程中多个方面的因素会互相影响。

四、加速康复外科的实践

本章的主题看似简单："早期活动和早期进食"。那我们为何不直接给患者一盘食物并且要求他们下床活动。实际上这要复杂得多，因为要想成功实施一个项目和计划，需要一支能够梳理清楚工作中各项复杂因素的专业团队。在实际工作中，术前、术中和术后都要对患者的预后做出规划，只有当患者恢复至预期功能状态时才能结束。

所有患者在术前都应收到一份加速康复外科方案手册，其中包含了营养、活动目标、围手术期镇痛以及提前出院等内容的详细指导（表 14-1），使患者意识到早吃、早动也是他们康复计划的一部分。不过，无法调动患者的积极性是术后早期阶段未能执行 ERAS 方案的最常见原因之一。这可能是因为患者疼痛无法控制、既往病情发作、术后恶心或呕吐、缺乏动力以及缺乏护理资源（如护理和患者比例较低）。如果不能在术后当天就尽快执行 ERAS 方案，就会推迟患者的出院时间[31]。

表 14-1　加速康复外科方案手册

什么是"加速康复"

- 您可能从外科团队的口中听说过"加速康复"。这是由您的结直肠外科团队精心设计的一种用于加快术后康复的特殊方法。您的结直肠外科手术团队包括外科医生、麻醉医师、护士、药剂师及其他专业技术人员
- 大多数接受加速康复外科方案的结直肠手术患者，住院时间为 2~3 天。假如您的手术安排在周二，那么预计在周四或周五可以出院。制订护理和出行计划时，千万别忘了这一点
- 您可能会得到一些富含碳水化合物的特殊饮料，这会帮助您的身体更有效地利用胰岛素
- 您可能需要服用灌肠剂来排清粪便。这一操作可以自行完成，也可以向医院里的护士寻求帮助
- 您的手术医生会告知您如何进行肠道准备

术前

- 手术医生会与您讨论要进行的手术类型，并告知副作用和风险

您的外科团队建议您在住院期间饮用补充碳水化合物的饮料
- 每天卧床会导致肌力减退，因此您在手术当天就应下床活动，并且下床用餐

术后住院期间

营养

- 您的外科团队会告诉您术后何时可以开始进食，（一般会在 4h 以内）
- 您在术前可能已经获得止痛药，以便尽早进行疼痛管理。为了帮助您更好地参与到康复计划中，您的外科团队将尽力保障您的舒适感
- 止痛药的给药方式包括以下几种：首先会使用静脉给药途径（通过静脉或静脉注射）；一旦您能够进食，就会选择片剂形式口服给药。具体哪种给药方式更加合适，将由您的外科团队进行判断

预防并发症

减少血栓形成风险：

- 手术期间
  - 使用轻柔按压双腿的设备
  - 注射抗凝药物
- 规律性运动有助于缩短康复时间

- 保持肌肉活动
- 促进肠道功能恢复
- 预防血栓、肺炎等并发症

出院后

- 请严格遵循出院指导营养
- 出院时，您将获得一份饮食指导，您可自愿选择是否继续服用在院期间使用的营养补充剂，这些补充剂可在食品店及药店购买

加速康复计划的目标

- 保持水分和营养充足
- 帮助您做好手术和康复的心理、情绪准备
- 降低手术部位感染风险
- 降低医学相关问题的风险
- 帮助您管理其他健康状况
- 帮助您缓解疼痛
- 帮助您在活动受限时做出术后时间规划
- 从摄入少量食物开始，可以帮助您在术后前几天更轻松地耐受食物
- 在院期间感到恶心是很常见的。如果您感到恶心，请务必告知您的外科团队成员，从而获取药物来缓解不适

疼痛管理

- 多数患者术后会有疼痛或

续表

	活动	活动
不适感，可通过止痛药缓解，您需要按照数字量表对疼痛进行评分 • 术后的建议 － 卧床期间，可短期使用腿部按压装置 － 可能会为您注射更多抗凝药物 － 早期活动对您的康复至关重要，请您尽早且更频繁地下床活动。手术当天会有人协助您下床	鉴于以下原因，活动十分重要 **疼痛管理** • 请遵循相关疼痛指导，控制疼痛对您的康复十分重要。您无需忍受疼痛，因为疼痛会阻碍您进行康复所需的活动	• 请遵循活动指南和已制定的目标 如果您对此信息有任何疑问，请致电您的医生

本书的其他各章已讨论了早期营养和早期活动中存在的主要障碍，包括恶心、呕吐、疼痛控制不佳，并且强调该计划中的多种干预措施之间存在紧密的联系。围手术期应在专科帮助下，采用多模式镇痛方案以减少阿片类药物的使用。利用腹腔镜技术则有助于最大程度地减少对肠道的处理、组织创伤和全身性炎症反应，同时减少对阿片类镇痛药的需求以及促进早期活动。与开放性大手术不同，腹腔镜结直肠癌手术不需要硬膜外阻滞，也避免了其导致的延迟康复[32]。患者在术前准备阶段，就可以通过对乙酰氨基酚、塞来昔布和加巴喷丁等进行预防性镇痛。目前，关于 NSAIDs 增加吻合口瘘的风险的说法仍存在争议，一些中心也停用了 NSAIDs。术后也会通过定期静脉注射对乙酰氨基酚和酮咯酸（老年患者和肾功能受损的患者除外）来减少麻醉剂的使用。有些医疗机构选择使用静脉注射利多卡因来代替全身性阿片类药物，从而减少术后恶心和呕吐。也有些医疗机构则更注重局部麻醉，包括使用丁哌卡因脂质体对 TAP 进行双侧浸润麻醉，这主要用于开腹手术和腹腔镜手术，对于术前使用过麻醉剂的患者尤为有益。由于不再需要术后禁食，使用 ERAS 方案可以更高效地帮助患者过渡到口服疼痛管理阶段。

25% ~ 35% 的手术患者会出现 PONV，这可能导致患者营养、步行和出院时间的推迟。想要缓解术后 PONV，可以使用的方法包括缩短术前禁食时间、减少碳水化合物负荷和术后阿片类药物的用量。也就是说，术前就应该联合采用多种方法来预防 PONV。

大多数患者术后食欲都有所下降，也有些人会对经口进食感到担忧。这些患者的营养摄入基本上取决于术前关于围手术期营养平衡重要性的相关教育。在术后早期阶段，一些中心要求患者从手术当天就开始口服营养补充剂（高蛋白饮料，每盒 200mL，含蛋白质 9g）一天 3 次，术后至少坚持两天（如果他们仍在医院可服用更长时间），从而达到能量和蛋白质摄入的目标量。此外，鼓励所有患者在术后当天开始活动，且每天至少下床活动 3 次。

在加速康复外科方案中，患者清醒后就应立即开始清流质饮食，如果耐受良好，下一餐就可以使用低渣饮食。同时，每天营养补充剂的摄入和活动时间都要求患者记录在纸上，鼓励他们进食、饮水及下床走动。

关键信息

●早期营养和活动是康复的关键动力。

●加速康复外科方案的成功实施需要多学科团队的全力支持以及对外科、麻醉和护理专家提出的意见与建议的充分理解。

●患者术前开始参与早期活动和增加营养是关键。

●加速康复方案不是"食谱"，并非所有患者都能耐受早期营养，若患者因生理状况导致治疗方案延迟，不代表这些患者"不依从"。

参考文献

［1］KEHLET H. Multimodal approach to control postoperative pathophysiology and rehabilitation［J］. Br J Anaesth, 1997, 78:606-617.

［2］FEARON K C, LJUNGQVIST O, VON MEYENFELDT M, et al. Enhanced recovery after surgery:a consensus review of clinical care for patients undergoing colonic resection［J］. Clin Nutr, 2005, 24:466-477.

［3］WILMORE D W, KEHLET H. Management of patients in fast track surgery［J］. BMJ, 2001, 322:473-476.

［4］KEHLET H, WILMORE D W. Multimodal strategies to improve surgical outcome［J］. Am J Surg, 2002,183:630-641.

［5］KEHLET H, DAHL J B. Anaesthesia, surgery, and challenges in postoperative recovery ［J］. Lancet, 2003, 362:1921-1928.

［6］ARUMAINAYAGAM N, MCGRATH J, JEFFERSON K P, et al. Introduction of an enhanced recoveryprotocol for radical cystectomy ［J］. BJU Int, 2008, 101:698-701.

［7］KEHLET H, MOGENSEN T. Hospital stay of 2 days after open sigmoidectomy with amultimodal rehabilitation programme ［J］. Br J Surg, 1999, 86:227-230.

［8］SCABINI S, RIMINI E, ROMAIRONE E, et al. Colon and rectal surgery for cancer without mechanical bowel preparation: onecenterrandomized prospective trial ［J］. World J Surg Oncol, 2010, 8:35.

［9］LJUNGQVIST O, S?REIDE E. Preoperative fasting ［J］. Br J Surg, 2003, 90:400-406.

［10］NYGREN J, THORELL A, JACOBSSON H, et al. Preoperative gastric emptying. Effects ofanxiety and oral carbohydrate administration ［J］. Ann Surg, 1995, 222:728-734.

［11］GUSTAFSSON UO, NYGREN J, THORELL A, et al. Preoperative carbohydrate loading may beused in type 2 diabetes patients ［J］. Acta Anaesthesiol Scand, 2008, 52:946-951.

［12］LJUNGQVIST O, NYGREN J, THORELL A. Modulation of post-operative insulin resistance bypre-operative carbohydrate loading ［J］. Proc Nutr Soc, 2002, 61:329-336.

［13］HAUSEL J, NYGREN J, LAGERKRANSER M, et al. A carbohydrate-rich drink reduces preoperative discomfort in elective surgerypatients ［J］. Anesth Analg, 2001, 93:1344-1350.

［14］HELMINEN H, VIITANEN H, SAJANTI J. Effect of preoperative intravenous carbohydrateloading on preoperative discomfort in elective surgery patients ［J］. Eur J Anaesthesiol, 2009, 26:123-127.

［15］WANG Z G, WANG Q, WANG W J, et al. Randomized clinical trial to compare theeffects of preoperative oral carbohydrate versus placebo on insulin resistance aftercolorectal surgery ［J］. Br J Surg, 2010, 97(3):317-323.

［16］VAN DEN BERGHE G. Insulin therapy for the critically ill patient ［J］. Clin Cornerstone, 2003, 5(2):56-63.

［17］THORELL A, NYGREN J, LJUNGQVIST O. Insulin resistance: a marker of surgical stress ［J］. Curr Opin Clin Nutr Metab Care, 1999, 2:69-78.

［18］LJUNGQVIST O, NYGREN J, SOOP M, et al. Metabolic perioperative management:novel concepts［J］. Curr Opin Crit Care, 2005, 11:295-299.

［19］TAMURA T, YATABE T, KITAGAWA H, et al. Oral carbohydrate loading with 18% carbohydratebeverages alleviates insulin resistance［J］. Asia Pac J Clin Nutr, 2013, 22(1):48-53.

［20］SVANFELDT M, THORELL A, HAUSEL J, et al. Randomized clinical trial of the effect of preoperative oral carbohydrate treatment onpostoperative whole- body protein and glucose kinetics［J］. Br J Surg, 2007, 94(11):1342e50.

［21］LEWIS S J, EGGER M, SYLVESTER P A, et al. Early enteral feeding versus "nil bymouth" after gastrointestinal surgery: systematic review and meta-analysis of controlledtrials ［J］. BMJ, 2001, 323:773-776.

［22］CORREIA M I, DA SILVA R G. The impact of early nutrition on metabolic response andpostoperative ileus［J］. Curr Opin Clin Nutr Metab Care, 2004, 7:577-583.

［23］SMEDLEY F, BOWLING T, JAMES M, et al.Randomized clinical trial of the effects of preoperative and postoperative oral nutritionalsupplements on clinical course and cost of care ［J］. Br J Surg, 2004, 91(8):983-990.

［24］HOUBORG K B, JENSEN M B, HESSOV I, et al.Little effect of physical training onbody composition and nutritional intake following colorectal surgery—a randomizedplacebo-controlled trial［J］. Eur J Clin Nutr, 2005, 59(8):969-977.

［25］JENSEN M B, HOUBORG K B, NORAGER C B, et al.Postoperativechanges in fatigue, physical function and body composition: an analysis of the amalgamateddata from five randomized trials on patients undergoing colorectal surgery［J］. Colorectal Dis, 2011, 13(5):588-593.

［26］HIRSCH C H, SOMMERS L, OLSEN A, et al.The natural history offunctional morbidity in hospitalized older patients［J］. J Am Geriatr Soc, 1990, 38:1296-1303.

［27］VLUG M S, WIND J, HOLLMANN M W, et al. Laparoscopy in combination with fast track multimodal management is the best perioperativestrategy in patients undergoing colonic surgery: a randomized clinical trial (LAFA- study)［J］. Ann Surg, 2011, 254(6):868-875.

［28］BASSE L, HJORT JAKOBSEN D, BILLESBOLLE P, et al.A clinical pathway toaccelerate recovery after colonic resection［J］. Ann Surg, 2000, 232:51-57.

［29］GUSTAFSSON U O, HAUSEL J, THORELL A, et al.Adherence tothe enhanced recovery after surgery protocol and outcomes after colorectal cancersurgery［J］. Arch Surg, 2011, 146:571-577.

［30］GILLIS C, LI C, LEE L, et al.Prehabilitation vs. rehabilitation: a randomized control trial inpatients undergoing colorectal resection for cancer［J］. Anesthesiology, 2014, 121(5):937-947.

［31］SMART N J, WHITE P, ALLISON A S, et al.Deviation andfailure of enhanced recovery after surgery (ERAS) following laparoscopic colorectalsurgery: early prediction model［J］. Colorectal Dis, 2012,14(10):e727-e734.

［32］HÜBNER M, BLANC C, ROULIN D, et al.Randomizedclinical trial on epidural versus patient- controlled analgesia for laparoscopic colorectalsurgery within an enhanced recovery pathway［J］. Ann Surg, 2015, 261(4):648-653.

William S. Richardson 著

柳汉荣 译 涂小煌 校

第十五章

导管、引流管与导尿管的管理

在手术后第二天查房时，我们经常了解到病人在离开复苏室后除了从担架上移到床上外就没有动过。此外，护士还告诉他们在自己有时间帮助他们之前不要起身。此举部分是考虑到镇静的作用以及为了确保他们可以安全走动，而并非从患者和他们的家人该如何妥善处理引流管和导管的角度去考虑。引流管放置可导致患者的疼痛，从而进一步限制患者的活动，结果患者不能下床活动，不利于疾病的康复。除此之外，引流管的放置有益有弊，不需要时应尽快拔除，但拔除的时机很难确定。在本章中，我们讨论在各种手术情况下导管、引流管和导尿管的使用。表 15-1 总结了在加速康复计划中各种引流管和导管的使用建议。

一、鼻胃管

（一）优点

使用鼻胃管预防性胃减压的目的是减少胃液反流引起的误吸风险，降低胃吻合口张力，吸出胃液也可以避免胃潴留症状。理论上，预防性胃减压的优点在许多情况下并没有体现出来，因此常规使用鼻胃管应改为选择性使用。

表 15-1 常规手术引流管、导管和导尿管的使用建议

	引流管	鼻胃管	Foley 导尿管
减肥手术	–	–	–
结肠和直肠手术	–	–	–
胆囊切除术	–	–	–
阑尾切除术	–	–	–
肝脏切除术	–		–
胃切除术	–		–
消化性溃疡穿孔手术	+/–	+/–	–
胰腺手术	+	–	–
疝修补术	+/–	–	–

表格经授权摘自 *Reg Anesth Pain Med* 杂志，第 4 卷，第 6 期的 "Less urinary tract infection by earlier removal of bladder catheter in surgical patients receiving thoracic epidural analgesia"，542— 548 页。

（二）风险

鼻胃管可能是我们使用的刺激性最强的导管，它会引起恶心、喉咙痛、鼻痛。必须定期进行评估，以确保它们正常工作。其他风险包括导管放置错位，很少情况下会导致气胸或脑损伤。其他副作用还包括鼻窦炎（可能是不明原因的发热的病因）、鼻中隔脱落和胃溃疡。尽管这些并发症的风险发生率低，但必须引起足够重视。

（三）备选方案

当预计需要长时间胃减压时，考虑使用胃造瘘管（内镜下放置或手术时放置）。

（四）特殊临床情况

1. 结肠和直肠手术

目前有文献表明，对于普通手术，常规使用鼻胃管并不会减少吻合口漏、伤口并发症、肺部并发症的发生或减少住院时间。避免使用鼻胃管可以促进早期进食，缩短康复时间，且不会加重胃潴留或呕吐的发生。如果不常规使用鼻胃管，只有 10% 的患者术后需要放

置鼻胃管，这个比例基本上与常规使用、术后几天拔出鼻胃管后遇到意外情况需要重新插入鼻胃管的比例相同。预测术后需要使用鼻胃管的危险因素包括：年龄大于60岁，术前使用麻醉剂，既往腹部手术史（需要松解粘连的组织），低蛋白血症，贫血，低钾血症，低钙血症和深静脉血栓形成。

2. 肝切除术

肝脏手术常规放置鼻胃管没有价值，且可能增加发生肺部并发症的风险。在一项随机试验中，需要术后放置鼻胃管的危险因素是：女性患者、吸烟者和左肝切除术，当三种因素同时存在时，术后发生肺部并发症的风险为30%。

3. 胃、食管切除术

一项随机对照试验表明，手术时避免使用鼻胃管可缩短术后肛门排气、经口进食以及住院的时间。在这项试验中，有12%的患者术后需要放置鼻胃管。一项关于胃癌切除术后是否需要进行常规鼻胃管或鼻空肠管减压研究的Meta分析发现，采用常规胃肠减压时，吻合口瘘、呼吸系统并发症、住院时间或其他并发症没有差异，而开始口服进食的时间明显延长。食管切除术后放置鼻胃管减压可造成肺部并发症，但也有不同意见，因此它的作用还需要更多的研究。

4. 减肥手术

充分的证据表明，减肥手术无需常规使用鼻胃管。

（五）结论

鼻胃管不应常规使用。相反，我们应该常规评估患者术后的需求。术后放置鼻胃管不应该被认为是错误的，就像从腹腔镜手术转到开腹手术，不应该被认为是一个并发症，如果术后10%～15%的患者需要插入鼻胃管，那就可以避免85%～90%的患者使用鼻胃管。记住，放置鼻胃管是我们对患者实施最痛苦的治疗方法之一，应尽量避免。只有存在手术有困难、手术时间长或再次手术病例，可能有较高的肠梗阻或误吸风险，或有本章中确定的多种危险因素的患者，才考虑在手术时放置鼻胃管、胃造瘘管或空肠造瘘管。

二、腹腔引流管

（一）优点

腹腔引流管的放置是希望能发现肠瘘或其他渗漏如胆瘘、胰瘘、淋巴漏等，以及发现手术部位的出血，有助于早期监测或预防脓肿形成。腹腔引流管对于瘘或出血有较高的发现率，有助于再次手术的决策。在进行腹腔镜手术时，引流管可以很容易地通过穿刺孔放置。而许多文献表明：在抗生素应用的情况下是没有必要放置引流管进行引流的。通常情况下，当患者出现明显的并发症时，会出现临床症状（呼吸频率升高、心率加快、发热或腹部压痛），针对这些症状，我们通过 CT 检查所获得的信息要比单独依靠引流管所提供信息更全面。

（二）风险

在术后 7 天检测到引流液中细胞因子升高，提示引流管可以引起炎症，80% 的引流管同时伴有细菌定植，因此引流管本身可能引起炎症和感染，从而可能导致渗漏和脓肿形成。引流管也可能会陷入筋膜闭合处，无法拔除而需要手术处理，也可能导致引流管放置部位的切口出血，并可能从放置位置转移到其他地方，导致医生无法获得最初的放置位置上想要的信息。一般情况下，术后一周左右，引流管会被纤维素、血块或网膜覆盖而起不到引流的作用。

（三）具体临床情况

1.胆囊切除术

许多前瞻性试验和随机试验表明，在胆囊切除术中无需常规使用引流管。

2.阑尾切除术

充分的证据表明，任何阶段的阑尾炎，术后均无需引流，使用引流会增加手术风险。

3.减肥手术

对于普通病例，术后早期并发症的监测应根据生命体征的变化（例如，呼吸频率大于

20次／分，心率大于120次／分，发热或生命体征超过基线水平且持续升高）来判断，是否需要再手术也是基于生命体征的变化而非基于引流管引流情况来判断。消化道腔内是否出血并不能通过引流管来发现，而是通过是否黑便的情况判断。通常情况下，术后治疗的决策都基于症状和体征，而非引流情况。

4. 胰腺手术

不同研究结果存在争议。一方面，一个设计合理的随机试验显示，与常规使用相比，完全不使用引流管会增加发生胰瘘并发症的风险。有一些关于 Whipple 手术的研究，其中一个随机试验显示引流可以改善手术的结果，但其他临床试验报道称在引流组中胰瘘和脓肿的风险增加。另一项随机试验表明，对于胰腺质地柔软的患者，放置胰管支撑管外引流较不放引流管更能改善手术结果。当然，一些胰腺切除术应进行引流，但我们仍需研究在高危胰腺病例中（如胰腺质地偏软、小胰管）应选择使用哪种引流方法或哪种保护性胰腺支撑导管。放置引流管后，应考虑在术后3天早期拔除，以减少引流管引起的并发症风险。

5. 胃切除术

一个随机对照试验显示使用引流管的患者住院时间较短，而一个大型荟萃分析显示放置引流管组患者的住院时间长，并发症发生率也均高（本文中吻合口瘘发生率无显著差异），这可能与复杂的病例亚组中使用引流管有关。

6. 结肠和直肠手术

许多文献表明在结直肠手术中引流管使用对死亡率、吻合口裂开、伤口感染、再手术率或住院时间没有任何益处。

7. 肝切除

一些随机试验表明，肝脏手术中常规使用引流管是非必要的。然而，对于较大的肝切除手术，胆瘘的可能性较大，使用引流管可能对患者有益。

8. 疝修补术

研究尚无明确结论，但引流管的使用在住院时间和术后疼痛的改善上无显著差异。由于引流管有引起感染的风险，不建议常规使用，使用后也鼓励早期拔除。

9. 消化性溃疡穿孔手术

研究尚无明确结论。当然，怀疑有相对较高的渗漏风险时，可使用引流管。

10. 阑尾切除术

包含 4 项随机试验的荟萃分析显示，放置引流管组粪瘘和伤口感染的发生率较高，而腹腔内脓肿的发生率与未放置引流管组相同。

（四）结论

在出血或渗漏风险较高的复杂手术或再次手术病例中引流可能有帮助，特别是上述风险发生率为 20% ~ 30% 的手术，如胰腺切除术。否则，不建议常规放置腹腔引流管。

三、导尿管

（一）优点

尿量已被用来评估血容量和复苏液体的需要量。然而，尿量，尤其是在腹腔镜手术中，并不能很好地监测血容量。一些无创的血流动力学测量工具，包括食管多普勒探头和动脉脉冲波形测量仪，可用于更可靠地指导目标导向的液体治疗（见第十一章）。在长期住院或行动不便的患者中，使用导尿管有助于防止膀胱过度膨胀或破裂。

（二）风险

尿路感染的风险随导尿管留置时间的延长而增加。留置导尿使患者更难以安全行走，也使患者不必为了排尿而行走。一项针对胸部硬膜外麻醉患者的随机试验表明，在术后第 1 天拔除导尿管的低风险尿潴留患者，与在硬膜外麻醉撤除后拔除导尿管的一组患者相比，其尿路感染率更低。使用膀胱 B 超扫描方案来指导拔除导尿管后尿潴留的管理，早期拔管组中 8% 的患者需要临时性导尿，但只有 3% 患者需要重新置放导尿管。

（三）结论

导尿管不应常规放置，也不应作为确定术中血容量的唯一手段。术后第 1 天，即使存在胸段硬膜外麻醉，对于尿潴留风险较低的患者，可以安全地拔除导尿管。膀胱B超有助于指导尿潴留的处理，避免延长留置导尿时间（图15-1）。

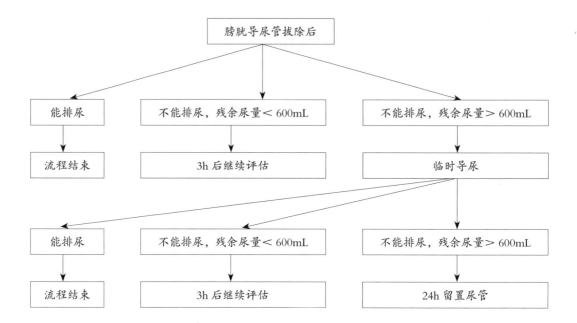

图15-1 膀胱导尿管拔除后每3h通过B超评估膀胱容量的流程图

图片经授权摘自 *Reg Anesth Pain Med* 杂志，第34卷的"Less urinary tract infection by earlier removal of bladder catheter in surgical patients receiving thoracic epidural analgesia"，第542—548页。

四、小结

在外科患者中随意放置引流管、导管是一种传统做法。最近的证据表明，在许多情况下它们不仅无关紧要，而且可能造成伤害并延长住院时间。这是一个不断变化的领域，但通常外科医生应该确保他们放置引流管、导管和导尿管是出于合理的原因，否则风险将大于收益。

推荐阅读

● GURUSAMY K S, ALLEN V B. Wound drains after incisional hernia repair（review）[J].
Cochrane Collaboration, 2013, 12:1-19.

● PETROWSKY H, DEMARTINES N, ROUSSON V, et al. Evidence-based value of prophylactic drainage in gastrointestinal surgery a systematic review and meta-analysis ［J］. Ann Surg, 2004, 240:1074-1085.

● VAN BUREN G, et al. A randomized prospective multicenter trial of pancreaticoduodenectomy with and without routine intraperitoneal drainage ［J］. Ann Surg, 2014, 259:605-612.

● DE JESUS E C, KARLICZEK A, MATOS D, et al. Prophylactic anastomotic drainage for colorectal surgery （review） ［J］. Cochrane Collaboration, 2008, 4:1-31.

● KRONBERG U, KIRAN R P, SOLIMAN M S M, et al. A characterization of factors determining postoperative ileus after laparoscopic colectomy enables the generation of a novel predictive score ［J］. Ann Surg, 2011, 253:78-81.

第十六章
院内康复与全面康复

Colin F. Royse and Julio F. Fiore Jr. 著
顾卫佳 译 张安仁 校

系统性地评估和记录患者及健康护理的结局指标，有助于明确手术后加速康复方案（enhanced recovery after surgery，ERAS）的有效性。而监测术后结局指标为评估管理结果提供了反馈，并促进 ERAS 的持续性改善。

本章我们将讨论与患者康复相关的结局指标，以衡量 ERAS 的有效性。特别关注术后恢复质量量表（postoperative quality of recovery scale，PostopQRS）[1]，该工具被专门开发并应用于评估患者不同时期康复的各个方面，包括住院和出院后的康复情况均可评估。最近，ERAS 协会还将 PostopQRS 采纳为疗效评估的工具。

一、术后康复评估

ERAS 的首要目标是改善术后康复，因此 ERAS 的结果应反映术后的康复过程。该过程具有一个特定的进展曲线，表现为术后健康水平迅速下降，随后逐渐恢复或超过术前健康水平（图 16-1）[2]。简单地说，"康复"就是恢复到基线（术前）或比基线更佳的状态。ERAS 通过减缓健康水平下滑，并介导促进早期康复的干预措施加入治疗，从而影响这一康复曲线。然而，以 ERAS 衡量康复效果并不是一项简单或直接的任务。康复是一个复杂的概念（即理论概念），涉及健康的多个维度，包括症状体验（例如疼痛、疲劳、恶心）、功能状态（例如行走能力、肠道功能）和术后健康状况（例如生理、心理、社交）[2]。因此，这种多维度性在测量康复情况时应被纳入考量。

术后康复可以分为三个不同的阶段，分别为：早期康复（手术结束到离开复苏室）、中期康复（复苏室出室到出院），以及后期康复（患者出院到恢复正常或基线健康水平）（图16-1）[2]。大多数关于 ERAS 有效性的证据都涉及住院期间（中期康复阶段）的评估结果，相关研究以住院时间和术后并发症作为结局指标[3]。然而，人们逐渐意识到康复过程在手术出院后有所延长，通常可达数月[4]。

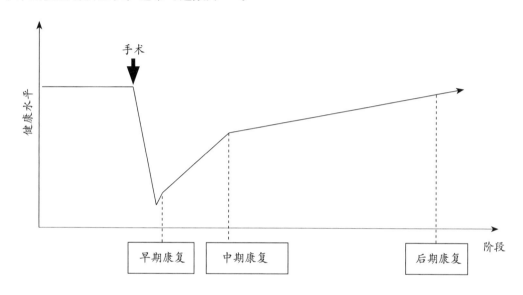

图 16-1　术后康复曲线

图片经授权摘自 *Surgery* 杂志，第 155 卷，第 2 期的 " What does it really mean to 'recover' from an operation?" ，211—216 页。

术后结局指标可大致分为两类：

1）以医院 / 医生为中心的结局指标：

（a）住院时长 / 出院准备程度。

（b）并发症发生率 / 再入院率 / 长期护理需求度。

（c）安全性指标，例如发病或死亡事件。

（d）成本 / 资源利用率。

2）以患者为中心的结局指标：

（a）伤害性感受（疼痛和恶心）。

（b）情绪（焦虑和抑郁）。

（c）功能康复（自理能力）。

（d）认知康复。

（e）生理康复。

（f）对手术和康复的满意度。

以医院 / 医生为中心和以患者为中心的结局指标，对于评估 ERAS 是否成功以及为持续改进 ERAS 提供审查反馈意见至关重要。尽管每个时间段都有特定的侧重点，但所有的这些结局指标都与康复的各个阶段相关联。重要的是要意识到，康复指标可能不等同于质量。"康复质量"是对康复结局指标的主观评价。例如，患者满意度常被用作质量的衡量标准，但其与实际康复指标之间的关联性很小[5]。满意度也有"天花板效应"，即无论结局如何大多数患者都很满意，因此缺乏区分度来确定质量差异[5,6]。

二、院内康复

（一）早期康复

早期康复是麻醉医师和参与麻醉后护理的护士特别关注的阶段。该阶段在广义上可定义为患者从麻醉中充分恢复，使其能从复苏室转至外科病房所需的时间[2]。这一时间段可以进一步细分为即刻阶段和早期阶段。即刻阶段通常是在停止麻醉后最初的 15min 内，当出现紧急情况时首要关注患者生命安全。此阶段以生理性恢复为主，主要包括气道、意识、血流动力学稳定性、体温以及疼痛和恶心的治疗。早期阶段医生通常关注判断复苏室出室的标准。然而，关于最优标准，现阶段尚未达成一致[7]。例如，美国麻醉医师协会建议为每个复苏室规定最低出室要求，而非一套统一标准[8]。

根据麻醉后恢复评分来判定是否可出室是复苏室中的一个常见做法，而在文献中的不同评分系统里，Aldrete 评分或是最常用的[9]。该评分是一个包括 5 种参数（呼吸、氧饱和度、血压、意识水平和活动）的三级评分系统[10]。当得分达到 9 分时（最高为 10 分），则认为患者已准备好出室进病房了。在比较不同麻醉方案的研究中，基于 Aldrete 评分得出的复苏室出室就绪时间常被作为康复的评估标准[11-13]。然而，对 Aldrete 评分系统的一个普遍争议是它的测量属性（例如，有效性、可信度）没有得到广泛研究[9]。

（二）中期康复

大多数评估 ERAS 有效性的研究都集中在中期康复阶段，该阶段包括患者从复苏室出室到准备出院的整个在外科病房的时间[2]。该阶段重点关注生理功能的稳定性、器官功能和患者活动能力的恢复、疼痛和恶心消退以及认知康复。住院时间（hospital length of stay，LOS）是加速康复外科研究中最常报告的结局指标[3]，其基准是一旦患者达到出院标准并能够在家自理即可出院。然而，由于住院的长短会受到固定治疗方案或社会环境（医疗保健系统、医院文化、外科医生偏好、患者期望以及出院后支持的可获得性）的影响，因此以 LOS 作为衡量患者恢复情况的工具，其有效性尚存争议。研究显示，患者通常在达到最低出院要求后 1 ~ 3 天出院[14-16]。出于此原因，一些研究者主张，虽然 LOS 作为评估标准与加速康复计划相关，但不应作为康复指标[2,3,15]。

考虑到 LOS 评估的局限性，或可通过评估达到标准化出院条件的时间（即"准备好出院的时间"）作为中期康复的一种替代测量工具[15]。该测量工具的主要优势在于考虑了与院内康复相关的多种因素（例如疼痛、活动能力、胃肠功能），不受一些影响 LOS 的非临床因素的影响。在结直肠手术中，专家共识提出了最低出院标准（表 16-1）[17]，且随后的一项研究支持了该标准在中期康复阶段的有效性和可信度[15]。尽管这些出院标准也可适用于其他胃肠道手术，但仍需进一步研究以明确不同外科手术的特定出院要求。这种方法的潜在问题是，部分标准可能是主观而非客观的，若医疗和护理团队具有很强的早期出院理念，则会出现执行偏差。

表 16-1 结直肠手术后出院判断标准

标准	确定达到标准的终点事件
经口进食耐受性	患者应能够耐受至少一餐固体食物，且不伴有恶心、呕吐、腹胀或腹痛加重。患者应积极喝水（理想标准 > 800~1000mL/d），并且不需要静脉输液来维持体内水分
下消化道功能恢复	患者已排气
口服镇痛药可充分控制疼痛	在口服镇痛药后，患者能够休息和活动（即坐起行走，术前无法行走者除外）而无明显疼痛（例如患者自述疼痛得到控制或疼痛评分 ≤ 4，以 0 ~ 10 为评分范围）
活动和自理能力	患者能够坐起、行走和进行日常生活活动（例如去厕所、穿衣、洗澡及有必要时爬楼梯），术前无法行动者除外

（三）后期康复（出院后康复）

后期康复的侧重点由手术造成的急性反应转向恢复正常（即恢复至术前健康状态或更佳）。尽管临床医生可能认为，当患者准备好出院时已"充分"康复，但对于患者而言，只有当他们能够"像术前一样进行活动"时才算康复[18]。然而患者要恢复到术前的健康状态所需的时间要远远超出住院时间。例如，接受腹部大手术的老年患者可能需要长达 3个月的时间才能恢复自理能力，以及需要长达 6 个月才能恢复到术前的力量和体能水平[4]。尽管出院后对康复情况的持续监测仍有意义，但在 ERAS 相关的研究中很少报告后期康复结局[3]。

由于后期康复通常意味着恢复到正常健康状态，因此应根据患者术前（即基线水平）的症状、功能状态和健康水平来衡量该阶段的康复情况。在文献中，对后期康复的评估通常采用患者自我报告（patient-reported outcomes，PROs，通常为问卷形式）的形式[3]。使用 PROs 衡量康复情况的主要优势在于，可以在不同健康维度对健康状况（例如疼痛、疲劳、器官功能、身体功能）进行广泛评估。同时，PROs 的成本也相对低廉且易于管理。一个潜在的缺点是，PROs 评分变化可能因术后认知能力下降[1]、回忆偏差（即对事件的不准确回忆）、反应转移（即随着时间推移，患者对他们健康状况相关的标准和价值观发生变化）而不准确[19]。一般健康状况（例如，生活质量评价量表 SF-36[20]）和康复相关健康状况（例如康复质量评分[21]和术后生活质量[22]）的多维度调查问卷在后期康复中的可信度得到支持。针对术后疲劳（围手术期疲劳测评问卷）[23]和身体运动（CHAMPS）[24]的问卷调查的有效性也在文献中得到支持。

基于临床表现的结局指标通常也用于后期康复评估。这些结局指标包括对患者在给定任务中的表现进行客观评估。"6 分钟步行测试"（一项功能性步行能力测试，测量患者在 6min 内于一直线过道上行走的距离）在评估结直肠术后康复情况时显示出良好的有效性[25]。其他过往在衡量恢复程度时使用的基于临床表现的结局评估指标包括握力（使用握力器的一种肌力测试）、起立行走试验（功能性步行能力测试，测量从椅子上站起来，走 3m，再回到椅子上所需的时间）和功能前伸测试（一种姿势控制测试，测量患者在双脚固定不动的情况下双手前伸的最远距离)[4]。基于临床表现的测量工具的理论优势包括:更好的可重复性、对变化敏感度高以及不易受如认知之类的外部因素影响。一个潜在的缺点是,此类测试往往过度执着于要完成的任务,而没有考虑到术后康复过程是多维度的。此外,基于表现的测量工具也可能是资源密集型的,因为其通常需要患者进行额外的访视、专业测试者以及专门的设备。

三、其他康复的相关测试

(一)并发症发生率

尽管近年来胃肠手术的安全性有相当大的提高,但仍有较大比例的患者术后发生并发症[26]。有充足的证据表明,并发症对于康复存在严重的负面影响[4,27]。在 ERAS 相关研究中,通常将手术 30 天内的并发症报告作为一项结局指标[3],一项 Meta 分析结果表明,ERAS 的实施与并发症的减少相关[28]。因此,监测并发症发生率对于评估 ERAS 的有效性十分重要。

监测并发症发生率的一个主要难点在于缺乏定义并发症的普遍共识。这常常会妨碍机构内部和机构之间的数据比较。在缺乏一个稳定且一致的定义的情况下,研究人员和临床医生通常采用以往文献中报道的定义。例如,在评估 ERAS 的体系中,术后并发症是根据 Buzby 等人[29]提出的标准来定义的。并发症也可以通过分级系统来报告其严重程度,如 Clavien–Dindo 分级系统[30]。在该系统中,并发症被定义为任何偏离术后正常进程的情况,并根据处理并发症所需的治疗分为 I ～ V 级。Clavien–Dindo 分级系统在文献中被广泛应用,并已在不同外科领域得到证实[31]。近期一项评分结构合并了单个患者发生的多种并发症的数量和严重程度,形成一项 0 ～ 100 分的评分系统[32]。

(二)再入院率

在评估 ERAS 有效性的研究中,再入院率也常作为结局指标。这或反映出对于为了缩短住院时间可能导致患者过早出院,进而增加再入院风险的担忧。然而,证据显示 ERAS 治疗患者的再入院率与传统护理相同[28]。

再次入院是手术的不良后果，因其会干扰正常康复，与患者的期望相冲突，并增加护理费用。因此，监测再入院率与确保患者可充分康复至能够居家自理的状态并出院相关。在 ERAS 相关文献中，再入院率为 5% ～ 10%[33,34]。再入院率超过该比例时，需要审查出院政策和（或）出院后的随访安排。此外，对长期护理的需求（例如康复或疗养院设置）也与实施 ERAS 的机构相关，但这往往由医院或实施手术的外科医生以外的护理提供者决定。长期护理对患者、家庭和社区都存在影响，且这些数据可能不会体现在住院记录中。

四、康复质量评估

质量是一种主观评估，随评估者的变化而异。外科医生可能将并发症发生率高的手术评估为质量差；出现术后梗死可能被麻醉医师或重症监护医师评估为质量差；活动能力低下可能被护理人员评估为康复不佳；严重的疼痛或恶心可能被患者评估为质量差；认知下降和需要家庭护理可能被患者家属评估为质量差；治疗成本高昂可能被医院管理人员评估为质量差。建议读者阅读近期的一篇关于康复评估工具质量比较的综述[35]。

有趣的是，满意度是一项较差的质量评估指标，因为即使在多方面康复欠佳的情况下，大多数患者仍对护理感到满意[5,6]。医疗服务提供方和保险公司之所以使用满意度来进行评估，是因其易于执行，而不是因为它是一种经过充分验证的质量评估指标。因此，希望通过简单的评估来确保患者较高的使用率（例如满意度）的同时，必须在数据质量差与缺乏有效性的区别之间相平衡。否则，数据采集不良将不可避免地导致数据质量差。

患者报告结局相对方便，因为调查由患者完成且可以通过在线或邮件的方式完成。然而，该方式记录的数据通常是基于患者对事件的回忆，因此具有主观性。例如，"请给您最后一天最严重的疼痛水平评分"与客观问题"请给您现在的疼痛水平评分"是两个不同的问题。主观数据不如客观数据可靠，因此其有效性也不如客观数据。康复不是单一事件，而是一个随时间变化的过程。许多调查不是为多个时间段重复测量设计的，也无法适应随着时间推进而变化的各阶段的康复侧重点。

PostopQRS[1] 旨在以患者为中心，评估从手术到术后的多个时间段的长期结局指标。它旨在测量康复的多个方面［生理、伤害、情感、认知、功能（ADLs）］，并报告患者的主观感受。它是客观的（不依赖于主观回忆），并且认知测试为平行的形式，以减少学习的影响。该方法已在面谈随访和电话随访中得到验证[36]，且在多个不同的患者群体中表现出良好的有效性的区别[37-39]。

检测康复效果不佳的基本方法是能够深入识别患者的哪些方面受到了影响（如伤害和认知）。PostopQRS 旨在报告各个领域的康复情况，从而判断康复的哪些方面效果较差。这与许多使用综合得分以代表康复情况的量表相反，包括 Aldrete 评分和传统健康状况问卷（例如生活质量评价量表 SF-36）等。尽管在统计角度上这很方便，但是综合得分将丰富的数据信息转换成了贫瘠的数值信息。例如，比较一组认知受到主要影响但其他方面恢复正常的患者，相较于"A 组的康复分数较低"的结论，其对认知问题的诊断更具临床意义。

质量与康复相关，广义康复的定义为"恢复到基线水平或更佳"。康复状况可以由组或个人的形式进行报告。个体患者的康复信息可能是实时有用的，因为自动康复评分系统使临床医生能够识别出康复效果较差的患者，并加强干预以改善其康复效果。识别早期康复失败和改变管理策略以改善康复效果的概念对于患者的护理来说具有令人兴奋的前景，然而仍需进一步的研究证实管理策略的改变确实可以改善康复。

五、小结

康复是一个复杂且相互作用的结果，涉及常规医疗保健的衡量标准，以及对于从患者角度评估康复重要性的最新认识。两种方法都十分重要，也与 ERAS 的目标相辅相成，即根据现有最佳证据不断改进方案。越来越多的人认识到，出院后的康复（后期康复）是术后康复过程中的一个重要方面。

关键信息

● 术后康复是一个复杂的多维结构，较难评估衡量。

● 传统的研究着重关注于 ERAS 对住院时间的影响，但是这一结局指标受到多个复杂因素的影响，可能无法反映康复状况。

● ERAS 相关研究很少报道后期康复（出院后康复）情况。

●文献报道的后期康复结局指标包括患者自我报告和基于临床表现的评估。这类评估方式既有优势，也存在一定局限性。

●以 PostopQRS 评估住院和出院后康复效果，具有良好的应用前景。

参考文献

［1］ROYSE C F, NEWMAN S, CHUNG F, et al. Development and feasibility of a scale to assess postoperative recovery the post-operative quality recovery scale ［J］. Anesthesiology, 2010, 113(4):892-905.

［2］LEE L, TRAN T, MAYO N E, et al. What does it really mean to "recover" from an operation? ［J］. Surgery, 2014, 155(2):211-216.

［3］NEVILLE A, LEE L, ANTONESCU I, et al. Systematic review of outcomes used to evaluate enhanced recovery after surgery ［J］. Br J Surg, 2014, 101(3):159-170.

［4］LAWRENCE V A, HAZUDA H P, CORNELL J E, et al. Functional independence after major abdominal surgery in the elderly ［J］. J Am Coll Surg, 2004, 199(5):762-772.

［5］ROYSE C F, CHUNG F, NEWMAN S, et al. Predictors of patient satisfaction with anaesthesia and surgery care: a cohort study using the postoperative quality of recovery scale ［J］. Eur J Anaesthesiol, 2013, 30(3):106-110.

［6］MYLES P S, WEITKAMP B, JONES K, et al. Validity and reliability of a postoperative quality of recovery score: the QoR-40 ［J］. Br J Anaesth, 2000, 84(1):11-15.

［7］PHILLIPS N M, STREET M, Kent B, et al. Determining criteria to assess patient readiness for discharge from postanaesthetic care: an international Delphi study ［J］. J Clin Nurs, 2014, 23(23-24):3345-3355.

［8］APFELBAUM J L, SILVERSTEIN J H, CHUNG F F, et al. Practice guidelines for postanesthetic care: an updated report by the American Society of Anesthesiologists Task Force on Postanesthetic Care ［J］. Anesthesiology, 2013, 118(2):291-307.

［9］PHILLIPS N M, STREET M, KENT B, et al. Post-anaesthetic discharge scoring criteria:

key findings from a systematic review [J]. Int J Evid Based Healthc, 2013, 11(4):275-284.

[10] ALDRETE J A. The post-anesthesia recovery score revisited [J]. J Clin Anesth, 1995, 7(1):89-91.

[11] KOCHS E, COTE D, DERUYCK L, et al. Postoperative pain management and recovery after remifentanil-based anaesthesia with isoflurane or propofol for major abdominal surgery [J]. Br J Anaesth, 2000, 84(2):169-173.

[12] STRUM E M, SZENOHRADSZKI J, KAUFMAN W A, et al. Emergence and recovery characteristics of desflurane versus sevoflurane in morbidly obese adult surgical patients: a prospective, randomized study [J]. Anesth Analg, 2004, 99(6):1848-1853.

[13] DE B, JACOBS S, PATTYN P, et al. Influence of intraoperative opioid on postoperative pain and pulmonary function after laparoscopic gastric band-ing: remifentanil TCI vs. sufentanil TO in morbid obesity [J]. Br J Anaesth, 2007, 99(3):404-411.

[14] MAESSEN J M, DEJONG C H, KESSELS A G, et al. Length of stay: an inappropriate readout of the success of enhanced recovery programs [J]. World J Surg, 2008, 32(6):971-975.

[15] FIORE J F, FARAGHER I G, BIALOCERKOWSKI A, et al. Time to readiness for discharge' is a valid and reliable measure of short-term recovery after colorectal surgery [J]. World J Surg, 2013, 37(12):2927-2934.

[16] GILLISSEN F, HOFF C, MAESSEN J C, et al. Structured synchronous implementation of an enhanced recovery program in elective colonic surgery in 33 hospitals in the Netherlands [J]. World J Surg, 2013, 37(5):1082-1093.

[17] FIORE J F, BIALOCERKOWSKI A, BROWNING L, et al. Criteria to determine readiness for hospital discharge following colorectal surgery: an international consensus using the Delphi technique [J]. Dis Colon Rectum, 2012, 55(4):416-423.

[18] KLEINBECK S V, HOFFART N. Outpatient recovery after laparoscopic cholecystectomy [J]. AORN J, 1994, 60(3):394, 397-398, 401-402.

[19] MCPHAIL S, HAINES T. Response shift, recall bias and their effect on measuring change

in health-related quality of life amongst older hospital patients［J］. Health Qual Life Outcomes, 2010, 8(1):65.

［20］ANTONESCU I, CARLI F, MAYO N, et al. Validation of the SF-36 as a measure of postop- erative recovery after colorectal surgery［J］. Surg Endosc, 2014, 28(11):3168-3178.

［21］PADDISON J S, SAMMOUR T, KAHOKEHR A, et al. Development and validation of the surgical recovery scale (SRS)［J］. J Surg Res, 2011,167(2):e85-e91.

［22］KELLER D S, MCGEE M F, GOYAL S, et al. Construct validation and comparison of a novel postoperative quality-of-life metric and the Short Form-36 in colorectal surgery patients ［J］. Surgery, 2013, 154(4):690-696.

［23］PADDISON J S, BOOTH R J, HILL A G, et al. Comprehensive assessment of peri-operative fatigue: development of the Identity-Consequence Fatigue Scale［J］. J Psychosom Res, 2006, 60(6):615-622.

［24］FELDMAN L S, KANEVA P, DEMYTTENAERE S, et al. Validation of a physical activityquestionnaire(CHAMPS) as an indicatorof postoperative recovery after laparoscopic cholecystectomy［J］. Surgery, 2009, 151(2):1.

［25］MORIELLO C, MAYO NE, FELDMAN L, et al. Validating the six-minute walk test as ameasure of recovery after elective colonresection surgery［J］. Arch Phys Med Rehabil, 2008, 89(6):1083-1089.

［26］SCHILLING P L, DIMICK J B, BIRKMEYER J D. Prioritizing quality improvement in generalsurgery［J］.J Am Coll Surg, 2008, 207(5):698-704.

［27］BROWN S R, MATHEW R, KEDING A, et al.The impact of postoperative complications onlong-term quality of life after curative colorectal cancer surgery［J］. Ann Surg, 2014, 259(5):916-923.

［28］NICHOLSON A, LOWE M C, PARKER J, et al. Systematic review and meta-analysis of enhanced recovery programmes in surgical patients［J］. Br J Surg, 2014, 101(3):172-188.

［29］BUZBY G P, KNOX L S, CROSBY L O, et al. Study protocol:a randomized clinical trial oftotal parenteral nutrition in malnourished surgical patients［J］. Am J Clin Nutr, 1988, 47(2 suppl):366-381.

［30］DINDO D, DEMARTINES N, CLAVIEN P A. Classification of surgical complications-a newproposal with evaluation in a cohort of 6336 patients and results of a survey［J］. Ann Surg, 2004, 240(2):205-213.

［31］CLAVIEN P A, BARKUN J, DE OLIVEIRA M L, et al. The Clavien-Dindo classification ofsurgical complications:five-year experience［J］. Ann Surg, 2009, 250(2):187-196.

［32］SLANKAMENAC K, GRAF R, BARKUN J, et al. The comprehensive complicationindex: a novel continuous scale to measure surgical morbidity［J］. Ann Surg, 2013, 258(1):1-7.

［33］LAWRENCE J K, KELLER D S, SAMIA H, et al. Discharge within 24 to 72 hours of colorectalsurgery is associated with low readmission rates when using enhanced recovery pathways［J］. J Am Coll Surg, 2013, 216(3):390-394.

［34］GUSTAFSSON U O, HAUSEL J, THORELL A, et al. Adherence to the enhanced recovery aftersurgery protocol and outcomes after colorectal cancer surgery［J］. Arch Surg, 2011,146(5):571-577.

［35］BOWYER A, JAKOBSSON J, LJUNGQVIST O, et al. A review of the scope and measurement of postoperative quality of recovery［J］. Anaesthesia, 2014, 69(11):1266-1278.

［36］ROYSE C F, NEWMAN S, WILLIAMS Z, et al. A human volunteer study to identify variability in performance in the cognitive domain of the postoperative quality of recovery scale ［J］. Anesthesiology, 2013, 119(3):576-581.

［37］NEWMAN S, WILKINSON D J, ROYSE C F. Assessment of early cognitive recovery after surgery using the post-operative quality of recovery scale［J］. Acta Anaesthesiol Scand, 2014, 58(2):185-191.

［38］ROYSE C F, WILLIAMS Z, YE G, et al. Knee surgery recovery: post-operative quality of recovery scale comparison of age andcomplexity of surgery［J］. Acta Anaesthesiol Scand,

2014, 58(6):660-667.

［39］ROYSE C F, WILLIAMS Z, PURSER S, et al. Recovery after nasal surgery vs. tonsillectomy:discriminant validation of the post-operative quality of recovery scale ［J］. Acta Anaesthesiol Scand, 2014, 58(3):345-351.

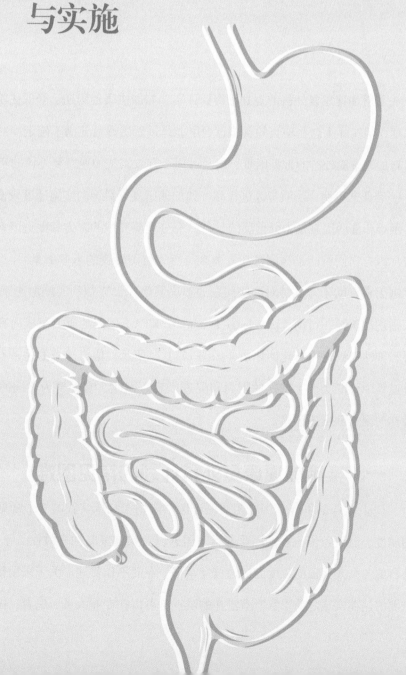

第二部分
加速康复外科方案的创建与实施

第十七章
加速康复外科实施的困难

Emily Pearsall and Allan Okrainec 著
朱惠胤 译 张楠 校

尽管加速康复外科的益处已得到证实，如加快康复周期、降低住院费用和提高患者满意度，但实际上这些项目的实施过程可能是进展缓慢且充满不确定性的[1-4]。本章介绍了实施加速康复外科的常见困难，以及可用于有效实施加速康复外科的实际策略。

有证据表明，当质量改进计划（如加速康复外科）的实施速度较慢时，筛查和处理具体困难和推动因素是十分重要的[5-7]。充分理解其中的阻力和促进因素的过程是非常重要的，因为它们可能是预测医疗专业人员行为意图转变的有效因素[8]。此外，评估阻力和促进因素有助于开发针对这些问题的解决策略并最终顺利实施加速康复外科。Graham 等人描述的认知—行动（knowledge to action，KTA）框架的重要组成内容包括知识运动的障碍和推动知识运用转化的评估，如图 17-1[5] 所示。值得注意的是，不同的学科在计划推进过程中可能会产生特定的阻力和促进因素。因此，有必要为不同的利益相关人群明确潜在的困难和促进因素。

一、实施加速康复外科计划的常见困难

Grol 和 Grimshaw 认为，阻碍循证医学应用于临床实践的 3 个常见问题是：证据本身的属性、改变习惯流程的困难和推动因素以及实施策略的有效性[9]。关于支持加速康复外科的各个要素证据强度的讨论贯穿本书，在此不作赘述。关于采用新证据的文献表明，重要的是在实施之前了解所有潜在的难点。可以在专业人员、患者、医疗团队、医疗机构

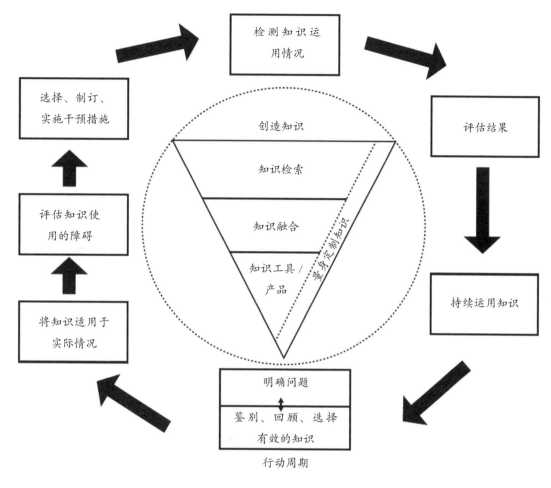

图 17-1　从知识到行动周期

图片经授权摘自 *J Contin Educ Hcalth Prof* 杂志，第 26 卷，第 1 期的"Lost in knowledge translation: time for a map?"，13—24 页。

或更大的社区[9]级别明确相关难点。此外，研究表明，不同的医疗工作者可能会将不同的因素视为难点。对于医生来说，常见的困难包括组织约束、习惯的流程和社会观点（即当前的实践标准、主要领导者对变更提议的否决），以及来自自身的困难，如不知道或不相信循证医学，或不想改变习惯流程[9, 10]。对护士来说，困难包括他们认为没有时间、资源能够接触到将循证医学转化用于实践的人，其他制约因素包括缺乏来自行政部门和其他医疗专业人士的支持。不幸的是，多学科团队实施循证医学遇到阻碍时能获取的信息非常有限。

　　为了解决这些认知上的差距，多伦多大学对术后加速康复外科（the implementation of ERAs，iERAs）的实施进行了一项定性研究，以便更好地了解多学科围手术期团队目前在大学范围内能够成功采用加速康复外科的推动因素和其中的困难。在多伦多大学附属的七所教学医院中，对普通外科医生、麻醉医师和病房护士进行了半结构式的面对面录音访谈。结果显示，整体而言，受访者支持实施标准化加速康复外科。

采用加速康复外科通常遇到的困难包括制订指南所需的时间和人员限制、有限的医院资源（财务、人员配备、空间限制和教育）、来自围手术期团队其他成员的阻力、对整个围手术期多学科团队参与的必要性和项目中特定干预措施的益处缺乏了解、对患者的社会和文化价值观的认识不足，以及制度障碍。许多受访者认为，医疗机构的困难主要是护理人员的缺乏和医院财政资源不足。在个人层面，围手术期团队不同成员对变革的抗拒被视为主要困难。此外，许多参与者认为困难来自团队成员之间缺乏沟通和协作。

在学科层面进行数据分析时，存在一些显著的差异和相似之处。外科医生、麻醉医师和护士都认为推行加速康复外科的最大障碍是自身学科和其他学科的人员会对习惯的流程改变产生的抗拒。有趣的是，每个学科成员都承认他们的同行抗拒改变，同时也暗示其他学科也是如此，这表明对改变习惯性抗拒是一个系统性的问题，而不是某个学科特有的。

关于促进因素，大多数参与者建议，为了使项目成功，他们需要一个基于最佳循证医学的标准化指南、标准化的术前和术后套餐医嘱、对整个围手术期多学科团队、患者和家属的教育，以及一个医院加速康复外科的倡导者或带领者。外科医生和麻醉医师高度重视基于高质量循证医学的干预措施，而护士则更关注患者教育和患者满意度。所有学科都建议加强各学科之间的交流。

总的来说，这些访谈调查的结果表明实施加速康复外科有很多困难。然而，最常见的困难与项目的多学科性质有关。基于在推行新的循证医学证据上我们已知的困难，可能需要许多策略才能有效地实施加速康复外科。

二、克服困难：策略的选择

现存很多策略用来增加临床实践指南在医疗保健中的推行。有研究系统性回顾了不同策略的有效性，在实践中，每一项策略都引起了小到中等程度的变化。表 17-1 给出了基于 Cochrane 有效性评价的各主要策略实施的总体效果[11-16]。

由于支持策略实施的证据各不相同，并为了与认知—行动循环（KTA）模式保持一致，我们在研究中通过推动因素和困难来筛选实施的策略[5]。由于存在多重困难和推动因素，ERAS 项目制订了一项涉及所有学科的"多重实施"战略，适用于所有的教学医院。实施的策略包括指定医疗机构倡导发起者、开发标准化材料、开发教育工具、质量控制和反馈、来自医院管理层的支持以及沟通策略。

表 17-1　Cochrane 评价系统对于干预措施有效性的评价摘要

干预措施	作者（年份）	设计研究数量	结论
质量控制和反馈	Ivers 等（2012）[11]	140RCTs*	4.3%（0.5% ~ 16%）
注意事项	Arditi 等（2012）[12]	32RCTs	7.0%（4% ~ 16%）
继续教育、学术会议和研讨会	Forsetlund 等（2009）[13]	81RCTs	6.0%（2% ~ 15%）
外派教育、访问	O'Brien 等（2007）[14]	65RCTs	6.0%（4% ~ 16%）
学术带头人	Flodgren 等（2011）[15]	18RCTs	12.0%（6% ~ 15%）
打印出的教育会议	Giguere 等（2012）[16]	14RCTs 和 31RCTs	2.0%（0% ~ 11%）

*RCTs：随机对照试验。

（一）医疗机构倡导发起者的筛选

在实施加速康复外科时，最重要的策略之一就是筛选本地的倡导发起者。重要的是要确定每个学科的带头人，包括护理、麻醉和外科各自的带头发起人。确定一个医院管理的倡导发起者也是一个有效的策略，从而获得医疗机构的支持，并确保项目资源的提供。倡导者的主要作用是领导计划的实施。倡导者应定期与围手术期团队成员沟通，并通过举办多学科教学查房、服务和教学会议，促进教育和沟通，以提高对指南推荐内容的认识和接受程度。拥有专业的倡导者有助于解决一些困难。首先，专业的倡导者是本地加速康复外科团队的基础和领导者。每个学科都有一个负责人，这使得代表关键利益相关工作者的领导之间能够进行顺畅地沟通。第二，特定学科的倡导者的工作是解决特定学科问题和持续关注问题。例如，护士可能会关注从手术后开始动员患者所要花费的时间。护理倡导者将与团队合作，具体讨论这些问题，并提出一个计划，以便于和其他学科协作。倡导者还充当其他学科之间的联络人。例如，病房护士可能具有在执行外科医生的医嘱过程中识别、发现问题的能力，外科医生倡导者根据和护理倡导者交流的信息，负责跟进外科医生，了解并解决他们关注的问题。

（二）外科住院医生的参与

在许多医疗机构中，外科住院医生是手术团队的重要成员，在术后患者管理中起着核心作用。他们轮转频繁，因此，以研讨会和纸制材料的形式提供的住院医生教育是加速康复外科的一个重要方面。以电子版模式提供路径、标准化医嘱和指南（如智能手机应用程序）等材料也可能对住院医生有用，因为这是他们查找信息的常用工具。

（三）标准化（培训）资料的开发

拥有标准化的培训资料，例如预先打印的医嘱，是提高医护人员依从性的基本策略。这些套餐医嘱在抗生素处方、血栓预防、早期开放饮食、早期拔除引流和导管等方面不断提醒工作人员。由于每个中心都有自己的医嘱输入系统，因此医疗机构愿意根据工作人员的意见、反馈调整这些医嘱是很重要的。除了套餐医嘱，临床路径也可能是协助所有医疗卫生专业人员的一个重要的因素。临床路径详细说明了患者整个手术过程中的所有指导性建议，而标准化的医嘱仅包括可能会添加到医嘱中的建议（如抗生素的选择或利多卡因的使用）。而临床路径将提出建议的要点，如术前患者的教育、液体管理和术后动员，概括每日目标并明确说明每个相关工作人员的角色和责任。这些路径使得围手术期团队成员能够理解患者治疗流程中的所有步骤，并向所有患者和家属提供相同的建议。

（四）教学手段的改进

为围手术期团队和患者及其家属提供教育是成功实施加速康复外科的一个非常重要的因素。一些教育手段（如海报、提醒卡片和幻灯片）帮助医护人员提供一致的教育信息。临床路径和护理流程提供了路径的可视化描述，有助于减少从业者之间的差异，并指导常见术后并发症的护理。例如加速康复外科中关于尿潴留管理的临床路径，包括使用麻醉检查表指导术中的液体管理、为护士创建每日流程图以确保执行。

患者的综合性宣教也是这个项目的一个必要元素。重点在于让患者和家属获知关于整个手术过程的信息。患者教育资源的材料包括印刷品（如教育小册子）或数字信息（如视频或网站）。更具体地说，这些材料应提到期望他们积极参与到自己的康复中，并提供关键时间节点的信息。作为 ERAS 计划的一部分，患者应当完成一份包含在患者教育小册子中的每日"患者活动日志"，其中需要记录他们的活动、经口进食、口香糖、疼痛控制和排尿、排便的信息。这些方式让患者和护士更乐于接受，因为将以上信息提供给医疗工作者，加强了对患者康复的期望。同时，患者们也觉得这些手段能帮助他们康复。

（五）质量控制和反馈

质量控制和反馈是实施策略的重要组成部分，因为信息反馈有助于维持或提高围手术期团队的参与度，以及提高对加速康复外科建议的依从性。一项 Cochrane 综述表明，质量控制和反馈平均可使医护人员对指南推荐的依从性增加 12%。有许多数据库用来协助中心收集和反馈[15]信息。尽管有质量控制机制，但重要的是要定期将这些结果反馈给围手术期团队的所有成员。报告应提供有关各种过程和结果的测量数据，以便各医院能够根据实施前的数据衡量其基本的执行情况。报告中的数据还将用于评估依从性，并制订具体的策略以提高其所在医院的绩效。

三、医院行政部门的支持

许多困难来自医院的组织层面。建议与院级领导和所有相关部门的领导沟通，包括外科、护理和质量控制部门，以确保行政人员的支持和参与。在 ERAS 项目中，让医院管理人员参与到流程中，并将这种支持传达给一线员工，这一有效的策略，可以增加医疗专业人员的被认同感。

四、小结

虽然加速康复外科的实施受到广泛支持，但也存在许多困难。加速康复外科最常被提及的困难是时间和人员的限制、医院资源的限制、来自围手术期团队成员的阻力、对整个围手术期多学科团队参与的必要性缺乏了解、教育的缺乏、对患者的社会文化价值观的认识不足、制度障碍。最常见的促进因素是基于最佳循证医学证据的标准化指南，标准化的术前和术后套餐医嘱，对整个围手术期多学科团队、患者和家属的教育以及医院加速康复外科倡导者。文献建议，必须实施各种策略以增加接受度。常见的策略包括筛选本地的倡导者（护理、麻醉和外科）、外科住院医生的参与、开发标准化的资料（医嘱、护理路径、指南等）、开发和改进教育手段（海报、提醒卡片、幻灯片）、使用教育小册子和视频、质量控制和反馈，以及获得医院管理部门的支持。

关键信息

● 在实施之前，理解并解决当地的困难和推动因素是至关重要的。

● 需要实施多种策略才能成功地使围手术期团队的所有成员参与其中。

参考文献

［1］DONOHOE C L, NGUYEN M, COOK J, et al. Fast-track protocols in colorectal surgery［J］. Surgeon, 2011, 9(2):95-103.

［2］MAESSEN J, DEJONG C H, HAUSEL J, et al. A protocol is not enough to implement an enhanced recovery programme for colorectal resection［J］. Br J Surg, 2007, 94(2):224-231.

［3］GUSTAFSSON U O, HAUSEL J, THORELL A, et al. Adherence to the enhanced recovery after surgery protocol and outcomes after colorectal cancer surgery［J］. Arch Surg, 2011, 146(5): 571-577.

［4］KAHOKEHR A, SAMMOUR T, ZARGAR-SHOSHTARI K, et al. Implementation of ERAS and how to overcome the barriers［J］. Int J Surg, 2009, 7(1):16-19.

［5］GRAHAM I D, LOGAN J, HARRISON M B, et al. Lost in knowledge translation: time for a map?［J］.Contin Educ Health Prof, 2006, 26(1):13-24.

［6］STRAUS S. Knowledge translation in health care: moving from evidence to practice. 2nd ed［M］. TETROE J, GRAHAM I, editors. London: BMJ Books, 2013.

［7］PEARSALL E A, MEGHJI Z, PITZUL K B, et al. A qualitative study to understand the barriers and enablers in implementing an enhanced recovery after surgery program［J］. Ann

Surg, 2015, 261(1):92-96.

［8］LEGARE F, ZHANG P. barriers and facilitators—strategies for identification and measurement. Knowledge translation in health care: moving from evidence to practice ［M］. 2nd ed. STRAUS S, TETROE J, GRAHAM I, editors. London: BMJ Books, 2013.

［9］GROL R, GRIMSHAW J. From best evidence to best practice: effective implementation of change in patients' care ［J］. Lancet, 2003, 362(9391):1225-1230.

［10］CABANA M D, RAND C S, POWE N R, et al. Why don't physicians follow clinical practice guidelines? A framework for improvement ［J］. JAMA, 1999, 282(15):1458-1465.

［11］O'BRIEN M, OXMAN A D, DAVLS D A, et al. Audit and feedback: effects on professional practice and healthcare outcomes ［J］. Cochrane Database Syst Rev, 2000, 2(2):CD000259.

［12］ARDITI C, REGE-WALTHER M, WYATT J C, et al. Computer-generated reminders delivered on paper to healthcare professionals; effects on professional practice and health care outcomes ［J］. Cochrane Database Syst Rev, 2012, 12(12):CD001175.

［13］FORSETLUND L, BJORNDAL A, RASHIDIAN A, et al. Continuing education meetings and workshops: effects on professional practice and health care outcomes ［J］. Cochrane Database Syst Rev, 2001, 2(2):CD003030.

［14］O'BRIEN M A, ROGERS S, JAMTVEDT G, et al. Educational outreach visits: effects on professional practice and health care outcomes ［J］. Cochrane Database Syst Rev, 2007, 4(2):CD000409.

［15］FLODGREN G, PARMELLI E, DOUMIT G, et al. Local opinion leaders: effects on professional practice and health care outcomes ［J］. Cochrane Database Syst Rev, 2011, 8(1): CD000125.

［16］GIGUERE A, LEGARE F, GRIMSHAW J, et al. Printed educational materials: effects on professional practice and healthcare outcomes ［J］. Cochrane Database Syst Rev, 2012, 10(10):CD004398.

以下资料对本章也有贡献

● MCLEOD R S, AARTS M A, CHUENG F, et al. Development of an enhanced recovery after surgery guideline and implementation strategy based on the knowledge-to-action cycle [J] . Ann Surg, 2015, 262(6):1016.

● PEARSALL E A, MEGHJI Z, PITZUL K B, et al. A qualitative study to understand the barriers and enablers in implementing an enhanced recovery after surgery program [J] . Ann Surg, 2015, 261(1):91-96.

● NADLER A, PEARSALL E A, VICTOR J C, et al. Understanding surgical residents' postoperative practices and barriers and enablers to the implementation of an enhanced recovery after surgery (ERAS) guideline [J] . J Surg Educ, 2014, 71(4):632-638.

第十八章

Olle Ljungqvist and Martin Hübner　著
陈卓　译　张楠　校

加速康复外科方案的实践：来自美国 ERAS 协会实施方案的启示

除了开发新知识、教材，在全球范围内构建网络体系外，ERAS 协会的另一个重点还在于帮助各机构在实践中能够更好地实施指南。本章将重点讨论 ERAS 协会的实施方案，但其中的一些主要原则同样也适用于所有需要质量改进或知识转换的项目，而方案的规划、审核和修订则是成功的关键。

一、ERAS 实施方案的必要性

根据对部分患者住院时间的调查和各国统计数据资料[1]，ERAS 协会在指南中总结的围手术期护理的最佳实践经验没有得到广泛应用。例如，在英国（加速康复合作联盟，NHS 报告，2013 年）和瑞典（瑞典结肠癌记录，2013 年），结肠切除术后的平均住院时间仍为 8 天；但如果采用 ERAS 方案，该数值将是 4 ~ 6 天甚至更短。这也促使 ERAS 小组（见第二十八章）制订了相关方案，以帮助其他医疗机构实施 ERAS 方案。这项工作由 Cornelius deJong 和 Jose Maessen 领导的荷兰小组与荷兰医疗改进研究所（CBO）合作开展。

2012 年 1 月对结直肠专家进行非正式调查，2014 年 2 月对 200 名美国外科医生进行再次调查，结果见图 18-1。每个外科医生都知道术后加速康复外科（ERAS）的概念。大约 40% 的受访者称其所在单位有 ERAS 项目。然而，只有 1% 的部门进行了前瞻性审核用于监测临床结果和预期方案的实际应用（合规性）。

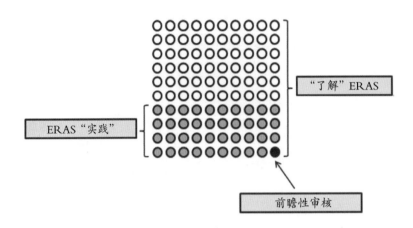

图 18-1 ERAS 的实施：愿望和现实

虽然诸多机构单位采用了 ERAS 方案的部分内容并将其应用于实践当中，但如果没有持续深入的连续审核，其内容包括流程措施等，就不可能了解 ERAS 协议的应用细节（图18-1）。患者在护理过程中要涉及若干部门，其中可能有数百名员工会参与到患者治疗护理当中，这包括术前和门诊环节、手术部门和手术室、术后护理和复苏室、重症监护室和外科病房的护理人员。在每个环节中，工作人员的重点是在患者处于他们监护下的这段时间内提供护理。各个环节的具体工作重点差别较大。例如，麻醉科必须确保患者重要脏器的功能正常，如循环、呼吸、疼痛管理和手术期间的肌肉放松；而病房的目标则是促进相关功能的恢复，如鼓励运动、恢复肠道功能和饮食，同时还要进行疼痛管理和其他专门事项，如口腔护理。这两个环节的专业人员很少见面，也很少围绕他们各自的目标或如何实现目标而交换意见。几乎没有机会讨论，更难以做出选择用来促进彼此更好地达成目标。例如，麻醉人员可能不了解他们的选择在多大程度上会影响肠道功能的恢复，因为他们很少参与康复环节。病房护士也不知道他们在早期所做的选择对帮助患者恢复正常进食的有多大影响。这只是其中的一个例子，旨在说明各部门和专业人员之间的合作对于 ERAS 康复治疗的最佳实践是非常重要的。如果仔细研究重大手术患者的康复治疗环节，就会发现很多诸如此类的问题。

以上所述就是康复治疗改进的基本出发点：了解各个环节的复杂性并确保每个环节的工作人员都参与其中。同时，这也是 ERAS 协会实施方案的出发点。

二、ERAS 团队

参与 ERAS 实施方案（ERAS imple mentafion program，EIP）之前，每个参与小组要组建一个多专业和多学科团队，并由一名管理人员签署一份协议，确认该团队能抽出足够的时间执行 ERAS 实施方案中的任务（见下文）。

组建一个由参与患者疾病防治全流程的专业人士组成的团队是方案成功实施的关键。包括一位外科医生、一位麻醉医师、复苏室人员，更重要的是参与围手术期护理的每个环节的护士，这些是构成了病房 ERAS 团队的基础。此外，诸多环节需要有优秀的营养师和（或）物理治疗师参与，他们在 ERAS 团队中发挥重要作用。

ERAS 团队将选择一位组长，通常由一名医生担任，他将承担该小组和实施过程中的整体医疗职责。同时还有一名 ERAS 协调员，通常由一名护士担任。根据所涉及的患者数量，协调员需要参与其中约一半或者更多的工作流程。ERAS 协调员要合理整理提供的材料，制作病房的套餐医嘱、护理流程、备忘录、幻灯片、海报和其他信息等以支持方案的实施。在方案实施期间，团队会收到 ERAS 协会指南和有关交互式审核系统（见下文）的具有合规性的文件模板。ERAS 协调员还要准备授课，提供教育培训和信息给不同环节的参与人员。最后，也是非常重要的是，ERAS 协调员负责收集交互式审核的数据，并将其作为方案实施过程的一部分（见下文）。组长和 ERAS 协调员是 EIP 培训师和领队的主要联系人。

在方案实施过程中，ERAS 团队应每周或每两周召开一次会议，同时还要确保参与患者康复治疗的每个工作人员都充分了解引入 ERAS 方案后将会发生的变化。在这个信息交流过程中，听取不同专业人员的意见对了解不同环节的各种困难非常重要（见第十八章）。此外，ERAS 团队还将建立一个能够向参与康复治疗过程的所有环节提供持续反馈的系统。为此，外科和麻醉 / 重症监护部门的领导必须同意将该计划作为优先事项。为了给团队提供适当的资源，应告知领导层适当实施 ERAS 可以获得显著的临床和经济效益。

正如本书第一部分所回顾的，ERAS 方案中的每一项干预措施都是有证据支持的。它们是世界范围内被接受并采用的治疗方法，有大量的数据支持该方法的安全性和获益。ERAS 的"魔力"在于它能够让最佳的临床经验在尽可能多的患者身上得到应用。同时，遵守 ERAS 方案中的每一项内容并不需要 100% 达到效果。对于某些患者来说，使用 ERAS 的某些要素可能会发生一些意外的情况。但很多采用 ERAS 方案的机构声称，他们在初期阶段实际上只遵守了大约 50% 的干预措施，而将总体遵守率提高到 70% 才和改善预后有相关性（即更快地康复和更少的并发症）[2]（图 18-2）。

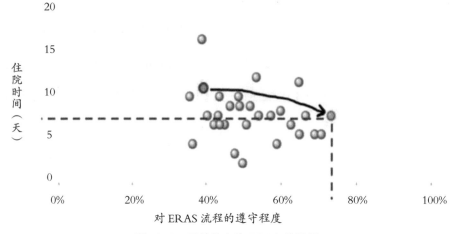

图 18-2　系统化实施 ERAS 的结果

本例证描述了实施 ERAS 方案的典型绩效演变。对 ERAS 流程的所有要素的遵守情况与住院时间进行对比，每个中心都用一个灰点表示。在洛桑大学附属医院，ERAS 原则在系统化实施前已经投入应用，但实际遵守率只有 40%（红点）。系统化实施后，遵守率几乎翻了一番，结直肠切除术后的住院时间也从 10 天减少到 6 天。

三、ERAS 实施方案

EIP 聚集了来自不同医院的各个团队，在 8 ～ 10 个月内举办 4 次研讨会（图 18-3）。研讨会上使用了一个非常标准化的实施流程，该流程是根据卫生改进研究所[3] 所阐述的专门为 ERAS 开发和定制的改进方法设计的。一名 ERAS 的医学专家和一名接受过 ERAS 实施培训的改进管理的领队将负责该项目。他们都是由 ERAS 协会挑选出来的，在 ERAS 实施和 ERAS 康复治疗方面都有着自己的个人经验。医院能从中获得的基本信息包括：ERAS 康复治疗的概念，方案的实施大纲，如何工作，以及如何使用交互式审核来让团队不断回顾他们的实践和结果。

研讨会期间，培训师对团队进行针对性辅导以帮助他们解决具体问题。在研讨会中，每个团队都会报告他们的进展、问题、解决这些问题的方法以及工作结果，并为下一个工作阶段制订计划。

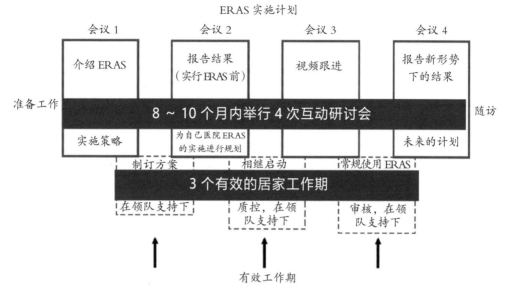

图 18-3　ERAS 实施方案概要

团队在 8 ~ 10 个月的时间里举办了 4 次研讨会。每个小组在 ERAS 培训师的指导下，在自己的医院开展活动。（本数据由 ERAS 协会提供）

从临床角度看，以循证医学为基础的 ERAS 指南需要转化为各医院的临床常规。要想从传统实践中实现巨大变化，最好是通过机构规范化条例并融入临床康复治疗流程来实现（图 18-4）。

ERAS 团队应投入足够的时间，通过回顾交互式质控系统所记录的实际康复治疗情况，为即将发生的变化做准备。第一次和第二次研讨会之间的工作时长约 2 个月，在此期间，

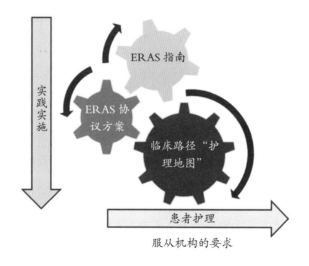

图 18-4　ERAS 的实施机制

成功实施全面的 ERAS 流程需要执行几个步骤。首先，建立一个机构性的 ERAS 规范方案，该方案应严格遵守基于循证医学的 ERAS 建议。然后，通过结合临床康复治疗流程将该方案转化为日常工作。

各小组要收集关于实践的基线数据。第一次工作期间收集的数据将在第二次会议期间进行审核。届时，整个团队将知道他们的实践在哪些方面需要根据实际数据进行完善。

在第二工作阶段，团队工作将从一名患者开始，他们的目标是完全按照 ERAS 方案进行康复治疗。然后对第一个患者进行回顾，并做出相应改进。同时要在其他患者实施这一流程之前，把相关问题和议题确定下来。每周结束后，团队要一起回顾全流程和结果，并定期让所有相关团队参与并汇报。随着时间的推移，更多复杂患者将被逐渐引入，让他们都按照 ERAS 方案进行治疗，同时采用交互式审核不断审查他们的过程和结果。

工作期间，各团队与 ERAS 的领队和培训师保持定期联系，然后各团队在最后两次研讨会上进行汇报。最后一次研讨会通常在开始后 9 个月左右举行，这时，团队通常已经在实践中做出了实质性的改变，并对其成果进行了完善。在最初的经验中，荷兰研究团队在荷兰的 35 家医院实施了 ERAS 项目，并设法使医院在为期 1 年的项目中把结肠切除术后患者的住院时间从 9 天缩减到 6 天[4]。其他中心也报告了类似经验（图 18-2）。更长期的随访表明，这些改进总体上是可持续的，但在不同医疗机构和团队之间还存在差异[5]。ERAS 实施计划的大部分经验来自结直肠手术[3]，但在大型妇科手术后，恢复情况也有所改善[6]，初步数据显示，在膀胱切除术中实施 ERAS 也很成功[7]。

参加 ERAS 项目的实施费用因国家而异（到目前为止，该项目已与瑞典、挪威、瑞士、法国、英国和加拿大的医院开展合作）。整个团队参加培训和使用 ERAS 交互式审核系统（见下文）1 年的平均费用约为 25000 美元。据估计，包括人员、时间等在内的课程总费用由前 20 名 ERAS 患者承担，前 50 名患者的平均节省费用约为 2000 美元 / 人[3]。

四、实施 ERAS 遇到的挑战

如上所述，有许多人和专业人员参与了大型手术患者的围手术期康复治疗。这些人员都接受过培训，都有自己的习惯，在做他们习惯的事情时或多或少都会有一定的舒适感。但面对新的患者时，管理方式的转变会使大多数医疗专业人员产生一些焦虑，特别是当他们的工作涉及对同行的考量时。当你明确知道用某种方式处理问题会有什么样的明确结果时，被要求使用另一种方法会给你带来结果的不确定性，而且这也需要一定的时间才能得到同样的舒适感。

鉴于大多数经过 ERAS 培训的团队对 ERAS 方案的遵守率约为 50%，这意味着许多治疗方法都需要进行改变，许多人都需要参与并改变他们的工作方式。这一点是方案实施过程中的真正挑战。这就是为什么做出改变需要非常充分的准备；这也意味着在开始使用具体方案之前，必须向所有人提供完整的信息，并在相关数据变化之后，有充足的时间进行讨论，因为人们可能存在公开的和沉默的反对意见。重要的是，在处理这些问题时要给予适当的尊重和理解——因为大家需要时间来做出改变，而且大多数人实际上本身不乐于改变。现实数据也非常具有说服力，它向每个人展示了实际发生的情况，而不是用毫无根据的观念来做决定。

因此，实现行为改变是需要一定时间的。重要的是，运行 ERAS 项目的团队要充分参与并团结一致，要以舒适的工作态度来实施 ERAS 项目。ERAS 团队必须亲自获得第一手经验，这样才能帮助其他同行遵循这些流程并更为广泛地开展工作。

图 18-5 给出了成功实施 ERAS 的要点。多学科团队的方法对于建立机构 ERAS 方案、监测其应用和临床结果是关键且必要的。对绩效的批判性分析有助于克服困难并说服质疑者。下文和第二十章概述了前瞻性审核的关键作用。

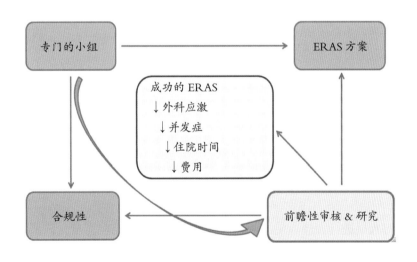

图 18-5 一个成功的 ERAS 方案的要点

　　一个成功的 ERAS 方案已被证明可以改善手术应激反应，从而减少术后并发症，并降低住院时间和费用。实施和维持一个成功的 ERAS 方案需要付出相当大的努力。首先需要组建一个多学科团队，团队的重要成员包括外科医生、麻醉医师、护士、营养师和医院管理部门；团队负责人通常由一名资深外科医生担任。ERAS 小组制订的规范基于已出版的指南推荐。各环节要高度符合各种治疗、护理流程。对预定方案的应用和临床结果进行前瞻性监测，以确定最终的问题，从而提高绩效。定期召开团队会议（每 2～4 周）有助于在初步实施后保持良好的临床效果。最后，临床研究有助于进一步发展 ERAS 康复治疗。

五、ERAS 交互式审核系统（EIAS）

鉴于大型手术围手术期康复流程的复杂性，成功实施 ERAS 的关键是让员工了解他们所做的工作会影响到下一个环节。已发布的 ERAS 指南以及本手册的第一部分就会对预后产生影响的因素进行了概述，每一个组成因素都在流程中发挥着作用。知晓遵守指南及其对结果产生的影响将有助于流程改变时做出正确选择。ERAS 协会与其 IT 合作伙伴 Encare AB 合作，创建了 ERAS 交互式审核系统来为团队提供支持。这是一个在线软件，在 ERAS 实施期间和之后使用。该系统的开发是为了帮助各单位实施 ERAS，同时也是为了持续更新他们的临床实践，并实时提供持续审核。该系统随着 ERAS 协会指南的修改和可用程序数量的增加而不断更新（表 18-1）。

表 18-1　ERAS 交互式审核系统下的一系列外科手术和系统更新

现行手术	建设中的手术	规划中的手术
结肠切除术	肝脏切除术	耳鼻喉科手术
直肠切除术	髋关节置换术	乳房重建
胰腺切除术	膝关节置换术	非心脏的胸腔手术
膀胱切除术	肥胖症手术	食管切除术
胃切除术	肾脏切除术	
	大型妇科手术	

在交互式审核系统中，团队收集并输入患者信息、遵守 ERAS 指南的康复流程、围手术期数据（手术和麻醉）以及康复的重要节点。随访的时间为术后 30 天。更长时间的随访模块正在建设中。

该系统对数据进行管理，使团队能够实时随访所有已出院患者。该系统允许即时访问所有数据，并开发一系列内置功能，让用户深入研究数据集，检查患者的康复情况、住院时间，以及可能延迟出院的并发症和症状等结果（图 18-6）。

ERAS 交互式审核系统是一个帮助团队分析潜在问题并找到解决方案的工具。在培训期间，ERAS 交互式审核系统使团队能够看到在整个围手术期康复治疗中患者的实际情况。

这通常是团队有史以来第一次可以看到他们以团队形式提供的实际康复治疗流程。这也是他们第一次可以将结果与治疗过程关联起来，并集中精力改进尚未完善的治疗项目。在做出改变后，团队可以实时跟踪变化，并向有关单位汇报，包括对患者预后的任何影响。该系统还允许与系统中的其他团队进行数据比较。

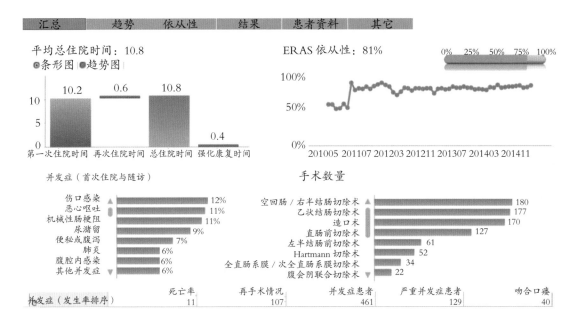

图 18-6　ERAS 交互式审核系统

该图为总结性表格，提供了平均住院时间、手术方式、并发症和主要结果的数据概览，以及随着时间推移对 ERAS 协会指南的遵守情况。表格上的深层信息可供 ERAS 团队随时查阅。（图片由 ERAS 协会提供）

六、ERAS 协会实施网络框架

ERAS 协会正通过"卓越协会中心"建立一个 ERAS 培训单位网络。根据其经验和能力选出这些单位，用于帮助协会培训其所在地区或国家的其他机构，这些单位自身可能也经历过 ERAS 实施项目。成为 ERAS 培训单位需要在一个高水平的基础上使用 ERAS 原则，并完成 ERAS 协会举办的"培训单位"教育课程。ERAS 实施项目目前正在全世界多个国家进行，包括挪威、瑞典、瑞士、英国、法国和加拿大。此外，"卓越协会中心"也陆续在其他国家成立，包括美国、波兰、西班牙、法国、菲律宾、南非、阿根廷等。还有更多的国家正在等待加入这一项目。

我们的愿景是建立一个可供大量用户使用的大型系统，以促进研究的改进，并建立一个可帮助各单位机构采用最新循证医学证据的系统——因为新的循证医学证据出现的速度日新月异。

参考文献

［1］LASSEN K.Patterns in current perioperative practice: survey of colorectal surgeons in five northern European countries［J］. BMJ, 2005, 330(7505): 1420-1421.

［2］GUSTAFSON U O. Adherence to the enhanced recovery after surgery protocol and outcomes after colorectal cancer surgery［J］. Arch Surg, 2011, 146(5):571-577.

［3］ROULIN D. Cost-effectiveness of the implementation of an enhanced recovery protocol for colorectal surgery［J］. Br J Surg, 2013, 100(8):1108-1114.

［4］GILLISSEN F. Structured synchronous implementation of an enhanced recovery program in elective colonic surgery in 33 hospitals in The Netherlands［J］. World J Surg, 2013, 37(5):1082-1093.

［5］GILLISSEN F. Sustainability of an enhanced recovery after surgery program (ERAS) in colonic surgery［J］. World J Surg, 2015, 39(2):526-533.

［6］WIJK L. Implementing a structured enhanced recovery after surgery (ERAS) protocol reduces length of stay after abdominal hysterectomy［J］. Acta Obstet Gynecol Scand, 2014, 93(8):749-756.

［7］PERSON B, CARRINGER M, ANDRÉN O, et al. Initial experiences with the enhanced recovery after surgery (ERAS®) protocol in open radical cystectomy［J］. Scand J Urol, 2015, 49(4):302-307.

第十九章
加速康复外科方案的案例演练

Anthony J. Senagore 著
谢宇翔 译 张楠 校

在本书的其他章节更全面地讨论了手术后加速康复方案的各组成部分和患者从中的获益。本章讨论的重点是采用强有力的加速康复计划带来的制度效益。制度效益的两个主要来源包括减少资源消耗和避免潜在并发症。这些效益最终呈现为康复治疗质量的提高和成本的降低。人们常常担心推行加速康复计划的复杂性和成本，但实际上，加速康复医疗护理各部分原则易得易用，且与标准医疗护理相比成本更低。即使面对的是简单的、以循证医学为基础的康复流程，且有利于医患双方，但由于医疗卫生系统中改变传统习惯的困难，导致加速康复策略推行缓慢。本章虽以结直肠手术为例，但原则上适用于其他手术。

一、ERAS 对住院时间的影响

大多数西方国家的医疗保健系统都面临着控制医疗费用增长的巨大压力，尤其是外科手术费用的增长。由于大多数结直肠疾病在部分人群中，从病理学上具有可预测的流行发病率，因此在提供医疗服务的机构层面控制成本的唯一选择是重新设计流程，规范康复治疗流程，并降低真正可预防的并发症的发生率。自 2000 年加速康复外科被广泛采用以来，减少住院时间为所有卫生保健系统带来了持续效益，这是提高医疗机构生产率和节约成本的主要驱动力[1-5]。在基础层面上，缩短住院时间可以使更多的患者在医疗资源（如医院病床数量和住院患者病区护理级别）有限的情况下接受治疗。这一益处在所有的研究中，无论是开腹手术还是腹腔镜手术中均得到证实[6]。采用创新的康复流程和腹腔镜技术后，临床数据表明住院时间缩短了 2 ~ 5 天。

二、腹腔镜结肠手术的应用

由于担心肿瘤切除不够彻底，腹腔镜结肠切除术的广泛推广较为缓慢；然而，前瞻性随机研究有力地证实了其手术效果与开放性手术无显著差异[7,8]。这些研究还在继续，在缺乏系统性加速康复流程的情况下，腹腔镜结肠手术较开放性结肠切除术住院时间也有缩短。然而，我们应该认识到，增加选择腹腔镜手术的病例是提供系统收益的重要组成部分，即使在加速康复外科中也是如此[6,9-13]。数据清楚地表明，腹腔镜手术是能够安全、持续、稳定地减少住院时间和改善医疗系统中的其他效果的关键[9,13]。在系统层面，Archibald 等人表明，除了采用加速康复外科策略外，10% 的开放性结肠手术转变为腹腔镜结肠切除术也是缩短住院时间的重要因素。类似的，Bosio 等人在一项病例对照研究中表明，腹腔镜和 ERAS 联合使用可使住院[13]时间缩短 5 天。然而，在美国，腹腔镜结肠切除术仍有很大的地域差异，开展率从 0% 到 67% 不等[14]。随着腹腔镜手术数量和腹腔镜技术培训机会的增加，越来越多数据支持应当尽可能广泛采用腹腔镜结肠切除术。

三、特定的组成模块

很难梳理出腹腔镜结肠切除术作为加速康复外科组成部分的好处。但有证据表明，腹腔镜技术使得与护理简化相关的特定并发症有所减少。Cakir 等人评估了多种加速康复外科常用技术，并确定使用腹腔镜手术、麻醉拔管前鼻胃管取出、术后 24h 内鼓励活动、第 1 天开始使用非甾体抗炎药、第 2 天去除胸段硬膜外阻滞是住院时间[15]的独立预测因素。

避免术后肠梗阻是减少非必要的延迟出院和降低康复治疗费用[16]的一个非常重要的组成部分。术后肠梗阻是导致延迟出院和护理费用及资源消耗显著增加的重要因素。降低肠梗阻发生率的两种主要方法是使用爱维莫潘（alvimopan）预防和减少麻醉药使用的多模式镇痛。虽然爱维莫潘并没有作为加速康复外科策略的一部分被常规提及，但是大量的数据表明，使用这种制剂可以同时降低肠梗阻发病率和住院时间[17-19]。每个医护团队都应该评估自己使用的加速康复外科计划，因为增加使用爱维莫潘的相对剂量（如用于术前预防术中麻醉暴露的情况除外）取决于随后使用的麻醉剂量，因为肠梗阻风险似乎与麻醉剂量有关[20-22]。

加速康复外科的另一个主要模块是有效的多模式镇痛，因为它不仅降低了肠梗阻的风险，而且可以让患者早期下床活动，这体现了它特有的优势。多模式镇痛的各组成部分因不同医疗机构而异；然而常用的治疗策略包括硬膜外阻滞、腹横筋膜平面（transversus abdominis plane，TAP）阻滞、非甾体抗炎药、加巴喷丁和对乙酰氨基酚[23-27]。在腹腔镜结肠切除术中，硬膜外阻滞是不是一个重要的辅助镇痛方法尚不清楚，但不使用该方法可以避免一个额外的步骤及其相关费用[28,29]。因此，文献提示经济实惠的口服镇痛联合外科常用的 TAP 阻滞麻醉是一种非常有效的围手术期镇痛方案。对于开放式结肠切除术，则有更多的数据支持硬膜外阻滞在结构化加速康复外科中的作用[30-33]。

手术部位感染（surgical site infection，SSI）是另一种与结肠切除术相关的常见并发症，可导致患者发病率、死亡率升高，护理费用增加和住院时间延长。同样，与开放结肠切除术相比，腹腔镜结肠切除术相关的 SSI 相对减少[34-36]。在 ERAS 协会指南中的一个主要论题是建议避免机械性肠道准备，至少在开放结肠手术中被推荐[37]。这一建议是基于系统性回顾，发现使用机械性肠道准备与不使用肠道准备并没有降低 SSI 率，但主要的制约条件是肠道准备组所进行的准备中不包括口服抗生素[37]的使用。这种差异已经被研究证实，放弃口服抗生素 / 机械肠道准备制剂的策略后，SSI 发生率较高，而再次使用后 SSI 发生率较低[38-41]。

虽然口服抗生素的需要是明确的，但口服抗生素是否需要机械肠道准备制剂才能发挥作用尚未有明确研究结果[42]。适当地静脉预防性使用抗生素的问题已经得到了很好的研究，且可以基于循证医学证据适当地选择应用[43]。这些数据支持了低成本策略的作用，有效地降低结肠切除术后 SSI 风险，外科医生应该优先考虑将这些措施添加到他们的 ERAS 方案中。

四、加速康复外科的成本效益

与加速康复外科相关的数据清楚地表明，通过采用这些降低开销的策略，有许多控制花费的潜在方法。事实上，除了采用加速康复外科策略的复杂流程外，个别组成部分相对便宜，即使在成本受限的条件下也容易获得成效[44-48]。Sammour 等人认为采用加速康复外科策略的成本为 102000 新西兰元时，每个患者[49]可以产生 6900 新西兰元的极好的回报率。Delaney 等人也证明了类似的获益，并强调了各种降低相关成本的方法，包括缩短住院时间、更低的并发症发生率、更低的实验室使用率、影像和药物资源使用率[11]。这些成本收益可以在加速康复外科策略的构建中列入考虑，并允许相关人员对自身康复治疗过程和所管理的人群进行相关财务风险评估[49,50]。

五、小结

与加速康复外科策略相关的数据，特别是与腹腔镜技术相结合的部分，可以持续有效地降低成本，同时产生卓越的临床结果。这完全符合外科主任和医院行政领导所要求实施的一套低成本、高效的康复治疗程序。每个团队应根据实际经验定期评估，进一步解决并修改临床剩余问题。这些评估应包括临床和财务分析，以及规避风险的潜在成本。以此实践方法来进行经营管理将产生最大程度的创新，并为结肠直肠外科患者提供更加优质且经济的康复治疗。

关键信息

●通过引入加速康复外科中避免对康复产生负面影响的康复治疗策略，来切实地保障住院安全并缩短住院时间。

●即使引入了加速康复外科，大量开展微创结肠直肠切除术仍将是显著改善整个加速康复系统的必要条件。

●术后肠梗阻的预防是一项重要的辅助措施，因为在结肠切除术人群中，这一因素的不确定性占用了许多不必要的康复治疗天数。

●一个多模式、麻醉药最小化的镇痛流程能非常有效地管理术后疼痛，同时可避免阿片类药物相关的不良事件。

●康复治疗的标准化和采用有效、经济的护理模式，将为加速康复外科的使用者减少巨大成本。

参考文献

［1］KEHLET H, WILMORE D W. Evidence-based surgical care and the evolution of fast-track surgery［J］. Ann Surg, 2008, 248(2):189-198.

［2］BASSE L, THORB J E, LSL K, et al. Colonic surgery with accelerated rehabilitation or conventional care［J］. Dis Colon Rectum, 2004, 47(3):217-271.

［3］ABRAHAM N S, BYRNE C M, YOUNG J M, et al. Metaanalysis of non-randomized comparative studies of the short-term outcomes of laparoscopic resection for colorectal cancer ［J］. ANZ J Surg, 2007, 77(7):508-516.

［4］WIND J, POLLE S W, FUNG K J P H, et al. Systematic review of enhanced recovery programmes in colonic surgery［J］. Br J Surg, 2006, 93(7):800-809.

［5］GOUVAS N, TAN E, WINDSOR A, et al. Fast-track vs standard care in colorectal surgery: a meta-analysis update［J］. Int J Colorectal Dis, 2009, 24(10):1119-1131.

［6］VLUG M S, WIND J, HOLLMANN M W, et al. Laparoscopy in combination with fast track multimodal management is the best perioperative strategy in patients undergoing colonic surgery: a randomized clinical trial (LAFA-study)［J］. Ann Surg, 2011, 254(6):868-875.

［7］FRANKS P J, BOSANQUET N, THORPE H, et al. CLASICC trial participants. Short-term costs of conventional vs laparoscopic assisted surgery in patients with colorectal cancer (MRC CLASICC trial)［J］. Br J Cancer, 2006, 95(1):6-12.

［8］Clinical Outcomes of Surgical Therapy Study Group. A comparison of laparoscopically assisted and open colectomy for colon cancer［J］. N Engl J Med, 2004, 350(20):2050-2059.

［9］ARCHIBALD L H, OTT M J, GALE C M, et al. Enhanced recovery after colon surgery in a community hospital system［J］. Dis Colon Rectum, 2011, 54(7):840-845.

［10］SENAGORE A J, DUEPREE H J, DELANEY C P, et al. Cost structure of laparoscopic and open sigmoid colectomy for diverticular disease: similarities and differences［J］. Dis Colon Rectum, 2002, 45(4):485-490.

［11］DELANEY C P, KIRAN R P, SENAGORE A J, et al. Case-matched comparison of clinical and financial outcome after laparoscopic or open colorectal surgery ［J］. Ann Surg, 2003, 238(1):67-72.

［12］SENAGORE A J, DUEPREE H J, DELANEY C P, et al. Results of a standardized technique and postoperative care plan for laparoscopic sigmoid colectomy: a 30-month experience ［J］. Dis Colon Rectum, 2003, 46(4):503-509.

［13］BOSIO R M, SMITH B M, AYBAR P S, et al. Implementation of laparoscopic colectomy with fast-track care in an academic medical center: benefits of a fully ascended learning curve and specialty expertise ［J］. Am J Surg, 2007,193(3):413-5. Discussion 415-416.

［14］REAMES B N, SHEETZ K H, WAITS S A, et al. Geographic variation in use of laparoscopic colectomy for colon cancer ［J］. J Clin Oncol, 2014, 32:3667-3672.

［15］CAKIR H, VAN STIJN M F, LOPES CARDOZO A M, et al. Adherence to enhanced recovery after surgery and length of stay after colonic resection ［J］. Colorectal Dis, 2013, 15(8): 1019-1025.

［16］ASGEIRSSON T, EL-BADAWI K I, MAHMOOD A, et al. Postoperative ileus: it costs more than you expect ［J］. J Am Coll Surg, 2010, 210(2): 228-231.

［17］HARBAUGH C M, AL-HOLOU S N, BANDER T S, et al. A statewide, community-based assessment of alvimopan's effect on surgical outcomes ［J］. Ann Surg, 2013, 257(3):427-432.

［18］ITAWI E A, SAVOIE L M, HANNA A J, et al. Alvimopan addition to a standard perioperative recovery pathway ［J］. JSLS, 2011, 15(4):492-498.

［19］DELANEY C P, CRAVER C, GIBBONS M M, et al. Evaluation of clinical outcomes with alvimopan in clinical practice: a national matched-cohort study in patients undergoing bowel resection ［J］. Ann Surg, 2012, 255(4):731-738.

［20］BARLETTA J F, ASGEIRSSON T, EL-BADAWI K I, et al. Introduction of alvimopan into an enhanced recovery protocol for colectomy offers benefit in open but not laparoscopic colectomy ［J］. J Laparoendosc Adv Surg Tech A, 2011, 21(10):887-891.

［21］MADBOULY K M, SENAGORE A J, DELANEY C P. Endogenous morphine levels after laparoscopic versus open colectomy ［J］. Br J Surg, 2010, 97(5):759-764.

［22］BARLETTA J F, ASGEIRSSON T, SENAGORE A J. Influence of intravenous opioid dose on postoperative ileus ［J］. Ann Pharmacother, 2011, 45(7–8):916-923.

［23］GATT M, ANDERSON A D, REDDY B S, et al. Randomized clinical trial of multimodal optimization of surgical care in patients undergoing major colonic resection ［J］. Br J Surg, 2005, 92(11):1354-1362.

［24］ZUTSHI M, DELANEY C P, SENAGORE A J, et al. Randomized controlled trial comparing the controlled rehabilitation with early ambulation and diet pathway versus the controlled rehabilitation with early ambulation and diet with preemptive epidural anesthesia/analgesia after laparotomy and intestinal resection ［J］. Am J Surg, 2005, 189(3):268-272.

［25］BASSE L, THORBOL J E, LOSSL K, et al. Colonic surgery with accelerated rehabilitation or conventional care ［J］. Dis Colon Rectum, 2004, 47(3):271-277.

［26］KELLER D S, ERMLICH B O, SCHILTZ N, et al. The effect of transversus abdominis plane blocks on postoperative pain in laparoscopic colorectal surgery: a prospective, randomized, double-blind trial ［J］. Dis Colon Rectum, 2014, 57(11):1290-1297.

［27］KELLER D S, STULBERG J J, LAWRENCE J K, et al. Process control to measure process improvement in colorectal surgery: modifications to an established enhanced recovery pathway ［J］. Dis Colon Rectum, 2014, 57(2):194–200.

［28］SENAGORE A J, DELANEY C P, MEKHAIL N, et al. Randomized clinical trial comparing epidural anaesthesia and patient-controlled analgesia after laparoscopic segmental colectomy ［J］. Br J Surg, 2003, 90(10):1195-1199.

［29］LEVY B F, TILNEY H S, DOWSON H M, et al. A systematic review of postoperative analgesia following laparoscopic colorectal surgery ［J］. Colorectal Dis, 2010, 12(1):5-15.

［30］HALABI W J, KANG C Y, NGUYEN V Q, et al. Epidural analgesia in laparoscopic colorectal surgery: a nationwide analysis of use and outcomes ［J］. JAMA Surg, 2014, 149(2):130-136.

［31］SWENSON B R, GOTTSCHALK A, WELLS L T, et al. Intravenous lidocaine is as effective as epidural bupivacaine in reducing ileus duration, hospital stay, and pain after open colon resection: a randomized clinical trial［J］. Reg Anesth Pain Med, 2010, 35(4): 370-376; 8151.

［32］FEO C V, LANZARA S, SORTINI D, et al. Fast track postoperative management after elective colorectal surgery: a controlled trial［J］. Am Surg, 2009, 75(12):1247-1251.

［33］BRAUMANN C, GUENTHER N, WENDLING P, et al. Multimodal perioperative rehabilitation in elective conventional resection of colonic cancer: results from the German Multicenter Quality Assurance Program "Fast-Track Colon II"［J］. Dig Surg, 2009, 26(2):123-129.

［34］KIRAN R P, EL-GAZZAZ G H, VOGEL J D, et al. Laparoscopic approach significantly reduces surgical site infections after colorectal surgery: data from national surgical quality improvement program［J］. J Am Coll Surg, 2010, 211(2):232-238.

［35］AIMAQ R, AKOPIAN G, KAUFMAN H S. Surgical site infection rates in laparoscopic versus open colorectal surgery［J］. Am Surg, 2011, 77(10):1290-1294.

［36］LAWSON E H, HALL B L, KO C Y. Risk factors for superficial vs deep/organ-space surgical site infections: implications for quality improvement initiatives［J］. JAMA Surg, 2013, 148(9):849-858.

［37］GUSTAFSSON U O, SCOTT M J, SCHWENK W, et al. Guidelines for perioperative care in elective colonic surgery: enhanced recovery after surgery (ERAS) society recommendations［J］. World J Surg, 2013, 37:259-284.

［38］ENGLESBE M J, BROOKS L, KUBUS J, et al. A statewide assessment of surgical site infection following colectomy: the role of oral antibiotics［J］. Ann Surg, 2010, 252(3):514-519.

［39］WICK E C, HOBSON D B, BENNETT J L, et al. Implementation of a surgical comprehensive unit-based safety program to reduce surgical site infections［J］. J Am Coll Surg, 2012, 215(2): 193-200.

［40］CANNON J A, ALTOM L K, DEIERHOI R J, et al. Preoperative oral antibiotics reduce surgical site infection following elective colorectal resections［J］. Dis Colon Rectum, 2012,

55(11):1160-1166.

［41］CROLLA R M, VAN DER LAAN L, VEEN E J, et al. Reduction of surgical site infections after implementation of a bundle of care ［J］. PLoS One, 2012, 7(9): e44599.

［42］HENDREN S, FRITZE D, BANERJEE M, et al. Antibiotic choice is independently associated with risk of surgical site infection after colectomy: a population- based cohort study ［J］. Ann Surg, 2013, 257(3):469-475.

［43］ZELHART M, HAUCH A T, SLAKEY D P,et al. Preoperative antibiotic colon preparation: have we had the answer all along? ［J］. JACS, 2014, 219(5):1070-1077.

［44］NYGREN J, SOOP M, THORELL A, et al. An enhancedrecovery protocol improves outcome after colorectal resection already during the first year: a single-center experience in 168 consecutive patients ［J］. Dis Colon Rectum, 2009, 52(5):978-985.

［45］MAESSEN J, DEJONG C H, HAUSEL J, et al. A protocol is not enough to implement an enhanced recovery programme for colorectal resection ［J］.Br J Surg, 2007, 94(2):224-231.

［46］FEARON K C, LJUNGQVIST O, VON MEYENFELDT M, et al. Enhanced recovery after surgery: a consensus review of clinical care for patients undergoing colonic resection ［J］. Clin Nutr, 2005, 24(3):466-477.

［47］HENDRY P O, HAUSEL J, NYGREN J, et al. Determinants of outcome after colorectal resection within an enhanced recovery programme ［J］. Br J Surg, 2009, 96(2):197-205.

［48］RONA K, CHOI J, SIGLE G, et al, SENAGORE A J. Enhanced recovery protocol: implementation at a county institution with limited resources ［J］. Am Surg., 2012, 78(10):1041-1044.

［49］SAMMOUR T, ZARGAR-SHOSHTARI K, BHAT A,et al. A programme of enhanced recovery after surgery (ERAS) is a cost-effective intervention in elective colonic surgery ［J］. N Z Med J, 2010, 123(1319):61-70.

［50］ASGEIRSSON T, JREBI N, FEO L, et al. Incremental cost of complications in colectomy: a warranty guided approach to surgical quality improvement ［J］. Am J Surg, 2014, 207(3):422-426.

第二十章
加速康复外科方案质量控制的必要性和方法

Andrew Currie and Robin Kennedy　著
陈骏毅　译　涂小煌　校

临床质量控制是有效临床监控的重要组成部分。实行定期和全面质量控制的外科部门能向患者提供本部门相关的医疗质量数据，并向支付方提供保障及规范医疗行为。设计上乘且能被良好实行的质量控制，还应该能使外科医生可以持续提高其医疗服务质量。

外科医生历来一直处于临床质量控制的前沿。Ernest Codman 是马萨诸塞州总医院的一名外科医生，他是一位做出诸多贡献的质控先驱，创造性地制作了第一个术中麻醉记录、第一个肿瘤注册和第一个外科医生一年个人成果记录。在那个时代，引用 Codman 的话说就是"每家医院都应该对每位接受其治疗的患者进行足够长的、能够确定其所接受的治疗是否成功的追踪，然后再询问成功与否，如果没有成功，再去思考为什么。"然而，Codman 对检测手术治疗成果的热情却成为他最大的职业不利因素，外科界把他赶出了波士顿——他单纯的只是一个超越了那个时代的先驱。现代外科已经融合了来自心脏和胃肠外科的、在全国性实践中被证明能显著改善医疗质量的临床质量控制经验。Donabedian 模式将医疗质量概念化为三个相互关联的组成部分：结构、过程和结果。"结构"指提供治疗的环境，如医生和机构的经验、护理的比例和电子病历的使用，例如结直肠外科的结构就包括医院和外科医生数量及专家执业资质等。"过程"是指所提供的医疗活动。过程的评估为是否针对确定的患者群体实施了特定的干预，如入院前的患者教育或术前抗生素的使用。"成果"是指提供治疗的结果，例如死亡率和发病率、SSI、生活质量和患者满意度等。其基本思想是系统化的设计结构能影响所提供治疗的过程，进而影响患者治疗的结局。这些组成部分中的任何一个都可以在质量控制中进行评估，然后对其进行修改以提高整体医疗质量。

本章将探讨外科质量控制的不同方法，并用临床实践中的例子加以说明，界定质量控制与加速康复治疗的相关性，并描述对加速康复项目进行质量控制的可能选择。本章的基础是 Medline 和 EMBASE 数据库的描述性搜索，使用"临床质量控制"和"手术"的关键字以及同义词和（或）"快速康复"。

一、为什么要进行质量控制

外科医生希望将质量控制纳入其工作的原因可能有很多。在当地治疗的病例中，对特定患者的治疗结果或治疗过程产生的特殊兴趣与关注是一种常见的驱动因素，而另一个常见因素就是那些由国家主导的、由临床医生团体或卫生保健监管机构推动的项目，其结果可用于推动地方医疗质量的改进。最近，针对 140 项研究的 Cochrane 系统评价表明，在专业实践中，尤其是当可以用结构化与可重复的格式提供反馈时，临床质量控制显现出微小但明确的推动作用。已有证据证明由临床医生推动的质量改进措施比过程管理类的措施能够产生更大的影响力。一项针对严重脓毒症患者的改善存活计划就是一个很好的例子。该计划通过对 165 家医院的严重脓毒症患者实行临床路径管理，在计划实施的最初阶段，执行度（与实际实施的相关性）提高了 18%，计划实施 2 年后上升到 36%[1]，这一计划导致了严重脓毒症死亡率的大幅降低（36% ~ 30.8%）。

二、胃肠外科的质量控制和质量改进

以往的胃肠道肿瘤手术的质量改进方案主要集中关注选择性转诊、过程的规范化和有反馈数据的结果登记。例如，从 1993 年到 1997 年，挪威进行了一项以执行全直肠膜切除术（total mesorectal excision, TME）为标准的直肠癌治疗的选择性转诊和国家质量控制项目，每家医院都有一名指定的外科医生负责提交临床数据和手术数据。挪威的全国外科学会规定，只有专门的胃肠外科医生才能进行直肠癌手术。这些外科医生在 Bill Heald 教授（这项技术的先驱）的主持下接受了大师班的培训，所有的病理学家都接受了利兹大学 Quirke 教授关于报告 TME 标本的培训。在随访和追踪挪威出生的有进行肿瘤登记的可全面进行分析的患者资料后，发现直肠癌 TME 手术局部复发率从 12% 大幅降低到 6%，4 年生存率从 60% 提高到 73%。

ACS 的 NSQIP 是胃肠外科领域中研究最为深入的质量改进项目。从 1991 年到 2001 年执行 NSQIP 以来，30 天手术并发症的发生率显著降低，从 17.5% 降至 9.5%，30 天死亡率从 3.1% 降至 2.3%[2]。目前，美国和加拿大的 400 多家医院参加了 ACS 的 NSQIP，每家医院都被要求支付项目参与费，参与项目比赛，并提供收集培训数据进行外科临床分析的基金。所有数据都通过网络上的输入程序报告给 NSQIP，通过电话或邮件与手术患者直接沟通以及通过搜索公开的死亡记录来完成 30 天的随访，提高了 30 天结果报告的有效性。该项目收集了超过 130 例术前、术中和术后的数据变量，并报告了超过 20 个风险调整结果，包括 30 天死亡率、血栓栓塞性疾病、SSI（浅表、深部和器官内）和非计划性二次手术，以及其他疾病的发病率。

NSQIP 为参与机构提供报告，用以与其他参与该项目医院的风险调整结果进行比较。参与者还可以获得最佳实践指南和风险计算模型来辅助向患者进行手术风险告知，并可以使用相关数据进行研究。一些更多的地方推动的项目，例如马萨诸塞州的结肠切除术优化项目，就是使用 NSQIP 数据，以循证医学为基础来确定结肠切除术的外科优化措施，并评估他们的实施后的结果[3]。如果不执行这些主要措施，意味着并发症发生率增加，一个措施执行缺失会增加 60% 的并发症发生概率。NSQIP 中的加速康复方案（the enhanced recovery in NSQIP，ERIN）是一种新的协作计划，此计划可以帮助团队完成结直肠治疗的临床路径。ERIN 包含了新的路径和疗效评估，该评估嵌入针对结直肠专用加速康复外科的 NSQIP 项目之中，如多模式镇痛、目标导向的液体管理、早期营养和下床活动等。

三、加速康复外科中的质量控制和质量改进

临床路径可有效地提高围手术期医疗质量，尤其是那些患者量大、并发症发生率高的手术（如胃肠手术）。加速康复外科是一项以循证医学为基础的多学科协作护理实践，目

的是减少手术应激和改善患者的康复。其中包含多达 30 种单独的干预措施。有些措施可能非常复杂，这意味着所有的干预措施都具有挑战性，因此质量控制可能会有所帮助。加速康复外科项目的质量控制应包括对每个患者实施护理过程的执行度记录。ERAS 的安全性已在许多随机试验中得到证实，一些研究和荟萃分析已经显示了 ERAS 的有效性[4]。并发症发生率下降、肠功能恢复加快、活动更早、疼痛评分降低和住院时间缩短等特点都已被证实，但我们不太了解 ERAS 在临床实施过程中是如何发挥作用的。

　　在英国斯卡伯勒市进行的一项研究探讨了接受 ERAS 治疗的患者的治疗结果。此项研究对比了由同一外科团队实施并采用相同的治疗方案的 RCT 与非 RCT 研究结果[5]。虽然试验组患者依从性高，但两组在并发症的发生或术后住院时间几乎没有差异。然而，在一项纳入病例数更多的单中心研究中，Gustaffson 和同事研究发现措施执行度与结果之间呈正相关[6]。随着时间的推移，ERAS 方案在医院内开展得更加广泛，措施执行度也得到了改善，而措施执行度增加也伴随术后并发症的下降和康复的改善。最近，实行 ERAS 的团队发表了一项针对 2300 多名接受择期结直肠癌手术患者的多变量分析结果[7]，随着 ERAS 围手术期因素中措施执行度增加，并发症发生率和住院时间减少（图 20-1）。在 ERAS 协会的联合数据库的支持下得出了这种分析结果，这就是数据库如何在加速康复中提高手术质量的一个主要案例。

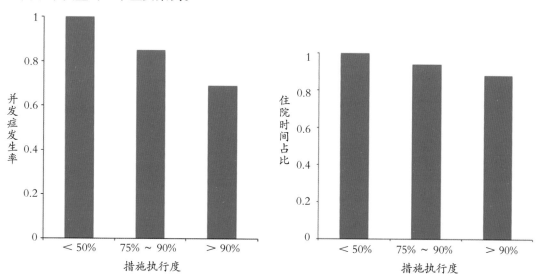

图 20-1　ERAS 措施执行度对并发症发生率与住院时间的影响

图片经授权摘自 *Ann Surg* 杂志，第 261 卷，第 6 期的 "The impact of enhanced recovery protocol compliance on elective colorectal cance resection: results from an international registry"，1153—1159 页。

然而，措施执行度可以上下波动，而措施的实施应有持续性，这一点非常重要。加速康复措施也需要持续优化，尽管可能对早期产生积极结果有一定困难。大约40%的公共卫生干预措施在执行之后或研究结束后没有能够被坚持。ERAS是一种复杂的、多模式的、多学科的干预措施，保持其可持续性是一项特殊的挑战。荷兰的一项单中心研究表明，在ERAS的实施阶段，结肠癌患者术后住院时间显著缩短[8]，并发症明显减少。然而，在实施后的2年里，随着一些方面的措施执行度下降，总住院时间也随之增加。研究机构应该拥有优秀的ERAS方案和加速康复外科的先行者。其中一位荷兰笔者总结道，"一个方案是不够的。"持续的审计与数据监测及分析对于提供和维持由基于ERAS的围手术期护理的改进是至关重要的。

四、关于如何进行质量控制的实用提示

（一）什么是一个好的质量控制结果

●提前预判接下来要进行的外科护理是可以从多方面被衡量，并且在实践中的改变或改进将是有益的。

●拟定一个方便他人阐述并且尽可能简单的问题。

●能够在可用资源（员工、时间、IT）范围内获得结果。

●获得当地的支持，与机构的总体质量控制优先事项保持一致，以及让当地医院临床质量控制部门的早期参与，都可以大幅度提高质量。

●参与国家、区域或国际质量控制工作本身具有可以进行点对点对比的显著优势，以便开展当地的工作时可以将精力更集中于高质量的数据提交和工作结果调查本身。

（二）寻找和设置标准

●在建立标准时，有许多国家参考来源／指南，例如，《选择性结肠手术围手术期治疗指南》和《胃切除术后加速康复外科的共识指南》，这些指南均由ERAS协会发表。

●在商定了一个标准后，定义一个具有最低预期表现水平的基线或标准。

（三）收集数据

●通过使用现有已获得的数据资料和允许访问数据的网络系统，可以尽量减少新数据的收集工作。

●在设计数据收集的形式之前，要明确设计方案。

●确定谁在收集数据——要求加速康复的推动者既要主动又要精准地收集数据，但如果团队中的其他成员共同承担责任会更有优势。NSQIP 就使用经过专门训练的护士负责数据收集。

●收集最少的数据来回答质量控制问题，尽可能选择前瞻性数据，避免对"感兴趣"的问题进行"有倾向性的收集"。

●与同事讨论收集数据的相关问题，以免陷入数据收集的陷阱和数据收集重复，并使利益最大化。

●确保质量控制收集和存储符合当地的信息管理程序并同时兼顾患者隐私与数据保护方面的要求。

ERAS 协会提供的高度开发的商业性多功能数据库可以帮助各单位建立加速康复医疗和跟踪结果。如果团队不希望使用它，那么我们建议按照表 20-1 中列出的格式，通过测量各加速康复因素来建立最小的数据库，但必须遵循以下原则：这些干预措施是可以监测的且要以已建立的标准为基准。评估的结果要使术后住院时间、再入院率和再手术率最小化。如果可能的话，还应包括对手术后 28 天内的并发症进行评估的结果，以便对项目成果的影响进行更复杂的分析，从而提高质量。

表 20-1 建议的最小数据集，以质量控制是否符合强化的康复护理路径为标准

术前	术中	术后
术前患者教育	划皮前抗生素使用	早期进食、饮水和活动
结肠手术中的肠道准备的选择	正常体温的维持	早期拔除导尿管
血栓栓塞的预防	适当使用硬膜外阻滞	停止静脉输液
碳水化合物负载	限制性液体、钠的管理	多模式镇痛（尽量减少阿片类药物的使用）
	常规恶心、呕吐的预防措施	常规泻药的使用
	避免使用鼻、胃、腹腔内引流管	早期出院后的门诊早期复诊

（四）分析和解释

● 如果需要，在开始收集数据之前寻求统计学的帮助。

● 了解变化的范围——是否达到了标准？是否已经达到改善的目标？如果没有，影响因素是什么？

● 用一系列可视化表格呈现数据，以提高对数据的理解和分析，来确保系统是合适的。

（五）根据发现的问题采取行动

● 在确定项目中必要的更改后，与其他团队成员分享您的发现并讨论这些问题，邀请团队成员共同制订解决方案。如果解决方案合理，强化落实更改措施。达成一致的行动计划，确定改变的时间框架，明确需要克服的障碍或牵涉的资源。

● 实施变更后重新审视该标准，并达成下一个周期的审核。

由于临床路径具有多学科、多模式的属性，启动和维持一个加速康复项目注定是一个复杂的过程。当临床路径有新的进展时，需要对项目内容加以调整，调整时应考虑对患者的收益及干预效果所需的评价方法，若项目不是最佳的状态，就不能启动和维持。

关键信息

● 质量控制是 ERAS 治疗与良好外科实践的核心原则。

● 选择一项可以带来改变且有益的患者术后康复的质量控制项目。

● 使问题简单化。

● 早期向当地临床质量控制部门寻求帮助并用以完成质量控制登记。

● 高质量的数据收集是关键，无论是通过定制的工具还是聘用管理员都应该保证完整、可靠地获取数据。

● 用可视化的形式展现研究结果，鼓励他人开展并影响项目的优化与改善。

参考文献

［1］LEVY M M, DELLINGER R P, TOWNSEND S R, et al. The surviving sepsis campaign:

results of an international guideline-based performance improvement program targeting severe sepsis [J]. Crit Care Med, 2010, 38(2):367-374.

[2] KHURI S F, DALEY J, HENDERSON W G. The comparative assessment and improvement of quality of surgical care in the department of veterans affairs [J]. Arch Surg, 2002,137(1): 20-27.

[3] ARRIAGA A F, LANCASTER R T, BERRY W R, et al. The better colectomy project: association of evidence-based best-practice adherence rates to outcomes in colorectal surgery [J]. Ann Surg, 2009, 250(4):507-513.

[4] SPANJERSBERG WR, REURINGS J, KEUS F, et al. Fast track surgery versus conventional recovery strategies for colorectal surgery [J]. Cochrane Database Syst Rev, 2011, 2(2):CD007635.

[5] AHMED J, KHAN S, GATT M, et al. Compliance with enhanced recovery programmes in elective colorectal surgery [J]. Br J Surg, 2010, 5(97):754-758.

[6] GUSTAFSSON U O, HAUSEL J, THORELL A, et al. Adherence to the enhanced recovery after surgery protocol and outcomes after colorectal cancer surgery [J]. Arch Surg, 2011, 12(146):571-577.

[7] ERAS Compliance Group. The impact of enhanced recovery protocol compliance on elective colorectal cancer resection: Results from an international registry [J]. Ann Surg, 2015, 261(6):1153-1159.

[8] CAKIR H, VAN STIJN M F, LOPES C A, et al. Adherence to enhanced recovery after surgery (ERAS) and length of stay after colonic resection [J]. Colorectal Dis, 2013, 15(8):1019-1025.

第二十一章

Yanjie Qi and John R. T. Monson　著
邱光庭　译　刘启志　校

腹腔镜手术中加速康复外科方案的实施：结直肠手术的经验

　　加速康复外科的首次应用是由手术后的应激反应逐渐认识到的。手术应激是由术后并发症和住院时间延长引起的。1997 年 Kehlet 在他的文章中指出：除了手术失败和麻醉技术以外，导致术后并发症最重要因素是手术后由于对器官功能需求的增加而导致的术后应激反应[1]。应激反应可以表现为诸如疼痛、恶心、肠梗阻、失眠、行动困难等无数影响恢复和出院的形式。所有团队都会努力预防和治疗这些影响恢复的因素。这种多学科合作以及明确的患者康复协议被转化成我们现在所熟知的快速通道协议，或者加速康复方案。虽然这篇综述聚焦结直肠外科手术，但同样的原则也适用于从腹部到胸部范围的外科手术。

一、加速康复外科进程的核心

　　尽管各单位不尽相同，加速康复外科方案的核心仍然是使用多种方式降低外科手术应激、器官功能不全和术后并发症。加速康复外科方案可以被分成术前、术中、术后护理目标（表 21-1）。术前阶段重要的组成部分是对患者的选择。尽管加速康复外科方案被应用于不同的患者和不同复杂程度的手术中，但那些营养较好、相对健康、ASA 分级在 1 ~ 2 级的患者最有可能从中获益。比患者的选择更为重要的是对患者进行诊疗计划和术后预期的宣教。当然，早期活动和肠内营养违反了传统的术后康复流程。管理者和医院也常有更保守的术后护理观点。为了能让外科加速康复方案成功实施，就要"拥有"整个治疗团队，包括营养学专家、护士、外科医生、麻醉医师以及和医院领导者有关的管理者。外科加速康复方案其他的主要因素包括减少静脉输液、减少麻醉药物使用、早期拔除引流管、早期活动和早期肠内营养支持。自从 20 世纪 90 年代 Kehlet 教授介绍了加速康复外科方案，有关结直肠的 RCT 研究表明，相较于传统的术前护理，参与加速康复外科方案的患者住院时间更短，肠道功能恢复更快，并发症发生率更低。最近一篇统计了 14 项结直肠手术的 RCT 研究的 Meta 分析表明，在不增加再入院率的情况下，加速康复外科方案能够缩短住院时间［RR = −2.28 天（95%CI −3.09 ～ −1.47）］。此外，ERAS 还降低了整体并发症发生率［RR = 0.6,（95%CI 0.46 ～ 0.76）］，特别诸如是呼吸系统、心脏并发症［RR = 0.4,（95%CI 0.27 ～ 0.61）］等非手术并发症的发生率[2]。

表 21-1　ERAS 的术前、术中、术后看护目标

术前	术中	术后
• 患者的选择 / 收集	• 神经阻滞（硬膜外 / 硬膜下阻滞）	• 早期拔管、撤除监护
• 患者的宣教 / 设定预期	• 控制输液（容量控制 / 经食管多普勒超声）	• 早期运动
• 规划合适的出院后支持	• 维持体温	• 早期经口进食
• 有选择性地肠道准备	• 适当使用外科引流管	• 常规促胃肠动力 / 止吐治疗
• 碳水化合物负荷	• 手术室内去除 NGT	• "平衡"镇痛，减少镇痛药物的应用
• 提前镇痛		

二、腹腔镜与加速康复外科

相似的，20 世纪 90 年代早期，普遍认为腹腔镜与减少疼痛、减少术后肠梗阻、改善肺功能、缩短住院时间有关。与其他的外科手术相比，结直肠手术由于涉及肿瘤学以及肠道损伤、中转开放手术、手术时间较长以及相关的学习曲线问题，加速康复外科方案的接受相对较慢。排除肿瘤学相关因素，由于地域不同，腹腔镜结肠手术接受外科加速康复方案仍相对较慢。与加速康复外科方案相似，系统性回顾分析表明腹腔镜手术相比开放手术

能减少住院天数、疼痛、肠梗阻、总并发症发生率。

既然腹腔镜和外科加速康复方案都能减轻术后应激、降低术后疼痛评分、减少术后肠梗阻发生率、缩短住院时间，一些先行者开始提倡将快速康复与腹腔镜结肠切除术融合。这一方法并非使所有人都显著获益。一些人建议，既然腹腔镜结肠切除术已经能减轻术后疼痛、缩短住院时间，加速康复方案有可能产生额外的费用和错综复杂的情况。在过去十年中，有几项 RCT 试验研究了加速康复方案和腹腔镜手术对于结肠手术的影响。

在 2005 年，丹麦的 Basse 等报道了一项研究，比较了腹腔镜和开放结肠切除手术[3]。每组有 30 个进行乙状结肠或右半结肠切除的良恶性疾病的患者。一个好的多模式康复方案，包括 48h 持续硬膜外阻滞、早期口服蛋白饮品、积极活动、术后第二天出院。手术类型对患者、病区护士和研究者是单盲的，研究队伍中的患者使用较大的不透光的腹部敷料，这些敷料在出院前是不会去除的。患者的特征具有统计学可比性。腹腔镜组手术持续时间显著延长：平均 215min，而对照组为 131min。测定的结果包括住院天数、并发症、术后疲劳、疼痛、再次手术、再入院，以及肺功能测定、C 反应蛋白等生理测量指标。两组之间的各个因素无明显差异。该研究宣称，在适当的单盲和严格遵守加速康复方案的情况下，腹腔镜手术没有额外的获益。团队的结论是：腹腔镜手术和开放手术后各种器官功能的恢复都很快，同时也是相似的[3]。

在 Basse 文章发表后不久，King 等人发表了一个相似规模的研究。该研究包含了英国 60 名结直肠癌患者。这项研究有不同的入选标准，包括直肠吻合（有造口）的患者、非独居在家的患者，并除外良性疾病。研究记录的结果包括：住院时间（包含术后以及再入院）、发病率、镇痛需求。患者报告的内容包括睡眠和疲劳情况。接受腹腔镜手术的患者住院时间比开放手术的患者缩短 32%（7% ~ 51%）（$P = 0.018$）[4]。腹腔镜组患者住院天数为 5.2 天，开放手术组为 7.4 天。腹腔镜组的再入院比例（与开放手术组的比值为 2 : 5）和术中失血也比开放手术组更少。两组的手术时间相近，腹腔镜组为 187min，开放手术组 140min。这项研究还关注了两组间的经济效益，随机分配到腹腔镜手术组的患者手术花费更高，这主要是由于较长的手术时间以及一次性的腹腔镜设备造成的。这一花费能被较低的术后花费（如再手术和再入院的费用）所抵消。腹腔镜组的手术总费用更少，大约为 350 英镑。尽管研究规模较小，英国的试验表明无论是在临床结局还是经济花费，加入了加速康复方案的腹腔镜手术比开放手术都有额外的获益。

几年之后，一项荷兰的多中心 RCT 研究——LAFA 研究结果发表。LAFA 研究收集了来自 9 个研究中心的 427 个病例，分成腹腔镜快速康复、腹腔镜标准康复、开放快速康复、开放标准康复 4 个治疗组。主要临床结局包括：术后总住院时间（total postoperative hospital stay，THS），包括术后住院时间（postoperative hospital stay，PHS）以及术后 30 天内再入院的住院时间。次要研究结果包括术后住院时间、总体发病率、再手术率、再入院率和住院死亡率。腹腔镜快速康复组的 THS 和 PHS（5 天）明显短于其他治疗组（6 ~ 7 天）。开放标准康复组的住院时间最长，这表明外科加速康复方案和腹腔镜手术的获益是叠加的，而不是重叠的[5]。各组间总的再手术率、再入院率、死亡率相近。作者表明虽然没有实施双盲的方法，这可能会导致偏倚，但是主要的研究结果不受影响。但研究团队宣称已严格执行出院标准，因此主要的研究结果不受影响。文章总结，结直肠癌最佳的治疗方案是腹腔镜手术加上外科加速康复方案。

最近英国人 EnROL 发表了他的研究成果[6]。这项 RCT 研究比较了加入外科加速康复方案的结直肠癌患者接受开放手术和腹腔镜手术的不同之处。这项研究招募了英国 12 家医院的 204 名患者。与 Basse 的研究一样，患者通过腹部大面积敷料来保证患者和记录者对手术方式的是单盲的。不同于以前的试验，研究的主要临床结局是通过评估患者生理疲劳的量表（多维疲劳量表，MFI-20）报告患者的结局评价。次要的临床结局包括术后住院时间、并发症发生率、再手术率、再住院率。结果显示，MFI-20 在两组间并没有明显不同。但是，腹腔镜组和开放组在主要住院时间（5 天和 6 天）和总住院时间（5 天和 7 天）却有明显差异，而在并发症发生率、再手术率、再住院率方面没有明显区别。作者总结：由于降低了住院时间，相较于开放手术，作者更推荐结合了加速康复外科方案的腹腔镜手术。

Vlug 等发表了一篇 LAFA 研究的随访结果，以验证早期康复的相关预测因素[7]。LAFA 实验数据库为每个患者记录了将近 19 项独立的快速康复因素。应用多元线性回归分析发现早期经口摄入、早期活动、腹腔镜手术、女性是早期康复的决定性的独立因素。这些数据对那些资源有限、无法提供外科加速康复方案全部资源的医疗机构来说是非常有用的。得分最高的影响因素是鼓励早期进食和早期活动。而且文章也强调了腹腔镜手术更能促进早期出院和早期康复。

即使全部实行外科加速康复方案，仍有一组队列研究的患者的住院过程超出了预期。Keller 等对比了住院时间大于 4 天和建立了良好外科加速康复方案的 3 天内出院的患者[8]。不出意外，住院时间较长的患者术后并发症、30 天内再手术率均较高。早期出院的患者更年轻、且有更低的 BMI 指数、更低的 ASA 分级以及更少的既往腹部手术史。在术中数据方面，住院时间较长的患者失血和手术时间均有增加。这项研究表明，有延迟出院风险的患者是能被识别出的，他们应该被告知不能采用常规的康复过程。

当设计、执行一个加速康复进程的时候，开放手术和腹腔镜手术的策略要采取不同的路径。外科加速康复方案的原则之一就是使用多模式非阿片类药物镇痛，如使用对乙酰氨基酚、非甾体抗炎药以减少术后肠梗阻（参见第十三章）。当许多指南推荐结直肠开放手术后胸段硬膜外阻滞，但在结直肠腹腔镜手术中，腰椎麻醉、患者自控镇痛、静脉内注射利多卡因、创面长效局部浸润麻醉等其他方法也能达到类似结果。术后应用 TAP 阻滞控制疼痛，也是被推荐的一个相对简单的策略。一个病例对照研究涵盖了静脉注射对乙酰氨基酚和使用 TAP 的结直肠癌手术的患者，而且均由有经验的外科医生进行手术。研究结果显示，平均住院日从 3.7 天减少到了 2 天。同时 TAP 和静脉注射乙酰氨基酚的应用与降低术后并发症有关，与降低再入院率无关[9]。

三、小结

加速康复方案的设计是为了去除术后恢复的阻碍。在减少康复到基线功能的时间和住院天数方面，腹腔镜具有和外科加速康复方案一样的优势。将这两个治疗方案结合，并产生更大的获益，似乎是一个符合逻辑的发展过程。尽管过去存在加入加速康复方案对腹腔镜手术是否会获得额外收益的担忧，最近的研究已经证实，两个治疗方案的结合进一步减少了住院天数。现在正处于一个最大限度地利用健康护理资源的时代，并让花费最小化，加速康复方案和腹腔镜的联合是合理而且必要的。

关键信息

●加速康复方案的主要目标是通过多种方法降低术后应激，减少器官功能紊乱，术后并发症的发病率。

●外科加速康复方案包含很多个性化护理因素，并应用在术前、术中、术后阶段。

●腹腔镜手术已经作为加速康复方案的一个部分被应用到结直肠外科多模式治疗方案中。

●最近的研究显示当腹腔镜手术成功地加入外科加速康复方案后，手术疗效和住院天数有了额外获益。

参考文献

［1］KEHLET H. Multimodal approach to control postoperative pathophysiology an rehabilitation［J］. Br J Anaesth, 1997, 78(5):606-617.

［2］GRECO M, CAPRETTI G, BERETTA L, et al. Enhanced recovery program in colorectal surgery :a meta-analysis of randomized controlled trials［J］. World J Surg, 2014, 38(6):1531-1541.

［3］BSAAE L , JAKOBSEN D H, BARDRAM L, et al. Functional recovery after open versus laparoscopic colonic resection:arandomized,blindedstudy［J］. Ann surg, 2005, 241(3):416-423.

［4］KING P M, BLAZEBY J M, EWINGS P, et al. Randomized clinical trial comparing laparoscopic an open surgery for colorectal cancer within an enhanced recovery programme［J］. Br J Surg, 2006, 93(3):300-308.

［5］VLUGM S, WIND J, HOLLMANN M W, et al. Laparoscopy in combination with fast track multimodal management is the best perioperative strategy in patients undergoing colonic surgery:a randomized clinical trial （LAFA-study）［J］. Ann surg, 2011, 254(6):868-875.

［6］KENNEDY R H, FRANCISE A, WHARTON R, et al. Multicenter randomized controlled trial of conventional programme :EnROL［J］. J Clin Oncol, 2014, 32(17):1804-1811.

［7］VLUG M S, BARTELSS A, WIND J, et al.Which fast track elements predict early recovery after colon cancer surgery? ［J］. Colorectal Dis, 2012, 14(8):1001-1008.

［8］KELLER D S, BANKWITZ B ,WOCONISH D, et al. Predicting who will fail early discharge after laparoscopic colorectal surgery with an eatabilished enhanced recovery pathway ［J］. Surg Endosc, 2014, 28(1):74-79.

［9］KELLER D S, STULLBERGJ J, LAWRENCEJ K, DELANEY C P. Process control to measure process improvement in colorectal surgery:modifications to an estabilshed recovery pathway ［J］. Dis Colon Rectum, 2014, 57(2)194-200.

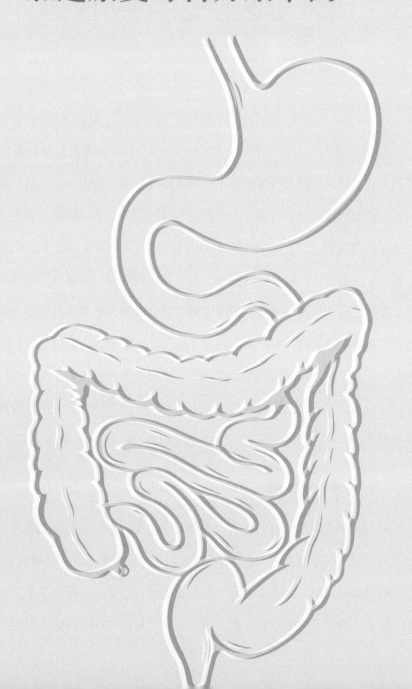

第三部分
加速康复外科方案举例

第二十二章

Benjamin P. Crawshaw , Karen M. Brady and Conor P. Delaney　著

柳汉荣　译　涂小煌　校

结直肠手术的加速康复外科方案：克利夫兰市大学医院医疗中心

10 多年来俄亥俄州克利夫兰医学中心一直走在加速康复路径的发展前沿，加速康复外科的很多组成部分是由该医学中心结直肠外科专门研究和制订的，其部分措施现在已成为世界各地很多医疗机构制订加速康复外科的标准方案。该方案采用多学科合作的方法进行围手术期管理，许多结肠切除术后的患者 24 ～ 48h 就可以安全地出院回家。由外科主治医生、主管护士、结直肠研究员、普外科住院医师、肠造口护理师和注册护士组成的团队，按照完善的加速康复外科指南协调管理，以确保患者获得最安全和最舒适的体验。通过在结直肠癌患者群体中开展加速康复外科，我们制订了适合包括肿瘤外科、妇科、普通外科、肝胆外科和泌尿外科等科室的所有腹部手术规范的加速康复外科文件。在本章中，我们将概述该中心结直肠手术的加速康复外科，内容涵盖范围从术前开始，一直持续到出院和随访。

一、术前宣教

任何的加速康复外科，患者宣教都非常重要，通过宣教确保患者为手术做好充分准备并了解出院和康复的节点，使他们在康复过程中发挥积极作用，增加对康复团队的依从性。在完成术前检查后，该中心会为所有患者提供一个全面的腹部手术指南，本指南由该中心的主管护士和外科医生制订，包含预期的术后管理的各个方面，旨在为患者、家庭和护理

人员在术前、术中、术后及住院期间提供参考。本指南涵盖了加速康复外科的所有方面，用外行人的话来说，就是涉及手术前、后可能发生的各种情况，患者通过指南也可以预测接下来将发生的事件。

该中心的指南分为几个不同的部分，目录如图 22-1 所示。术前信息，如肠道准备说明，需要带到医院的物品以及住院期间每天安排的治疗内容。指南会向患者介绍加速康复外科的各个方面，诸如以下关键措施的详细信息：术后疼痛控制、如何使用自控镇痛泵、下床活动的重要性、肺活量仪说明书以及患者想知道的饮食变化和住院治疗过程的细节。最后，还提供家庭护理的宣教和参考信息，主要的内容包括：脱水的预防和诊断、造口的引流护理、造口的排出记录以及有关常见问题（恶心、疼痛、食欲不振）的预期信息及需立即联系医生的一些提示（图 22-2）。

大学医院

这本小册子解释了进行腹部手术时的应注意的问题。它是一份指南，您可以在手术前、住院期间和回家后阅读，里面是我们大学医院专家编写的资料。您可以在手术当天带上这本小册子，以便于在医院时查看。如果您在阅读后有任何问题，请咨询您的外科医生或护士。

目录

这是一个常规指导意见，并不意味着可以取代医生的建议，您可以向自己的主治医生或医疗团队提出任何问题，并听取他们的指导意见。

这本小册子是由大学医院普通外科和大学医院塞德曼癌症中心患者和公众教育办公室创建的。

图 22-1　指导意见目录

摘自 2015 年高校医院病例医学中心，经授权使用。作者：B.P. CRAWSHAW 等。

如果您遇到以下情况，请立即打电话给你的外科医生：

● 感觉胃不舒服或者呕吐。

● 有新的或更明显的疼痛，而服用止痛药没有效果。

● 发热超过华氏温度 100 ℉（约为 37.8℃）。

● 有新的出血或擦伤。

● 伤口（切口）或引流部位红、肿、热、痛。

● 腿或手臂疼痛、肿胀、发红或发热。

● 胸痛或气促。

● 其他顾虑或问题。

如果您有回肠造口，有以下情况时请打电话给您的外科医生：

● 24h 内回肠造口大便排出量超过 1000mL。

● 感觉虚弱、头晕或比平时更疲倦。

因为以上这些问题，您可能需要去诊所或急诊室就诊。同时可能需要静脉输液来补充肠造口丢失的水分。

● **如果您没有外科医生的电话号码，请拨打医院电话，询问您的外科医生的电话号码或与他所在的科室联系。**

● **如果有任何紧急情况，请拨打 120。**

图 22-2　联系外科医生的流程

大约术前 2 周，需要对所有患者进行术前麻醉评估，必要时进行适当的医学干预，使患者身体达到最佳状态，完善包括血型的常规实验室检查。出院时评估所有患者的家庭护理需求和所需要的家庭支持，该中心会采用改良的不良健康评分系统（图 22-3）评估患者的风险，该评分系统与住院时间长短及额外的家庭支持护理需求相关。该中心的造口治疗团队会对计划进行造口手术的患者提供指导和规划，手术当日上午在术前等待区会再次访视这些患者，并标记造口位置。

二、围手术期方案

对于所有择期手术，预定手术日期后，外科医生会提前几天联系患者，确认手术时间和日期，告知患者到达时间、停车位置和进行术前指导。

术前该中心会为患者制订一套标准的治疗方案。除右半结肠切除术外，大多数手术患者首选聚乙二醇溶液进行机械性肠道准备，同时口服新霉素和甲硝唑，术前一天避免进食固体食物。为了减轻术后疼痛，术前 3 天口服加巴喷丁 150 ~ 300mg，每天 3 次。最后，

术前虚弱等级（在病史中获得信息）

Conor P. Delaney 医学博士

识别码：_____

就诊日期：_____

护理类型：　　　□住院　　　　　□门诊

得分：_____

CSHA 临床虚弱等级评分（圈出最能代表患者的等级）		
	等级 1：非常健康	强壮、精力充沛、积极上进而且经常锻炼的人，他们是这个年龄段最健康的群体
	等级 2：健康	没有活动性疾病，但身体状况不如等级 1 的人，他们经常锻炼或参与季节性活动
	等级 3：健康，伴有需要治疗的疾病	与等级 4 相比，疾病症状得到了很好的控制，但除了日常步行外，没有规律地活动
	等级 4：亚健康	虽然不是完全依赖别人，但达不到预期，这些人通常抱怨要"慢一点"或一整天都感觉很累
	等级 5：轻度不健康	这些患者的行动迟缓更为明显，在日常生活的工具性活动对他人有一定的依赖，通常轻度虚弱逐渐影响行走、购物、做饭和做家务
	等级 6：中度不健康	在日常生活的工具性和非工具性活动中他们都需要他人的帮助，这些患者进行所有的户外活动、穿衣、洗澡和室内打扫都需要他人帮助
	等级 7：严重不健康	日常生活和个人护理完全依赖他人，或身患绝症，生命即将结束

（a）

回顾性虚弱等级（根据医疗记录计算）

Conor P. Delaney 医学博士

识别码：＿＿＿＿＿＿＿＿＿＿＿＿＿＿＿＿＿＿＿

就诊日期：＿＿＿＿＿＿＿＿＿＿＿＿＿＿＿＿＿＿

护理类型：　　□住院　　　　　□门诊

得分：＿＿＿＿＿＿＿＿＿＿＿＿＿＿＿＿＿＿＿

11 项修正虚弱指数（每出现 1 项加 1 分）	
1. 糖尿病史	
2. 有或无慢性阻塞性肺疾病病史	
3. 充血性心力衰竭病史	
4. 心肌梗死史	
5. 既往 PCIG、PCS 或心绞痛病史	
6. 需要药物治疗的高血压病史	
7. 有周围血管疾病或静息痛史	
8. 感觉器官受损史	
9. 短暂性脑缺血发作史	
10. 脑血管意外史	
11. 脑血管意外伴神经功能缺损病史	
A. 患者总得分	
B. 附带数据的总变量	
修正 FI 得分（A/B）	

（b）

图 22-3　修正后的虚弱指数

经授权改编自 Farhat 等的虚弱等级表，来自 *J Trauma Acute Care Surg* 杂志，第 72 卷，第 6 期。

指导患者术前一日晚上口服营养制剂，这种制剂不影响肠道的充分准备。

手术当天，告知患者手术开始前至少提前 2h 到达医院，进入术前等候区。患者先按照常规手术进行准备，其后还需完成以下几个步骤：手术开始前 1 ~ 2h 最后一次口服加巴喷丁；如果肠道准备不充分，加用磷酸钠灌肠；无禁忌证患者皮下注射 5000 单位肝素预防血栓形成；最后，对拟进行开放结直肠切除术和腹腔镜结直肠切除术中转开腹手术可能性大的患者口服爱维莫潘 12mg；如果腹腔镜手术不中转开腹，术后不需要口服爱维莫潘。

手术时，在诱导麻醉后；皮肤切开前给予患者标准围手术期抗生素治疗，然后按适当的推荐间隔时间再次使用；类固醇依赖型患者需要静脉推注类固醇药物；没有肾功能不全的患者术中给予静脉推注单剂量的对乙酰氨基酚 1000mg，同时给予静脉推注酮咯酸氨丁三醇 15 ~ 30mg。如果可能，应避免放置腹腔引流管、鼻胃管和使用硬膜外阻滞（麻醉药依赖的剖腹手术除外），因为已经证明以上措施并不能改善腹腔镜手术结果，而且对患者康复反而会产生负面影响。麻醉医生采用无创的方法测量每搏心输出量，而后采用目标导向液体治疗的原则进行液体的静脉输注。手术结束时进行腹壁神经阻滞，即使用 0.5mg/kg 的 5% 丁哌卡因溶液从双侧腋前线和肋缘交汇处与髂前上棘之间的中点进针注射，进行 TAP 阻滞。

手术结束后，麻醉医师判断并拔除患者气管导管，送患者到麻醉复苏室进行密切监测，复苏结束后再送回普通病房。部分患者需送入外科重症监护病房进行持续呼吸支持或术后密切监护，这部分患者应通过外科主治医生和麻醉主治医师具体分析讨论决定。

三、术后加速康复路径

（一）重大腹部开放手术病例

表 22-1 总结了用于腹部开腹病例的加速康复外科临床路径。术后，所有患者立即接受吗啡或氢吗啡酮 PCA 镇痛治疗而不是给予基础剂量。从最后一次术中给药开始，每 6h 继续静脉注射酮咯酸氨丁三醇，共 10 次。考虑乙酰氨基酚针剂的成本与处方的限制，该医院使用的方案是术后口服对乙酰氨基酚，每 6h 口服 650 ~ 1000mg，持续服用到出院；所有患者术后口服加巴喷丁，每日 3 次，持续服用到出院。术后第 2 天（或患者可以开始口服清流质饮食时），可停止 PCA 止痛，必要时口服羟考酮 5mg，每 4h 一次，最后一次酮咯酸氨丁三醇使用后，开始口服布洛芬 800mg，每日 3 次。静脉使用麻醉药镇痛仅在严重疼痛时使用，不作为一项常规医嘱；患者出院回家后根据需要可以口服对乙酰氨基酚、布洛芬或羟考酮。

表 22-1　开放腹部手术加速康复外科临床路径

术后/麻醉复苏室	术后第1天	术后第2天	术后第3天	术后第4天	术后第5天
• 酮咯酸氨丁三醇 静脉注射 15～30mg q6h ATC*（禁用于肾功能不全或出血） • 对乙酰氨基酚 口服 650mg q6h，ATC（一旦可以口服药物就开始） • 吗啡或者氢吗啡酮 PCA（无基础剂量） • 不持续使用预防性抗生素，除外特殊情况 • 最近6个月内使用类固醇，可使用类固醇针剂	• 肝素 5000U 皮下 q8h • SCDs • 少量饮水或冰片，过渡到清流质 • 测量血常规、基础代谢率 qod，除非另有说明 • 维持静脉输液，50mL/h • PCA泵 • 对乙酰氨基酚 口服 650mg q6h，ATC • 酮咯酸氨丁三醇 15～30mg q6h×10次，ATC（禁用于肾功能不全或出血） • 如果术前曾口服过爱维莫潘，则爱维莫潘 口服 12mg bid×14次 • 加巴喷丁 口服 150～300 mg tid，医院内使用（头晕者禁用） • 下床活动，5次/天 • 拔除导尿管，除外特殊情况 • 咀嚼口香糖一颗 tid • 测定凝血酶原时间 prn	• 肝素 5000U 皮下 q8h • SCDs • 清流质 • 营养液 口服 bid • 如能耐受清流质，可以过渡到软食 • 如术后第1天未拔除导尿管，则根据情况尽可能拔除导尿管 • 停止使用 PCA泵 • 对乙酰氨基酚 口服 650mg q6h，ATC • 布洛芬 800mg tid（停止使用酮咯酸氨丁三醇） • 奥施康定 口服 5mg q4h prn • 停止静脉使用麻醉药止痛，仅仅用于穿透性刺痛 • CRP • IVF, KVO • 开始适当地居家用药 • 下床活动 • 走动5次/天 • 开始计划出院 • 评估出院可能存在的问题	• 肝素 5000U 皮下 q8h • SCDs（卧床时） • 少渣食物或软食 • 如造口棒松动，可以移除造口棒 • 必要时，持续口服止痛药物 • 停止静脉麻醉性镇痛 • 测量血常规、基础代谢率 • 下床活动 • 走动5次/天 • 减少静脉输液（如肠造瘘则继续输液） • 首先使用洛哌丁胺（如回肠造口水样内容物排出量>1000mL，则一开始就停止使用爱维莫潘） • 口服药物，开始适当地居家用药 • 评估出院可能存在的问题：启动实施表，如需要实施，开始初步评估 • 评估是否适合出院	• 肝素 5000U 皮下 q8h • SCDs（卧床时） • 如还未更改，可以过渡到软食，鼓励患者口服进食 • 继续口服止痛药 prn • 停止静脉应用麻醉药镇痛 • 口服所有药物 • 下床活动 • 走动5次/天 • 如术后第3天还没拔除，则拔除造口棒 • 如静脉注射类固醇，转为口服强的松 • 评估出院可能存在的问题： • 根据需要填写家庭/家庭护理/家庭特殊护理设备的实施表格 • 评估是否适合出院	• 肝素 5000U 皮下 q8h • SCDs（卧床时） • 下床活动 • 走动5次/天 • 测量血常规、基础代谢率（如果今天计划出院，避免常规检查） • 计划出院 • 出院前停止口服爱维莫潘和加巴喷丁 • 出院前预约随访时间

术后/麻醉复苏室	术后第1天	术后第2天	术后第3天	术后第4天	术后第5天
	• 肠造口治疗小组指导新造口患者 • 如有恶心，昂丹司琼静注 4mg q6h • 如有食管反流症状，法莫替丁口服 40 mg q6h • 唑吡坦口服 5mg，睡前服用				

*ATC：around the clock，连续地；IVF：intravenous fluids，静脉输液；KVO：keep vein open（low flow rate），保持静脉通路开放；PCA：patient controlled analgesia，自控镇痛；SCDs：sequential compression devices，持续气压装置。

手术患者术后当晚可以饮用一点清水或冰片，术后第1天过渡到清流质，术后第2天过渡到软食或低脂流质。术后第1天起口服营养制剂，每天给予2次直到出院，患者口服液体饮食无不适时，就立即停止静脉输液。鼓励患者咀嚼无糖口香糖，一天3次。术前接受爱维莫潘的患者术后继续使用，12mg，每日2次，随着肛门排气或肠造口粪便排出后可停止使用。如果需要，术后恶心时，可以静脉使用昂丹司琼；对于有造口的患者，术后第1天肠造口治疗小组为患者和家属居家造口管理提供额外的教育和指导，根据肠造口排出量情况，口服洛哌丁胺和地芬诺酯/阿托品（复方地芬诺酯片）加以控制。家庭造口用品，包括记录每日造口排出量的量杯，出院前安排并准备好。此外，需要对患者及其家属进行脱水体征和症状认识的宣教，并指导如何在必要时调整洛哌丁胺和复方地芬诺酯片的剂量，以减少肠造口排出量。

该中心不会在术后继续使用预防性抗生素，除非有特殊情况。从术后第1天开始，每隔一天进行常规血液检验（全血细胞计数、基础代谢率情况），若当天安排出院，则不安排当天化验检查。术后第2天抽血查C反应蛋白（CRP），因为CRP升高可能与并发症或再次入院有关，出院前需要对患者进一步评估。住院期间皮下使用肝素并让患者穿弹力袜。术后第 1 天拔除导尿管（或术后第 2 天，如做了开放手术的、体质差的、无法上厕所的老年女性患者），一些特殊情况除外，如局部浸润性膀胱癌做了膀胱部分切除术，或膀胱修补瘘管术的患者。鼓励术后患者在耐受情况下下床 2 ~ 3h，每日 2 次。并培训护理人员帮助患者在病房内辅助行走，每天 5 次。对于使用慢性类固醇的患者，术后开始静脉滴注氢化可的松，出院时转为口服强的松。

（二）腹腔镜腹部大手术病例

腹腔镜腹部手术病例的加速康复外科如表 22-2 所示，腹腔镜手术的术后疼痛控制与开腹手术相似，只是不使用 PCA 镇痛，取而代之的是术后立即开始口服羟考酮，同时在 24h 内口服对乙酰氨基酚和静脉滴注酮咯酸氨丁三醇（只维持 24h）；剧烈疼痛时静脉滴注氢吗啡酮。停止静脉注射酮咯酸氨丁三醇时，开始口服布洛芬，这类似于开腹手术的镇痛方案。患者出院回家后继续口服布洛芬、对乙酰氨基酚和羟考酮。

腹腔镜手术患者术后可以立即口服清流质，术后第 1 天过渡到软食。营养制剂每天给予 2 次，同时还要指导患者每天嚼 3 次无糖口香糖；腹腔镜患者术后不必使用爱维莫潘；若有造口，处理原则与开腹手术相同，同时需要造口治疗团队的指导。

与开放手术一样，腹腔镜手术患者血液化验每隔一天检查一次，计划出院的当天不需要化验；使用 Foley 导尿管者，术后第 1 天拔除；除非另有指征，术后不使用预防性抗生素；术后继续使用肝素预防血栓直至出院；类固醇使用原则与开放性手术病例相同。

表 22-2　腹腔镜腹部手术加速康复外科临床路径

术后 / 麻醉后复苏室	术后第 1 天	术后第 2 天	术后第 3 天
• 酮咯酸氨丁三醇静注 15 ~ 30mg q6h ATC • 对乙酰氨基酚口服 650 mg q6h ATC 预防性抗生素不连续使用，除非有特殊的治疗指征	• 肝素 5000 U 皮下 q8h • 每日 SCDs • 上午清流质饮食，如耐受，可过渡到软食 • 口服 1 罐营养液 bid • 持续静脉输液 10 ~ 50mL/h • 继续对乙酰氨基酚口服 650mg q6h ATC	• 肝素 5000 U 皮下 q8h • 每日 SCDs • 进食软食 • 继续对乙酰氨基酚口服 650mg q6h ATC • 下床活动，每日至少 4 ~ 6h • 行走 5 次 / 天 • 检测 CRP	• 肝素 5000 U 皮下 q8h • 每日 SCDs • 进食软食 • 测量血常规、基础代谢率（如果计划今天出院，应避免上述检查） • 如有造口，拔除造口棒 • 出院计划：出院前预约随访时间

续表

术后 / 麻醉后复苏室	术后第 1 天	术后第 2 天	术后第 3 天
• 最近 6 个月内使用类固醇，可使用类固醇针剂氢化可的松 • 清流质饮食	• 加巴喷丁　口服 150 ~ 300mg tid（住院期间使用，头晕者禁用） • 奥施康定　口服 5mg q4h，用于有穿透性刺痛的患者，禁用于静脉 • 布洛芬　口服 800mg tid（停用静脉酮咯酸氨丁三醇） • 测量血常规、基础代谢率，隔天检查，除非另有说明 • 开始适当地口服居家药物 • 下床活动，行走 5 次 / 天 • 拔除导尿管 • 咀嚼口香糖一颗　tid • 避免使用爱维莫潘 • 评估出院可能存在的问题 • 评估是否适合出院	• 口服所有药物，并恢复所有尚未开始的居家药物 • 评估出院可能存在的问题 • 评估是否适合出院	• 出院带药：对乙酰氨基酚　口服 650mg q6h ATC • 布洛芬　口服 800mg tid • 奥施康定　口服 5mg q4 ~ 6h prn（按出院带药的倒序停药）

四、其他加速康复外科信息

术后 48 ~ 72h 发热一般不做特殊检查，除非有明确的临床征象。如果怀疑伤口感染，可以不做伤口常规培养，而行伤口拆线 1 ~ 2 针敞开引流，必要时放置 14 号蘑菇头导管引流；血红蛋白 <70g/L 时可以输血，但必须要由主治医生决定。

开腹手术和腹腔镜手术出院标准相同，当患者能耐受经口进食、口服药物能充分止痛、生命体征稳定以及任何回家的需求都已解决时，患者可以出院；造口患者，其排出量应该稳定，需要必要的家庭支持；可以邀请康复中心为有需求的患者进行康复评估和实施康复计划。

（一）医嘱套餐

为了简化加速康复外科临床路径医嘱，该中心会在电子病历系统中为每个特定路径创建特定的医嘱套餐。图 22-4 和图 22-5 显示了开放手术和腹腔镜手术的医嘱套餐模板。对饮食和血液化验医嘱进行自动化处理，而加速康复外科临床路径中的其他医嘱则由开医嘱的医生决定。在该中心加速康复外科轮转的住院医生都会得到正规的培训，团队主管护士会指导他们如何使用相关医嘱套餐。

医嘱套餐——选择的医嘱套餐名称	
报告参数	医嘱套餐名称：腹部外科——腹部开放大手术加速康复外科临床路径
报告内容	显示要求的医嘱套餐内容，不包括医嘱套餐的内容细节

腹部外科——腹部开放大手术加速康复外科临床路径

临床指南

- 术后 48 ~ 72h 内一般不评估发热情况，除非有临床需要。

- 对于在过去 6 个月内接受类固醇治疗的患者，应考虑使用应激剂量的类固醇。

- 与主治医生确认是否有任何偏离术后医嘱的情况。

- 一般只对血红蛋白低于 70g/L 的患者进行输血，下输血医嘱前请与主治医生讨论。

- 开放手术：没有心脏疾病和术前不服用阿片类药物的患者，如做了无造口的结肠开放切除术，使用阿维莫潘可以减少术后肠梗阻的发生率和缩短住院时间。

护理

生命体征

☑ 测量生命体征 q4h。

活动

☑ 日常活动，每日 5 次。帮助级别：第一次进行活动时需要护理人员帮助；
限制：无，在走廊内活动。

☑ 常规手术当晚可以下床活动。帮助级别：无；限制：无。

☑ 常规在椅子上向上活动，一天 2 次，共计 3h。帮助级别：无；限制：无。

干预措施

☑ 持续气压装置，一直使用直到下床活动和晚上休息前。

☑ 持续腹部手术切口护理，并换药。

☑ 嚼口香糖 tid，每次 1h。

☑ 记 24h 出入量。

☑ 导尿管接尿袋，置于地面，持续导尿管护理。

☑ 术后第二天早晨拔除导尿管。

☑ 教育、鼓励肺活量锻炼。

☑ 每天 6:00 称体重。

☐ 腹腔引流管护理，每班清空并记录引流量。

（ a ）

腹部外科——腹部开放大手术加速康复外科临床路径

应急预案

☑ 呼叫医生：当心率小于 60 次 /min 或大于 100 次 /min。

☑ 呼叫医生：当呼吸频率小于 10 次 /min 或大于 30 次 /min。

☑ 呼叫医生：血压，收缩压小于 80mmHg 或者大于 170mmHg。

☑ 呼叫医生：血压，舒张压大于 100mmHg。

☑ 呼叫医生：8h 内排尿量小于 250mL。

☑ 呼叫医生：血氧饱和度低于 92%。

☑ 呼叫医生：敷料被渗液浸湿或有引流脓性液体。

☑ 呼叫医生：不是由活动引起的基础疼痛增加，持续 4h 或更长时间。

呼吸系统

☑ 吸氧：维持 92% 的 SpO2。

　 逐渐过渡到室内空气吸氧。

□ 每个班次测定血氧饱和度。

□ 清醒时鼓励肺活量锻炼，q1h。

饮食

☑ NPO 常规：可饮小口水。

☑ 常规清流质。

　 特别说明：加上补充医嘱，避免饮用碳酸饮料，术后第 2 天可停医嘱。

☑ 进食软食。

□ 口服营养补充液，一次 1 包，一天 2 次。

　 特别说明：术后口服补充；仅限羟甲基纤维素（CMC）。

药物

抗凝

□ 抗凝：肝素。

　 剂量＝皮下注射 5000U　q8h。

□ 依诺肝素。

　 剂量＝皮下注射 30mg　q12h。

　 临床医生提示：适用于肥胖患者或深静脉血栓高危人群。

止吐药

□ 昂丹司琼。

　 剂量＝静脉推注 4mg　q6h，恶心时使用。

止痛药

□ 对乙酰氨基酚片。

　 剂量＝口服　650mg　q6h。

□ 布洛芬片。

（b）

腹部外科——腹部开放大手术加速康复外科临床路径

　　剂量 = 口服　800mg　q8h；中等疼痛（4 ~ 6 级）时，prn。

　　临床医生提示：术后第 2 天开始使用，与麻醉镇痛药联合使用。

□ 酮咯酸氨丁三醇注射液。

　　剂量 = 静脉注射　15mg　q6h，中等疼痛（4 ~ 6 级）时，prn。

　　临床医生提示：术后第 2 天开始使用。

□ 羟考酮速释片。

　　剂量 = 口服　5mg　q4h；中等疼痛（4 ~ 6 级）时，prn。

　　临床医生提示：术后第 2 天开始使用。

□ 羟考酮速释片

　　剂量 = 口服　10mg　q4h；重度疼痛（7 ~ 10 级）时，prn。

　　临床医生提示：术后第 2 天开始使用。

皮质类固醇 + 小剂量

□ 注射用琥珀酸氢化可的松。

　　剂量 = 静脉注射　100mg　q8h；3 次剂量后停药。

H_2 受体拮抗剂

□ 法莫替丁片。

　　剂量 = 口服　40mg　qn。

　　临床医生提示：适用于术前有胃食管反流病史的患者。

□ 法莫替丁注射液。

　　剂量 = 静脉注射　20mg　q12h。

　　临床医生提示：适用于术前有胃食管反流病史的患者。

安眠药

□ 唑吡坦片。

　　剂量 = 口服　5mg　qn 或 prn 睡前。

止痛药

□ 加巴喷丁胶囊。

　　剂量 = 口服　300mg　tid。

□ 爱维莫潘胶囊

　　剂量 = 口服　12mg　bid；14 次剂量后停药。

　　临床医生提示：如果术前没有用药，可以不用。

PCA 医嘱套餐

□ PCA 医嘱套餐。

　　需要静脉输入的药物

静脉输液

☑ 一旦可以口服流质时，立即停止静脉输液，并用肝素帽封管。

（c）

腹部外科——腹部开放大手术加速康复外科临床路径

单纯输液

☐ 0.45% 氯化钠静脉输液袋容量 =1000mL，持续静脉滴注。

☐ 0.9% 氯化钠静脉输液袋容量 =1000mL，持续静脉滴注。

☐ 5% 葡萄糖静脉输液袋容量 =1000mL，持续静脉滴注。

需要静脉输入的药物

单纯输液

☐ 5% 葡萄糖 – 0.2% 氯化钠静脉输液袋容量 =1000mL，持续静脉滴注。

☐ 5% 葡萄糖 – 0.45% 氯化钠静脉输液袋容量 =1000mL，持续静脉滴注。

☐ 5% 葡萄糖 – 0.9% 氯化钠静脉输液袋容量 =1000mL，持续静脉滴注。

☐ 5% 葡萄糖 – 乳酸林格液静脉输液袋容量 =1000mL，持续静脉滴注。

☐ 乳酸林格液静脉输液袋容量 =1000mL，持续静脉滴注。

含钾 20mEq/L* 的输液

☐ 0.45% 氯化钠加氯化钾 20mEq 预混静脉输液袋容量 =1000mL，持续静脉滴注。

☐ 0.9% 氯化钠加氯化钾 20mEq 预混静脉输液袋容量 =1000mL，持续静脉滴注。

☐ 5% 葡萄糖加氯化钾 20mEq 预混静脉输液袋容量 =1000mL，持续静脉滴注。

☐ 5% 葡萄糖 – 乳酸林格液加氯化钾 20mEq 预混静脉输液袋容量 =1000mL，持续静脉滴注。

☐ 5% 葡萄糖 –0.2% 氯化钠加氯化钾 20mEq 预混静脉输液袋容量 =1000mL，持续静脉滴注。

☐ 5% 葡萄糖 –0.45% 氯化钠加氯化钾 20mEq 预混静脉输液袋容量 =1000mL，持续静脉滴注。

☐ 5% 葡萄糖 –0.9% 氯化钠加氯化钾 20mEq 预混静脉输液袋容量 =1000mL，持续静脉滴注。

含钾 30mEq/L 的输液

☐ 5% 葡萄糖加氯化钾 30mEq 预混静脉输液袋容量 =1000mL，持续静脉滴注。

　5% 葡萄糖 – 乳酸林格液加氯化钾 30mEq 预混静脉输液袋容量 =1000mL，持续静脉滴注。

　5% 葡萄糖 – 0.2% 氯化钠加氯化钾 20mEq 预混静脉输液袋容量 =1000mL，持续静脉滴注。

　5% 葡萄糖 – 0.45% 氯化钠加氯化钾 20mEq 预混静脉输液袋容量 =1000mL，持续静脉滴注。

含钾 40mEq/L 的输液

☐ 0.9% 氯化钠加氯化钾 40mEq 预混静脉输液袋容量 =1000mL，持续静脉滴注。

☐ 5% 葡萄糖加氯化钾 40mEq 预混静脉输液袋容量 =1000mL，持续静脉滴注。

☐ 5% 葡萄糖 – 乳酸林格液加氯化钾 40mEq 预混静脉输液袋容量 =1000mL，持续静脉滴注。

☐ 5% 葡萄糖 – 0.2% 氯化钠加氯化钾 40mEq 预混静脉输液袋容量 =1000mL，持续静脉滴注。

☐ 5% 葡萄糖 – 0.45% 氯化钠加氯化钾 40mEq 预混静脉输液袋容量 =1000mL，持续静脉滴注。

☐ 5% 葡萄糖 – 0.9% 氯化钠加氯化钾 40mEq 预混静脉输液袋容量 =1000mL，持续静脉滴注。

化验和建立血库

术后第 1 天

☑ 基础代谢率检测。

　使用血浆 / 血清分离器。

　上午首先抽血。

（d）

腹部外科——腹部开放大手术加速康复外科临床路径

☑ 血常规检测。

　使用 EDTA 抗凝管。

　上午首先抽血。

术后第 2 天

□ 血清 c 反应蛋白检测。

　使用血清分离器。

　不要使用肝素抗凝管。

术后第 3 天

□ 基础代谢率检测

　使用血浆 / 血清分离器。

　遵守临床医生的医嘱：术后第 3 天。

　上午首先抽血

□ 血常规检测。

　使用 EDTA 抗凝管。

　遵守临床医生的医嘱：术后第 3 天。

　上午首先抽血。

术后第 5 天

□ 基础代谢率检测。

　使用血浆 / 血清分离器。

　遵守临床医生的医嘱：术后第 5 天。

　上午首先抽血。

□ 血常规检测。

　使用 EDTA 抗凝管。

　遵守临床医生的医嘱：术后第 5 天。

　上午首先抽血。

其他宣教

宣教

□ 社工宣教 1 次。

□ 营养师宣教。

□ 伤口护理的护士宣教。

□ PT 评估 / 从治疗延迟开始，直到：＿＿＿年　＿＿＿月　＿＿＿日 。

质量控制

□ 核心测量应用外科疗效改进计划（surgical care improvement project，SCIP）。

（e）

图 22-4　开放手术医嘱套餐文件

经授权摘自 2015 年大学医院病例医学中心。

*mEg 为毫克当量单位，表示某物质和 1mg 氢的化学活性或完全活性相当的量。

医嘱套餐——选择的医嘱套餐名称	
报告参数	医嘱套餐名称:腹部外科——腹腔镜大手术加速康复外科临床路径
报告内容	显示要求的医嘱套餐内容,不包括医嘱套餐的内容细节

腹部外科——腹腔镜大手术加速康复外科临床路径

临床指南

－ 术后 48 ～ 72h 内一般不评估发热情况,除非有临床需要。

－ 对于在过去 6 个月内接受类固醇治疗的患者,应考虑使用应激剂量的类固醇。

－ 与主治医生确认是否有任何偏离术后医嘱的情况。

－ 一般只对血红蛋白低于 70g/L 的患者进行输血,下输血医嘱前请与主治医生讨论。

－ 腹腔镜手术:爱维莫潘一般不应该用于研究试验以外的腹腔镜肠切除术,或可用于腹腔镜手术中转开放手术风险高的患者,一旦完成腹腔镜手术则立即停用。

护理

生命体征

☑ 测量生命体征 q4h。

_活动_

☑ 日常活动,每日 5 次。帮助级别:第一次进行活动时需要护理人员帮助;

　 限制:无;在走廊内活动。

☑ 手术当晚可以常规下床活动。帮助级别:无;限制:无。

☑ 常规在椅子上向上活动,一天 2 次,共计 3h,帮助级别:无;限制:无。

干预措施

☑ 持续气压装置,一直使用直到下床活动和晚上休息前。

☑ 持续腹部手术切口护理,并换药。

☑ 嚼口香糖 tid,每次 1h。

☑ 记 24h 出入量。

☑ 导尿管接尿袋,置于地面,持续导尿管护理。

☐ 术后第一天早晨拔除导尿管。

☑ 教育、鼓励肺活量锻炼。

☐ 每天 6:00 称体重。

应急预案

☑ 呼叫医生:当心率小于 60 次 / 分或大于 100 次 / 分。

☑ 呼叫医生:当呼吸频率小于 10 次 / 分或大于 30 次 / 分。

☑ 呼叫医生:血压,收缩压小于 80mmHg 或者大于 170mmHg。

☑ 呼叫医生:血压,舒张压大于 100mmHg。

☑ 呼叫医生:8h 内排尿量小于 250mL。

☑ 呼叫医生:血氧饱和度低于 92%。

☑ 呼叫医生:敷料被渗液浸湿或有引流脓性液体。

（a）

腹部外科——腹腔镜大手术加速康复外科临床路径

☑ 呼叫医生：不是由活动引起的基础疼痛增加，持续 4h 或更长时间。

<u>呼吸系统</u>

☑ 氧：维持 92% 的 SpO_2。

　逐渐过滤到室内空气吸氧。

☐ 每个班次测定血氧饱和度。

☑ 清醒时鼓励肺活量锻炼，Q1h。

<u>饮食</u>

☐ 常规清流质。

　特别说明：加上补充医嘱，避免饮用碳酸饮料，术后第 1 天可停医嘱。

☐ 进食软食。

☐ 口服营养补充液，一次 1 包，一天 2 次。

　特别说明：术后口服补充。

　仅限 CMC。

药物

<u>抗凝</u>

☐ 肝素

　剂量 = 皮下注射 5000U　q8h。

☐ 依诺肝素

　剂量 = 皮下注射 30mg　q12h。

　临床医生提示：适用于肥胖患者或深静脉血栓高危人群。

<u>止吐药</u>

☐ 昂丹司琼。

　剂量 = 静脉推注 4mg　q6h，恶心时使用。

<u>止痛药</u>

☐ 对乙酰氨基酚片。

　剂量 = 口服　650mg　q6h。

☐ 布洛芬片。

　剂量 = 口服　800mg　q8h；中等疼痛（4～6 级）时，prn。

　临床医生提示：术后第 1 天开始使用，与麻醉镇痛药联合使用。

☐ 酮咯酸氨丁三醇注射液。

　剂量 =15mg　静脉注射　q6h，中等疼痛（4～6 级）时，prn。

☐ 羟考酮速释片。

　剂量 = 口服　5mg　q4h，中等疼痛（4～6 级）时，prn。

　临床医生提示：术后第 1 天开始使用。

☐ 羟考酮速释片。

（b）

腹部外科——腹部腹腔镜大手术加速康复外科临床路径

　　剂量＝口服　10mg　q4h，重度疼痛（7～10级）时，prn。

　　临床医生提示：术后第1天开始使用。

皮质类固醇＋小剂量

□ 注射用琥珀酸氢化可的松。

　　剂量＝静脉注射　100mg　q8h；用3次剂量后停药。

H_2受体拮抗剂

□ 法莫替丁片。

　　剂量＝口服　40mg　qn。

　　临床医生提示：适用于术前有胃食管反流病史的患者。

□ 法莫替丁注射液（法莫替定）

　　剂量＝静脉注射　20mg　q12h

　　临床医生提示：适用于术前有胃食管反流病史的患者。

安眠药

□ 唑吡坦片。

　　剂量＝5mg　qn，prn睡前。

　　止痛药物

□ 加巴喷丁胶囊。

　　剂量＝口服　300mg　tid。

PCA医嘱套餐

□ PCA医嘱套餐。

需要静脉输入的药物

静脉输液

☑ 一旦可以口服流质时，停止静脉输液，并用肝素帽封管。

单纯输液

□ 0.45%氯化钠静脉输液袋容量＝1000mL，持续静脉滴注。

□ 0.9%氯化钠静脉输液袋容量＝1000mL，持续静脉滴注。

□ 5%葡萄糖静脉输液袋容量＝1000mL，持续静脉滴注。

□ 5%葡萄糖－0.2%氯化钠静脉输液袋容量＝1000mL，持续静脉滴注。

□ 5%葡萄糖－0.45%氯化钠静脉输液袋容量＝1000mL，持续静脉滴注。

□ 5%葡萄糖－0.9%氯化钠静脉输液袋容量＝1000mL，持续静脉滴注。

需要静脉输入的药物

单纯输液

□ 乳酸林格液静脉输入袋容量＝1000mL，持续静脉滴注。

含钾20mEq/L的输液

□ 0.45%氯化钠加氯化钾20 mEq预混静脉输液袋容量＝1000mL，持续静脉滴注。

□ 0.9%氯化钠加氯化钾20 mEq预混静脉输液袋容量＝1000mL，持续静脉滴注。

□ 5%葡萄糖加氯化钾20 mEq预混静脉输液袋容量＝1000mL，持续静脉滴注。

（c）

腹部外科——腹部腹腔镜大手术加速康复外科临床路径

☐ 5% 葡萄糖 – 乳酸林格液加氯化钾 20 mEq 预混静脉输液袋容量 =1000mL，持续静脉滴注。

☐ 5% 葡萄糖 – 0.2% 氯化钠加氯化钾 20 mEq 预混静脉输液袋容量 =1000mL，持续静脉滴注。

☐ 5% 葡萄糖 – 0.45% 氯化钠加氯化钾 20 mEq 预混静脉输液袋容量 =1000mL，持续静脉滴注。

☐ 5% 葡萄糖 – 0.9% 氯化钠加氯化钾 20 mEq 预混静脉输液袋容量 =1000mL，持续静脉滴注。

含钾 30mEq/L 的输液

☐ 5% 葡萄糖加氯化钾 30mEq 预混静脉输液袋容量 =1000mL，持续静脉滴注。

☐ 5% 葡萄糖 – 乳酸林格液加氯化钾 30mEq 预混静脉输液袋容量 =1000mL，持续静脉滴注。

☐ 5% 葡萄糖 –0.2% 氯化钠加氯化钾 20mEq 预混静脉输液袋容量 =1000mL，持续静脉滴注。

☐ 5% 葡萄糖 –0.45% 氯化钠加氯化钾 20mEq 预混静脉输液袋容量 =1000mL，持续静脉滴注。

含钾 40mEq/L 的输液

☐ 0.9% 氯化钠加氯化钾 40mEq 预混静脉输液袋容量 =1000mL，持续静脉滴注。

☐ 5% 葡萄糖加氯化钾 40mEq 预混静脉输液袋容量 =1000mL，持续静脉滴注。

☐ 5% 葡萄糖 – 乳酸林格液加氯化钾 40mEq 预混静脉输液袋容量 =1000mL，持续静脉滴注。

☐ 5% 葡萄糖 – 0.2% 氯化钠加氯化钾 40mEq 预混静脉输液袋容量 =1000mL，持续静脉滴注。

☐ 5% 葡萄糖 – 0.45% 氯化钠加氯化钾 40mEq 预混静脉输液袋容量 =1000mL，持续静脉滴注。

☐ 5% 葡萄糖 – 0.9% 氯化钠加氯化钾 40mEq 预混静脉输液袋容量 =1000mL，持续静脉滴注。

化验和血库

术后第 1 天

☐ 基础代谢率检测。

　使用血浆 / 血清分离器。

　上午首先抽血。

☐ 血常规检测。

　使用 EDTA 抗凝管。

　上午首先抽血。

化验和血库

术后第 2 天

☐ 血清 c 反应蛋白检测。

　使用血清分离器。

　不要使用肝素抗凝管。

　上午首先抽血。

术后第 3 天

☐ 基础代谢率检测。

　血浆 / 血清分离器。

　遵守临床医生的医嘱：术后第 3 天。

　上午首先抽血。

☐ 血常规检测

　使用 EDTA 抗凝管。

（d）

　　遵守临床医生的医嘱：术后第 3 天。

　　上午首先抽血。

其他宣教

宣教

□ 社工宣教 1 次。

□ 营养师宣教。

□ 伤口护理的护士宣教。

□ PT 评估 / 治疗延迟开始直到：＿＿＿年　＿＿＿月　＿＿＿日。

质量控制

□ 核心测量 SCIP。

（e）

图 22-5　腹腔镜手术医嘱套餐文件

经授权摘自 2015 年大学医院病例医学中心。

五、小结

　　加速康复外科系统经过不断的实施和改进，使我们的绝大多数患者手术后能够快速康复和出院。通过创建并遵循上述标准化路径，患者和医护人员能够知晓围手术期的加速康复流程，这为患者能够安全舒适地康复奠定了基础。

推荐阅读

● ADAMINA M, KEHLET H, TOMLINSON G A, et al. Enhanced recovery pathways optimize health outcomes and resource utilization: a meta-analysis of randomized controlled trials in colorectal surgery［J］. Surgery, 2011, 149(6):830-840.

● DELANEY C P, BRADY K, WOCONISH D, et al. Towards optimizing perioperative colorectal care: outcomes for 1,000 consecutive laparoscopic colon procedures using enhanced recovery pathways［J］. Am J Surg, 2012, 203(3):353-355.

● FAVUZZA J, BRADY K, DELANEY C P. Transversus abdominis plane blocks and enhanced recovery pathways: making the 23h hospital stay a realistic goal after laparoscopic colorectal surgery［J］. Surg Endosc, 2013, 27(7):2481-2486.

● KRPATA D M, KELLER D S, SAMIA H, et al. Evaluation of inflammatory markers as predictors of hospital stay and unplanned readmission after colorectal surgery［J］. Pol Przegl

Chir, 2013, 85(4):198-203.

● LAWRENCE J K,KELLER D S, SAMIA H, et al. Discharge within 24 to 72 hours of colorectal surgery is associated with low readmission rates when using enhanced recovery Pathways［J］. J Am Coll Surg, 2013, 216(3):390-394.

● TIIPPANA E M, HAMUNEN K, KONTINEN V K, et al. Do surgical patients benefit from perioperative gabapentin/pregabalin? A systematic review of efficacy and safety［J］. Anesth Analg, 2007, 104(6):1545-1556.

● ZHUANG C L, YE X Z, ZHANG X D,et al. Enhanced recovery after surgery programs versus traditional care for colorectal surgery: a meta-analysis of randomized controlled trials［J］. Dis Colon Rectum, 2013, 56(5):667-678.

第二十三章

Timothy Rockall and Michael Scott　著
陈扬　译　刘启志　校

结直肠手术的加速康复外科方案：英国吉尔福德市

　　结直肠手术的术后加速康复外科已经在吉尔福德市开展了 10 多年，并与微创手术的引入相结合，获得了极佳的结果。加速康复方案的理论和指导方针已经非常成熟，并被运用于实践中。建立该体系的主要组成因素要有相同目标的关键人员的参与。它的目标是确保患者的最优康复，避免术后并发症，并快速恢复。推动这一过程的关键人物是外科医生、麻醉医师和结直肠专科护士。住院医生、病房护士、疼痛控制小组、理疗师也有自己的角色，都需要融入团队合作中。这很重要，因为只有最好的手术操作和最好的围手术期护理才能获得最佳的效果。一次优秀的手术可能因为受一次失败的麻醉影响而导致失败，反之亦然。

　　尽管整个加速康复方案有很多要素，但必须认识到，其中一些因素比其他因素有更强的证据基础，因此它们的影响要深远得多。在吉尔福德市引入这些方案的同时，我们也进行了一些研究，目的是确定最佳的液体管理方案和最佳的镇痛模式[1-6]，并将其结果纳入日常实践[7]。最佳的液体管理方案和镇痛模式，再加上微创手术是该中心成功的三大支柱。本章阐述了该中心的治疗过程，让读者了解实现该中心加速康复外科成果的要素[8-11]。

一、术前护理

（一）宣教

宣教是向患者介绍加速康复原则，管理患者期望和确定预期康复的阶段，加速康复外科的实施是其中非常重要的方面。其内容的一般原则是确定的，但可根据患者准备进行的手术、社会环境、年龄与并发症进行更改。重要的是，这些信息应由资深医护人员传达，理想的情况是由外科医生和专科护士联合宣教。此外，还应该对在场的患者家庭成员及护理人员进行宣教。应以易于理解的书面形式提供信息。对于接受择期结直肠切除手术和没有并发症的患者，谈话应围绕预期的康复计划进行，并强调该方案旨在提高康复质量和减少并发症发生率，而不是为了早日出院。宣教应包括以下所有内容：

●手术当天的入院时间。

●在家中进行肠道准备的安排。

●如果需要，进行造口相关事项的宣教及术前训练。

●疼痛控制及控制疼痛发作的方法。

●口服补液和碳水化合物负荷的安排。

●计划缝线和拆线可能需要花费的时间。

●拔除导尿管的计划。

●预期的术后活动阶段。

●预期的出院时间。

●安全出院回家的标准。

应从患者处获取其家庭环境安全、护理水平和能提供的帮助的相关信息。患者出院后可能会出现问题或疑虑，相关医生的联系方式也应该提供给患者。

大多数患者被告知他们手术后回到病房可以进食流质。他们将在手术当天进食清淡食物，第二天早上可以吃常规食物作为早餐。

患者应该被告知，预计所有的导管及监护（包括静脉注射通道和导尿管等）。将在术后第二天上午停止或拔除。除非是接受低位前部直肠切除术的男性患者，他们将保留导尿管 48h。

患者应该被告知，只要符合以下标准，就可以在术后第一天出院，该中心平均术后住院时间是 3 天。

安全出院标准如下：

● 常规的手术。

● 无明显异常的腹部体征。

● 生命体征正常。

● 耐受流质饮食。

● 耐受流质食物。

● 无恶心或呕吐。

● 可通过常规口服镇痛药物控制疼痛。

● 通过一次监护下的步行确认患者的活动情况。

● 患者自愿出院回家。

该中心的理念是，患者越早回家，他们将会越乐意活动，他们会吃得越好，也会睡得越好——所有的这些因素均有助于患者高质量地恢复和快速恢复至正常状态[12,13]。患者也可以离开医院这个有获得性感染风险的潜在危险环境。需要对患者强调，一旦恢复不佳或出现并发症，需要联系医生或回到医院。重新入院并不是治疗失败了，但在任何情况下，这都是罕见的事件。有一些"危险"症状，如果出现患者需立即返回医院就诊，包括突然发作的严重腹痛、梗阻症状、发热或寒战。

（二）营养

幸运的是，与上消化道疾病相比，结直肠疾病患者出现严重营养不良是相对罕见的。营养的重点是在术前阶段，目的是避免术前饥饿和提供术前碳水化合物储备并减轻手术后的分解反应。以饮料的形式提供碳水化合物的方式也提供了液体储备，以确保患者在手术时水分充足。该中心在手术前一晚提供 800mL 的预制碳水化合物，术前 2h 提供预冲好的 400mL 碳水化合物。

（三）肠道准备

对择期结直肠手术的患者，机械性的肠道准备并不是例行的。肠道准备方案由手术计划决定。本质上，如果是经肛门进行的吻合器吻合，术前 1h 应进行磷酸盐灌肠，以确保直肠和左半结肠是空虚的。这也可以由患者入院前在家中自行进行。对于预计行直肠吻合术合并预防性造口的患者，需通过有刺激性和渗透性的泻药进行全肠道准备，比如直肠癌全直肠系膜切除术（TME 手术）。肠道准备确保了造口和吻合口内没有肠内容物。表 23-1 给出了肠道准备的方案。

表 23-1　肠道准备方案

手术	肠道准备方案
右半结肠切除术	无需肠道准备
扩大右半结肠切除术	无需肠道准备
次全切除回直肠吻合术	磷酸盐灌肠
左半结肠切除术	磷酸盐灌肠
乙状结肠切除术	磷酸盐灌肠
高位直肠癌切除术	磷酸盐灌肠
低位直肠癌切除伴预防性回肠造口术	口服泻药
腹会阴联合切除术	无需肠道准备

（四）术前评估

所有的术前评估，包括血液检查都将在护士主导的术前评估门诊进行，包括患者服用的药物、血液检查和心电图检查。如果运动能力阈值低于 4 代谢值（metabolic equivalents，METs），则在麻醉医师主导的门诊安排心肺运动实验（CPET）并早期转诊。这是由问卷结果或步行实验（shuttle walk test）决定的。

根据患者的心肺状况和肿瘤分期治疗术前贫血。抗凝药物如华法林和氯吡格雷应该停药，根据适应证开始进行适当的抗凝治疗。ACE 抑制剂在手术当天应停药。

（五）入院

入院时间安排在手术前约 2h，除非有明确的早期入院指征，如需要肠道准备或计划输血的患者。

二、围手术期护理

（一）下肢深静脉血栓的预防

所有接受结直肠手术的患者均需接受下肢深静脉血栓预防治疗。除非有血管疾病的相关禁忌证，所有患者均配备压力袜，术中持续压迫小腿。术后患者接受低分子肝素治疗，如 40mg 的依诺肝素钠持续 2 周，并教导患者出院后自我管理。下肢深静脉血栓的高危患者可能会接受更长时间的治疗。通常抗凝的患者 48 小时后根据要求重新开始抗凝。

（二）麻醉

麻醉医师的作用是提供麻醉快速复苏，保证良好的疼痛控制和最少的 PONV。麻醉医师还负责进行液体治疗，优化患者的心输出量、器官和组织灌注，使患者手术结束时处于等容状态。

使用异丙酚 2~3mg/kg 和阿片类药物（如芬太尼 2 ~ 4μg/kg 或阿芬太尼 5 ~ 10μg/kg），然后加适当剂量的肌松剂进行麻醉的标准诱导，再经口气管插管。该中心用周围神经刺激器（即 TOF）维持神经肌肉的阻滞，维持周围传导时间（peripheral conduction time，PTC）值在 2 ~ 4，从而可以维持低压气腹。这似乎减少了术后疼痛，但仍在等待随机试验的结果，以更科学的方式证实这一点。

胃管不应该常规放置，除非胃扩张对手术有影响。如果一定要置入胃管，可在手术结束时将其拔出。

麻醉的维持应该使用短效麻醉气体混合氧气，如七氟醚或地氟醚。在老年人中，应考虑使用 BIS 监测仪提示麻醉药所需的最小剂量，从而降低术后认知功能障碍的风险。

PONV 的预防应使用 5- 羟色胺阻滞剂，如昂丹司琼 4mg 或格拉司琼 1mg。添加小剂量地塞米松 4mg 可能是有益的，但仍在等待地塞米松减少重大胃肠道手术术后呕吐（DREAMS）研究的结果以确定其在癌症手术中的安全性。如果患者说发生术后恶心、呕吐的风险很高，则应考虑控制异丙酚的输注。

根据当地政策给予预防性抗生素，必要时在 24h 内重复使用。

使用空气加热器保暖，静脉输液也需加温，用于气腹的二氧化碳气体也应加热加湿。

（三）术中镇痛

腹腔镜结直肠手术镇痛有多种选择。在我们对腹腔镜手术最佳镇痛的研究中，胸段硬膜外（TEA）阻滞并不像对开腹手术一样，对腹腔镜手术有益，反而延长了患者的术后恢复时间。因为 TEA 阻滞需要连接输液泵，且存在导致低血压的问题，患者术后移动有困难。虽然静脉使用吗啡可以镇痛，但该中心相信，减少吗啡的用量是有益的，因为吗啡剂量越大，肠梗阻风险越高，对睡眠和恢复的影响越大。世界各地越来越多地使用腹横筋膜阻滞（TAP）和局部麻醉伤口导管，然而我们一直在为镇痛的有效性和持续时间奋斗。该中心最喜欢的镇痛方法是使用低容量（2 ~ 2.2mL）0.5% 布比卡因的脊髓麻醉，并以 5μg/kg（0.3 ~ 0.5mg）的剂量给药。脊髓麻醉是非常安全的，在该中心疗效很好。使用二醋吗啡术后可以减少阿片类药物的使用。我们经常被问到为什么不增加二醋吗啡的剂量来避免吗啡的使用。我们发现，增加剂量会导致长时间恶心和呕吐，使患者无法口服止痛药及正常饮食，反而需要更多的肠外吗啡止痛及静脉补液，这两者都增加了术后肠梗阻的风险。我们的目标是使患者回到病房后感到舒适，术后恶心呕吐反应最少。我们不认为需要在复苏室补充一剂吗啡是失败的脊髓麻醉。可能需要补充吗啡的是那些行结肠脾曲切除术或吻合位置较高的患者。

（四）液体治疗及血流动力学监测

必须进行正确的液体治疗，因为液体太少会导致并发症，而液体过多同样会导致并发症及肠梗阻的增加。目前，关于使用微创心脏输出装置（minimally invasive cardiac output, MICO）（如食管多普勒超声，血流动力学分析仪、心排血量监测仪等）指导液体治疗存在许多争议。很少有公开的数据显示他们在加速康复外科腹腔镜手术中的使用，其目的是使患者保持正常血容量，并尽量减少因液体过多而增加的体重。我们认为液体疗法是在适当的时候给予适当的液体量，并将总体积降到最低。用这种方法保持重要器官和内脏的灌注，避免了盐和水的超量。个性化方案是很重要的，为了实现这一点，该中心监测了临床和血流动力学参数。

我们在手术期间使用食管多普勒超声进行个体化方案的确定。这种方法是在插管后插入一个软的食管探头，多普勒信号从其尖端发出，传感器测量多普勒频移，以确定降主动脉中的红细胞速度。探头位置准确时能获取很多有用的参数，例如峰值速度，每搏输出量（通过测量主脉直径和年龄及身高 × 射血距离并绘制示意图）和校正血流时间（flow time corrected for systole，FTc）。在手术过程中，可以计算血氧和心脏对于液体的反应。还可以观察手术过程中气腹及患者体位改变导致的生理变化。尽管有人质疑这些机器的绝对准确性，但我们发现这些数字、波形和趋势有助于识别以下生理状态：间歇正压通气（intermittent positive pressure，IPPV）开始后患者对液体的反应，气腹期间主动脉负荷增加造成的左心室功能不全，手术结束后患者放平撤气腹后的低血容量表现。因此，该中心在手术开始前对液体进行优化，在腹腔镜手术中监测左室射血量及峰值速度（如果指标较低，则考虑进一步行液体治疗，及决定患者术后是否需要更高水平的护理），在手术结束时对液体进行优化。该中心使用晶体平衡液，总量范围很大，但是加上失血量很少超过30mL/kg。根据手术的不同，患者在康复过程中可能需要加 1 ~ 2 袋 250mL 液体，但是一般患者术后最多可接受 1L 静脉补液，速度为 1mL（kg·h），直到他们耐受经口饮食。

三、手术

（一）开始阶段

根据手术的不同，对患者的处理稍有变化。患者在手术台上的位置是在考虑患者安全和优化手术通道的情况下安排的。患者头向下、头向上或向旁边倾斜意味着患者有在手术台上活动并有造成伤害的风险。

为了确保患者在手术台上安全，采取以下措施：

●患者裸露的皮肤必须直接接触防滑床垫或凝胶垫，这有助于预防患者滑倒。

●对于可能需要极低的头低位倾斜的左半结肠手术，双侧肩部需要厚凝胶垫支撑，凝胶垫须与肩部接触。对于右半结肠手术这不是必要的。

●左半结肠手术患者需要在右侧三角肌放置凝胶垫支撑，右半结肠手术需要在患者左侧放置凝胶垫支撑。

●一旦所有动静脉通路都被固定及保护完毕，双侧手臂应该被小心地包裹起来。

●右半结肠手术应在大腿周围绑上固定带。

●对于左半结肠手术或会阴入路手术需要，腿部应放置在专用支架上，大腿与腹壁夹角 180°，膝盖弯曲 45° 左右。

●腿部使用弹力袜固定。

●放置并固定导尿管。

●患者入室做准备前需放置并固定加热毯。

（二）手术原则

采用微创技术进行结直肠切除术是首选。通常因为病理因素，需要对少数病例进行开腹手术。急诊手术中有较高比例需要中转开腹手术，因为这些情况下进行腹腔镜手术有局限性。

手术是在考虑以下这些原则的情况下进行的：

●腹腔镜手术何时可行。

●有经验的外科医生来主刀，以减少开腹的风险。

●减少失血。

●尽量减少副损伤。

●下腹部的横切小切口。

●缩短手术时间。

●在可能的情况下，在低腹压的情况下操作。

●精细的外科技术。

虽然很难证明，我们相信这些高质量手术的原则肯定与最好的预后相关，当这些原则与加速康复结合起来，会减少患者的痛苦和肠梗阻概率，加快功能恢复速度。

四、术后护理

（一）液体 / 饮食

一旦患者在手术后完全苏醒，就应该建议口服液体。当然患者在复苏室或之后的几个小时开始口服液体也是可行的。麻醉医师将确保患者在手术结束时保持等容状态，水分充足。如果患者口服液体可耐受，则应立即停止静脉输液。

在手术当天晚上可以进食流质—半流质的食物。可以鼓励患者吃东西，患者也希望在手术后第二天早晨吃一顿正常的早餐。

（二）监测

除非有持续监测患者任何生理指标的具体指示，否则在手术后的第二天早晨，所有导管均会被移除，包括静脉通路、中心静脉通路和动脉通路（如果有使用）及导尿管。

腹腔引流管不应常规放置，如果放置，通常只是为了引流过多的腹腔积液，此时也应被拔除。对于术前存在肾衰竭的患者可维持尿量监测。对于肾功能正常且手术不复杂的患者，不对尿量进行监测。对肾功能的监测最好通过简单的血液检验来解决。对于手术后尿量少这一正常的术后生理反应进行处理，可能会有因补液太多引起肠梗阻的风险。

（三）活动

积极鼓励患者术后进行早期活动。微创手术、良好的疼痛控制、拔除所有的通路及导管可以促进这一过程。导管的早期拔除可以促使患者自主上厕所。老人和虚弱的患者需要积极护理以达到这一目标。在离开床的地方就餐这一概念也是很好的，因为这是可以实现的。

（四）止痛

止痛的原则是尽量减少阿片类药物的使用。虽然它是一种极好的镇痛药物，但是随着剂量增加，它会引起肠梗阻及恶心。

大多数的患者注射 2 ~ 2.2mL 0.5% 布比卡因和小剂量的二醋吗啡（0.3 ~ 0.5mg），就可以无痛从手术中康复。大约 40% 的患者需要额外的吗啡才能恢复。然而，鞘内注射阿片类药物的患者回到病房很少再需要使用阿片类药物。患者在复苏室通常停留 2 ~ 4h，这段时间需评估他们是否需要补充吗啡并经过麻醉医师审查。该中心的止痛方案是以常规的对乙酰氨基酚 1g 为基础，每天 4 次，同时使用非甾体抗炎药（NSAIDs）如布洛芬 400mg，每天 3 次。如果有禁忌，则使用盐酸曲马多替代。盐酸曲马多和吗啡是用于止痛的处方药。接受硬膜外阻滞的患者（通常是开放手术或腹会阴切除术）在回去前需使用这一方案约 48h。吗啡镇痛泵有时效果不错，但需要联合口服对乙酰氨基酚和 NSAIDs 药物，镇痛泵也应尽快移除。

（五）止吐

止吐药是一般麻醉方案的一部分。两种止吐药物联合是最有效的。手术后，可以在患者需要的基础上开具医嘱。恶心症状不应成为进食的禁忌证，但呕吐需要及时处理。

（六）出院标准

整个团队致力于减少术后并发症和减少住院时间两个目标。在大多数情况下，肠道活动较弱不被认为是出院的禁忌证，评估是否适合出院的标准如下：

● 通过口服药物可控制疼痛（不需要完全无痛）。

● 无恶心和呕吐。

● 耐受流质饮食。

● 耐受清淡半流质食物。

● 可活动。

● 有足够的家庭护理。

● 患者能够接受出院。

● 正常排尿。

参考文献

[1] DAY A, SMITH R, FAWCETT B, et al. The optimal fluid to use with an oesophageal doppler monitor in laparoscopic colorectal surgery [J]. Br J Surg, 2013, 100:39.

[2] DAY A, SMITH R, FAWCETT B, et al. Does the choice of analgesia attenuate the stress response following laparoscopic colorectal surgery [J]. Br J Surg, 2013, 100:2.

[3] DAY A, SMITH R, JOURDAN I, et al. Retrospective analysis of the effect of postoperative analgesia on survival in patients after laparoscopic resection of colorectal cancer [J]. Br J Anaesth, 2012, 109(2):185-190.

[4] LEVY B F, FAWCETT W J, SCOTT M J, et al. Intra-operative oxygen delivery in infusion volume-optimized patients undergoing laparoscopic colorectal surgery within an enhanced recovery programme: the effect of different analgesic modalities [J]. Colorectal Dis, 2012,14(7):887-892.

[5] LEVY B F, SCOTT M J, FAWCETT W J, et al.Randomized clinical trial of epidural, spinal or patient-controlled analgesia for patients undergoing laparoscopic colorectal surgery [J]. Br J Surg, 2011, 98(8):1068-1078.

[6] LEVY B F, TILNEY H S, DOWSON H M, et al. A systematic review of postoperative analgesia following laparoscopic colorectal surgery [J]. Colorectal Dis, 2010, 12(1):5-15.

[7] LEVY B F, SCOTT M J, FAWCETT W J, et al. Optimizing patient outcomes in laparoscopic surgery [J]. Colorectal Dis, 2011, 13 (suppl 7):8-11.

[8] LEVY B F, SCOTT M J, FAWCETT W J, et al. 23-hour-stay laparoscopic colectomy [J]. Dis Colon Rectum, 2009, 52(7):1239-1243.

[9] DAY A R, SMITH R V, JOURDAN I C, et al. Laparoscopic TME for rectal cancer: a case series [J]. Surg Laparosc Endosc Percutan Tech, 2012, 22(2):98-101.

[10] DAY A R, SMITH R V, JOURDAN I C, et al. Survival following laparoscopic and open colorectal surgery [J]. Surg Endosc, 2013, 27(7):2415-2421.

［11］DAY A R, MIDDLETON G, SMITH R V, et al. Time to adjuvant chemotherapy following colorectal cancer resection is associated with an improved survival［J］. Colorectal Dis, 2014, 16(5):368-372.

［12］DOWSON H M, BALLARD K, GAGE H, et al. Quality of life in the first 6 weeks following laparoscopic and open colorectal surgery［J］. Value Health, 2013, 16(2):367-372.

［13］DOWSON H, COWIE A, BALLARD K, et al. Systematic review of quality of life following laparoscopic and open colorectal surgery［J］. Colorectal Dis, 2008, 10(8):757-768.

第二十四章

Rajesh Aggarwal 著
倪一平 译 刘启志 校

减重代谢手术的加速康复外科临床路径的建立及循证医学证据

在过去 20 年里，减重代谢手术的数量增加了很多。事实上，2013 年仅仅美国就有近 18 万例病例，主要包括胃束带术（14%）、Roux-en-Y 胃分流术（34%）和袖状胃切除术（42%）[1]。这不仅证明了这种手术在治疗 2 型糖尿病、睡眠呼吸暂停、高血压和多囊卵巢上的巨大需求，而且证明了这种手术是一种安全可行的术式。在过去 10 年里，技术上的改进，如吻合技术的改变、血栓预防的时机，使得腹腔镜技术更为安全[2]。许多前瞻性报告证实其并发症发病率和死亡率都是极低的[3,4]。

根据发展趋势应当去考虑减重代谢手术下一步的发展了，例如如何进一步降低并发症发病率和缩短住院时间。外科加速康复外科对临床路径的影响一直与结直肠手术密切相关，而最近在几乎所有类型的外科手术都得到了推广[5]。正是在这样的背景下，思考手术后加速康复外科方案对减重代谢外科的影响在现在和未来是相当重要的。

一、减重代谢外科手术的临床路径

虽然不是以加速康复外科的名义，但第一本提及减重代谢外科手术临床路径的出版物是在 2001 年发表的，内容涉及 28 名患者，其中 12 名纳入多学科临床路径[6]。该路径包括患者的宣教资料，标准化的术前及术后医嘱（包括早期行走及口服饮食）以及标准化的出院指导。与接受标准治疗的 16 名患者相比，纳入临床路径的患者的住院时间减少了 3 天，并发症发生率和再入院率相似，资源利用成本降低了 15% 以上。2005 年 McCarty 发表了 2000 例接受腹腔镜减重分流术患者的研究结果[7]，其中 1699 例（85.0%）在 23h 内出院，34 例（1.7%）在 30 天内再次入院，出现早期（38 例，1.9%）和晚期并发症（86 例，4.3%）发生率较低，仅有 2 例死亡（0.1%）死亡，在这篇文章中，作者关注的重点在围手术期镇痛、止吐和手术技术。

虽然这两项研究都反映了临床过程标准化的影响，但都没有描述他们的方法是否被其他中心采用。2013 年 Lemanu 等人发表了一项关于腹腔镜袖状胃切除术术后加速康复外科标准的随机对照研究[8]。在 116 名患者中，40 名患者接受了加速康复外科方案，并与另外两组进行了比较，对照组 38 例，历史同期组 38 例。值得注意的是，作者明确定义了他们的加速康复外科方案的术前、术中和术后的各个方面的内容（表 24-1），包括他们出院标准的总结。在这之前，他们广泛回顾了目前关于减重代谢外科和主要腹部外科的文献[9]，结果显示，加速康复外科组的住院时间从 2 天减少到 1 天，并发症发生率和再入院率相似。

表 24-1　减重代谢外科加速康复方案组成

时间	方案内容
术前	标准的术前宣教
	设定目标流程
	熟悉病房环境
手术当天上午	术前 2h 口服清流质
	糖水 2 瓶
术中	静脉注射 8mg 地塞米松诱导麻醉
	标准化的麻醉流程①
	腹膜内注射局部麻醉药②
	避免插入胃管和导尿管
术后	早期经口进食
	回到病房 2h 后下床活动
	标准化的多模式镇痛③、止吐④和预防血栓⑤
出院后	一天后及一周后电话回访
	2 周后门诊回访

注：①包括诱导剂（异丙酚）、吸入剂（七氟醚）、肌松剂（罗库溴铵）；②使用 0.5% 丁哌卡因；③口服或静脉滴注对乙酰氨基酚，羟考酮口服或灌肠，皮下注射氢吗啡酮；④昂丹司琼静脉滴注；⑤术后 4h 活动，使用弹力袜，皮下注射 7500U 肝素 q12h。

数据经授权摘自 *Br J Surg* 杂志，第 100 卷，第 4 期的 "Randomized clinical trial of enhanced recovery versus standard care after laparoscopic sleeve gastrectomy"，482—489 页。

二、出院标准

Lemanu 等人的研究特别关注了出院标准这一方面。该标准的重点是充分缓解疼痛，无创伤干扰，生命体征正常，手术技术安全，患者可活动和可耐受流质饮食[8]。

出院标准中有明确地提出，出院后应安排患者随访，即出院第一天和第一周需电话联系，在构建加速康复外科时不仅要关注院内的治疗流程，还需关注出院标准的标准化。

三、加速康复外科的组成部分

值得提及的另一个方面是，有作者记录了干预组和对照组对加速康复外科相关项目的遵守情况[8]。这种数据很少见，其结果显示两组之间存在有趣的差异。例如，与对照组相比，加速康复外科组的所有患者都接受了术前宣教和熟悉了病房环境。然而在其他方面，如在依诺肝素的使用、拔出导管的时机和避免胃管使用方面，两组间的差异极小。这一重要信息首先揭示了一些加速康复外科流程在试验开始时已经是标准治疗流程的一部分，其次在一些领域可通过适度的努力和最小的付出达到 100% 的效果，如熟悉病房环境。

四、如何开始加速康复外科

因此需要首先和重点关注的是哪些加速康复外科项目是最重要的。表 24-2 列出了与减重代谢手术相关的术前、术中和术后加速康复外科项目。理想情况下，评估每个标准的证据是很重要的。虽然这些还没有明确实行过，但是相似的工作流程在食管切除术方面已经完成。Findlay 等人系统性地回顾了所有与加速康复外科和食管切除术相关的文献。他们发现，与传统管理的患者相比，有 6 篇文献显示加速康复外科组表现出更少的并发症发生率、死亡率和住院时间[10]。然后他们继续筛选和定义食管切除术加速康复外科的组成部分，并通过对食管切除术或相关手术证据的系统性回顾，对每个部分提出基于证据的建议。例如关于胸腔引流，该中心建议"最小化使用导管，一根引流管较两根将带来更小的疼痛""不建议因常规吻合口造影而推迟经口进食"。利用这种方法对证据进行分级评估，使食管外科医生能够对加速康复外科项目的每个部分作出价值判断。虽然制订并向患者提供信息手册不是太复杂，但是出院后的电话随访需要专人负责，这更具挑战性。

表 24-2　减重代谢手术的加速康复外科项目

术前	术中	术后
患者宣教	胃管	复苏室
术前评估	气管插管	口服流质
入院日期	瘘检查	活动
预期减重目标		抗凝
抗凝		诱发式肺量计
抗生素		出院标准
口服食物		
口服液体		

可以通过类似的流程评估关于减重代谢外科手术的文献，如果没有相关文献，那么至少可以从类似程序的报告中获得出相关数据。

五、患者获取的信息

在减重代谢手术中，开始和实施加速康复外科患者居家护理的关键可以归纳为以下要点。首先，对患者的宣教至关重要，包括术前、术中和术后的护理。这可以通过小册子，DVD 或在线材料来实现，材料需要利于理解，并配有简单的图表和流程路径。如果患者了解这些护理流程，他们不仅有可能参与其中，更有可能坚持下去。术后的早期活动、流质饮食、预期的住院时间等内容应提前告知患者，使他们真正成为自己护理过程的积极参与者。患者还应该了解出院标准，并以此为目标。虽然没有在文献中描述，但应该一开始就向患者告知可能会有的并发症。患者也喜欢和家人分享这些信息，应该鼓励他们这样做。

六、治疗流程标准化

从临床角度看，最大的收益来自术前、术中和术后流程的标准化。从麻醉到血栓预防和抗生素治疗，再到手术步骤和所需设备，所有这些都有助于形成一个统一的诊疗流程，这就意味着麻醉医师、护士、病房工作人员有统一的标准来对患者进行治疗[11]。这可以降低采购成本，提高效率及生产力。护理的标准化还应该明确并发症的处理程序，如术后脓毒症或者出血的处理[12]。这还可以减少不必要的检查所产生的风险，为患者提供及时的治疗。

七、实施及结果分析

实施新的临床路径具有挑战性，理想的方式是尽早让相关学科的人员参与到团队中来。如此一来，当路径开始实施时，他们已经进入角色。正因如此，一定程度的培训是必要的，简单的培训可以以研讨会的形式进行，复杂的培训可以通过模拟的培训计划来进行。当进行这一标准化和加强化护理的过程时，检查其实施情况是至关重要的。应维持一个健全的具有前瞻性的登记制度，并定期监测，以确保新的治疗模式能保证患者处于安全的治疗环境。

参考文献

［1］ASMBS. Estimate of bariatric surgery humbers［R/OL］. 2011-2020［2023-05-21］http://asmbs. org/resources/estimate-of-bariatric-surgery-numbers.

［2］MCGRATH V, NEEDLEMAN B J, MELVIN W S. Evolution of the laparoscopic gastric bypass［J］. J Laparoendosc Adv Surg Tech A, 2003, 13:221-227.

［3］DEMARIA E J, PATE V, WARTHEN M, et al. Baseline data from American society for metabolic and bariatric surgery- designated bariatric surgery centers of excellence using the bariatric outcomes longitudinal database［J］. Surg Obes Relat Dis, 2010, 6(4):347-355.

［4］FLUM D R, BELLE S H, King W C, et al. Perioperative safety in the longitudinal assessment of bariatric surgery［J］. N Engl J Med, 2009, 361(5):445-454.

［5］KEHLET H. Multimodal approach to postoperative recovery［J］. Curr Opin Crit Care, 2009, 15(4):355-358.

［6］COONEY R N, BRYANT P, HALUCK R, et al. The impact of a clinical pathway for gastric bypass surgery on resource utilization［J］. J Surg Res, 2001, 98(2):97-101.

［7］MCCARTY T M, ARNOLD D T, LAMONT J P, et al. Optimizing outcomes in bariatric surgery: outpatient laparoscopic gastric bypass ［J］. Ann Surg, 2005,242(4):494-501.

［8］LEMANU D P, SINGH P P, BERRIDGE K, et al. Randomized clinical trial of enhanced recovery versus standard care after laparoscopic sleeve gastrectomy ［J］. Br J Surg, 2013, 100(4):482-489.

［9］LEMANU D P, SRINIVASA S, SINGH P P, et al. Optimizing perioperative care in bariatric surgery patients ［J］.Obes Surg, 2012, 22(6):979-990.

［10］FINDLAY J M, GILLIES R S, MILLO J, et al. Enhanced recovery for esophagectomy: a systematic review and evidence-based guidelines ［J］. Ann Surg, 2014,259(3):413-431.

［11］AGGARWAL R. Better care in the operating room ［J］. World J Surg, 2014, 38(12):3053-3055.

［12］PUCHER P H, AGGARWAL R, QURASHI M, et al. Randomized clinical trial of the impact of surgical ward-care checklists on postoperative care in a simulated environment ［J］. Br J Surg, 2014,101(13):1666-1673.

第二十五章

Didier Roulin and Nicolas Demartines　著
程明　译　张楠　校

加速康复外科在肝胆胰手术中的应用

在过去的 20 年里，加速康复外科临床路径在外科手术的各个领域都得到了成功的实施，尤其是在结直肠手术中，大量的荟萃分析显示，术后住院时间的减少和医院成本的降低都与并发症发生率的减少相关[1,2]。在取得这些令人鼓舞的结果之后，加速康复外科已逐步应用于传统上被认为高风险的肝胆胰外科。

一、现有文献回顾

尽管胰腺手术在大病例中心已经越来越安全，围手术期死亡率显著降低至 5%，但报道中的并发症发病率仍然相当高，有 40% ~ 60%，胰十二指肠术后住院时间 14 ~ 20 天[3]。延迟恢复主要原因是胰瘘和胃排空延迟。最近发表的一篇胰腺外科的系统性综述发现，加速康复外科可以显著缩短住院时间 2 ~ 6 天，减少并发症的发生，且没有增加死亡率与再住院率[3]。但是胰瘘或胃排空延迟发生率与传统处理组相比无差异[3]。另一方面，这些临床路径并不相同，患者功能恢复的时间和其对加速康复外科的依从性等重要数据很少被描述。因此，还需要基于 ERAS 协会发表的胰十二指肠切除术围手术期康复治疗指南进行进一步的前瞻性研究，从而评估加速康复外科对术后功能恢复的影响[4]。

近年来，加速康复外科在肝脏手术中得到了应用。肝脏手术约有 40% 的患者会出现并发症，包括出血、胆瘘、腹腔脓肿和肝衰竭。在一项 Meta 分析中[5]，加速康复外科缩短了住院时间，加快了器官功能恢复的速度，而不影响并发症发生率和死亡率，再入院率与传统处理组的患者相似。在最近的一项开腹肝切除手术的加速康复外科随机对照试验中[6]，加速康复外科组适宜出院的中位时间从 6 天缩短至 3 天，总住院时间从 7 天缩短至 4 天，医疗相关并发症显著减少，外科手术并发症相似，再入院率和死亡率保持不变，但加速康复外科组术后第一个月与健康相关的生活质量明显改善。然而，直到今天还没有标准化的肝脏外科 ERAS 方案，ERAS 协会关于肝切除围手术期处理的指南尚未发布。

二、肝胆胰手术加速康复外科的具体项目

在接受肝胆胰手术的患者中，术前营养是一个非常值得关注的问题。我们使用营养风险评分（nutritinal risk score，NRS）[7]进行营养筛查。NRS ≥ 3 分的营养不良患者推荐咨询指定的营养师。由于大部分进展期的肝胆胰手术仍然使用开腹手术，为降低感染性并发症的发病率，术前可以给予免疫营养制剂口服 7 天[8]。

为了在肝脏手术中实施加速康复外科，有两个结直肠手术加速康复外科中的主要因素需要有所变动：液体管理和预防性引流。在肝切除手术中，肝切除前和切除进行时需要保持相对低血容量，中心静脉压力低于 5cmH_2O，以减少术中失血量。血压由血管收缩剂控制和如必要时可以采取输血、补液等措施。在肝切除术中使用硝酸甘油以维持较低的中心静脉压。肝切除完成后，以中心静脉压作为评估指标，通过输注平衡晶体和胶体溶液恢复正常血容量。如果患者存在低蛋白血症（即血清白蛋白低于 20g/L），可给予静滴 20% 白蛋白。对于开腹肝脏手术，应使用高位胸段（T5—T8）硬膜外阻滞并持续至术后阶段。虽然该中心没有使用，但是放置在肝脏创面附近的预防性引流仍然被广泛使用，其理念是防止腹腔积液的产生，并观察查术后可能出现的情况，包括出血、胆瘘及引流腹水。然而，Cochrane 回顾性研究并没有显示出择期肝切除术后是否放置引流管在术后感染和发现术后胆瘘以及出血方面有统计学差异[9]。不仅如此，在一项单独的 Meta 分析中，术后放置引流管的患者腹部积液反而有增加的趋势[10]。目前没有证据支持肝切除术后预防性引流应常规使用。但是，使用腹部引流能否预防腹腔积液可能导致的腹水渗出和伤口裂开的情况，在目前的文献中仍然存在争议[11,12]，需要进一步的试验来评估其在肝硬化患者中的应用。

在胰腺手术中应用加速康复外科，尤其是胰十二指肠切除手术，有两个主要问题与结

直肠手术加速康复外科有很大不同：预防性引流和术后营养。胰腺切除后，许多专家认为必须在胆肠吻合口和胰肠吻合口使用预防性引流。到目前为止，仅有一项关于胰腺癌术后预防性引流和无引流的随机对照试验[13]。该研究发现，无论有无腹腔引流，死亡率与并发症的总体发生率均无显著性差异。此外，放置预防性引流的患者更有可能发生腹腔积液和胰瘘、肠瘘。这些数据来自一个专业度高且经验丰富的肿瘤中心，且该中心是胰腺肿瘤患者的优先选择机构。在一项对比早期拔除引流管与延迟拔除引流管的 Meta 分析中，胰瘘低风险组（术后 3 天引流液淀粉酶 ≤ 5000U/L）早期拔除引流管胰瘘风险明显较低[14]。最近发表的一项随机多中心试验比较了有无常规留置引流管的胰十二指肠切除术，因为无引流患者的死亡率增加，数据安全审查中心停止了这一研究[15]。然而，在这项研究中，所有的患者都是随机的，并未考虑胰腺本身的一致性和胰管的大小。此外，还需要进行更多的试验专门评估对于胰瘘高危患者使用引流管的合理性。另一种经常用来预防胰瘘的方法是使用生长抑素类似物，减少内脏血流量及胰腺分泌。在目前的文献中，生长抑素及其类似物的使用并没有降低临床胰瘘及总体并发症的发病率和死亡率[16]，所以并不推荐[4]。最近，新的具有更长半衰期和更广泛结合谱的生长抑素类似物如帕瑞肽已经被开发出来，在 300 名患者的随机试验中，使用此类药物可以降低胰腺切除术后胰瘘的发生率[17]。为了系统性地评估生长抑素类似物在预防胰瘘中的作用，还需要进一步试验，对患者胰腺结构及胰管大小进行亚组分析。

胰腺切除术后的营养支持是一个关键问题。在手术期间，通常会放置胃管以排出空气。然而，有高级别的证据表明预防性胃肠减压增加了肺不张与肺炎的风险，且会影响术后肠功能恢复[18]。因此，应避免术后预防性使用胃管。在术后阶段，最近的一项多中心随机对照研究对上消化道手术、肝胆胰手术的患者进行了分析，其中包括了 82 例胰十二指肠切除术。早期开放饮食对这些患者来说是安全的，鼻肠管喂养并没有给他们带来好处[19]。因此，术后 3 ~ 4 天应允许患者根据其耐受情况逐渐增加口服食物摄入。出现严重并发症的患者应当使用肠内或肠外营养，只有不能耐受肠内营养的患者才可使用肠外营养[4]。胰十二指肠切除术后常见的并发症是胃排空延迟，多达 1/4 的患者会出现胃排空延迟。如果出现长时间的胃排空延迟，必须留置鼻肠管。出现胃排空延迟，应在术后 10 天内开始补充营养，以便尽早恢复正常饮食[20]。

三、加速康复外科在肝胆胰外科中的使用

我们团队 2011 年开始在择期和急诊结直肠手术中成功实施加速康复外科之后[21,22]，于 2012 年 10 月开始在择期胰腺手术上实施加速康复外科，2013 年 6 月开始在择期肝脏手术上实施加速康复外科。胰十二指肠术和胰体尾联合脾切除术采用不同的临床路径，因为后者不包括消化道重建，不易发生胃排空延迟。对于肝脏外科手术，所有不同类型的手术，包括 4 个肝脏节段切除的手术都涵盖在一个临床路径中。基于先前介绍的结直肠手术加速康复外科团队，我科组织了一个类似的小组（表 25-1）。在大外科主任的领导下，加速康复外科团队的三大组成部分是外科医生、麻醉医师和护士。在胰腺和肝脏团队方面，负责各病区的外科主任医师是小组的领导，并配备 2 ~ 3 名指定的外科医生提供支持。麻醉科主任与结肠加速康复外科一样，也有其他麻醉医生支持。在护士方面，每天临床路径都有一名专门的加速康复外科护士参与其中。行政部门从加速康复外科启动就参与进来，并在资源的获取方面发挥重要作用。此外，营养师、理疗师和造口治疗师也参加了定期加速康复外科团队会议，以监督和改进我们的方案，表 25-1 建立了具体的文件，包括患者宣教手册和日志，其中记录了每个患者的治疗进度、麻醉方案、标准化的治疗方案和医嘱。

表 25-1　肝胆胰外科围手术期治疗要点

	肝脏手术	胰十二指肠切除术
术前咨询	入院前咨询（外科医生 + 专职护士）+ 书面信息	
术前胆管引流	-	血清胆红素高于 250μg/L 时行内镜下胆管引流
术前吸烟和饮酒	术前 1 月戒烟、戒酒	
术前营养	由专职护士进行营养状况评估（NRS 评分），并在有风险的情况下咨询营养师（NRS ≥ 3 分）	
口服肠道准备	避免口服肠道准备药物	
禁食	术前 2h 可进食清流质，术前 6h 可进食固体食物	
碳水化合物制剂	术前晚上使用 800mL，手术前 2h 使用 400mL	
麻醉前药物	无长效镇静剂	
预防血栓	术前 12h 使用低分子肝素，术后持续使用 4 周，卧床时使用间歇气压泵治疗，直至术后第 4 天	

续表

	肝脏手术	胰十二指肠切除术
抗菌药物和皮肤准备	预防性使用抗生素：切皮前 30 ~ 60min 使用头孢呋辛 1500mg+ 术后第 4 天使用甲硝唑	
止痛	胸硬膜外阻滞（T5—T8）至术后第 4 天	
	如果没有硬膜外阻滞，可静脉使用利多卡因或经腹平面阻滞 / 伤口浸润	
预防 PONV	围手术期：术前静脉注射氟哌利多 1mg、倍他米松 4mg，术后静滴昂丹司琼 4mg	
	术后：昂丹司琼 4mg 3 次 / 日，倍他米松 1 ~ 2 次 / 日，可在需要时使用，直至术后 3 ~ 5 天	
低温预防	主动加温（皮肤及灌注加温）维持体温 ≥ 36.1℃	
血糖控制	血糖 ≥ 10mmol/L 的患者围手术期静脉或术后皮下注射胰岛素	
外科液体控制	肝脏切除术前 − 微量泵输液（目标中心静脉压 < 5cmH₂O），加压药物	
	肝脏切除术中 − 静脉使用硝酸甘油维持低中心静脉压	晶体胶体平衡液 3 ~ 5mL/kg/h，通过晶体胶体达到目标（根据脉压变化 / 经食管多普勒超声或微创心排血量监测仪）
	肝脏切除术后 − 如有必要，使用晶体胶体平衡液恢复正常容量	
术后液体	术后第 1 个 24 h 输入平衡液 1000mL，后输入 500mL/ 日直到术后第 6 天	术后第 1 个 24 h 输入平衡液 1000mL，后输入 500mL/ 日直到术后第 4 天，之后输入 250mL/ 日直到术后第 8 天
鼻胃管	不常规插鼻胃管	
引流管	不常规放置引流管	术后第 3 天观察引流液淀粉酶小于 5000U/L 则拔除吻合口周围引流管
生长抑素类药物	−	不常规使用
导尿管	术后第 3 天拔除	
营养	手术当日流质饮食 +2 份营养补充剂（每份 300kcal，1kcal≈4.19kJ），术后第 1 天开始正常饮食，每日增加 2 份营养补充剂	手术当日流质饮食 +2 份营养补充剂（每份 300kcal），术后第 1 天开始逐步实现每日 2 份额外的营养补充剂，每餐使用胰酶替代疗法
刺激排便	口服氢氧化镁 2 次 / 日，咀嚼口香糖	
活动	在手术当天第一次活动，每天至少下床 6h，每日 2 次，随后激励肺活量测定 4 次 / 天。	

所有大型开腹手术的患者术前都接受免疫营养治疗。由于这项工作在门诊进行，需要有特定人员执行。在我们的机构中，加速康复外科专职护士负责这项工作。免疫营养补充剂术前每天 3 次，持续 7 天。根据我们的经验，每名患者都能很好地耐受摄入 15 ～ 20 单位剂量的制剂。

我们初步对在胰腺切除术中实施加速康复外科的效果进行了前、后的评估，比较了加速康复外科的实施对于 43 例胰十二指肠切除术的效果。对照了历史同期的胰十二指肠切除术患者的数据。加速康复外科组术后总体并发症发生率为 63%，对照组为 79%（$P = 0.128$）。严重并发症发生率（Clavien 评分 ≥ 3a）分别为 35% 和 44%（$P = 0.51$），加速康复外科组患者的手术和临床并发症较少，但无统计学意义。加速康复外科组术后中位住院时间由术前 20 天显著缩短至 14 天（$P = 0.003$）。初步分析，住院时间缩短是因为发生术后并发症的患者减少。加速康复外科的实施使术后营养管理发生了重大变化。例如，鼻胃管的使用从 86% 减少到 12%，但再放置率（加速康复外科组为 37%，而传统组为 33%）和胃排空延迟发生率（28% 对比 40%，$P = 0.36$）没有改变。在实践中我们发现另一个重要的变化是生长抑素类似物的使用。加速康复外科组放弃使用，对胰瘘发生率无影响（14% 对比 28%，$P = 0.18$）。2014 年 10 月，我们将 127 例接受加速康复外科的患者与 61 例非 ERP 胰十二指肠切除术患者进行比较。住院时间 ERP 组更短（24 天对比 18 天，$P = 0.055$），ERP 组并发症发生率明显低于非加速康复外科组（66% 对比 82%，$P = 0.02$）。

在肝脏切除方面，对 32 例实施加速康复外科的患者和 71 例对照组进行初步比较，发现住院时间明显减少。住院时间从 16 天降至 8 天（$P = 0.004$）。术后并发症由对照组的 35% 减少到 16%（$P = 0.032$）。2014 年 10 月，我们比较了 74 例参与加速康复外科与 78 例非加速康复外科肝切除手术，证实住院时间明显缩短，并发症发生率降低。

在我院肝胆胰手术实施加速康复外科后，所有择期患者均被系统纳入，不给予任何排除标准。根据我们自己的经验，每个患者都可以从加速康复外科干预中受益，不论何种年龄、有无并发症。标准化路径（图 25-1）是一个基础，每个项目根据术后的变化情况随时进行调整。通常术后的并发症，例如引流情况、营养、附加的检查这些情况会导致其偏离临床路径。我们会根据实际临床情况加以调整。最近发表的一项回顾性队列研究确定了与肝胆胰手术路径"失败"相关的因素[23]，定义为在重症监护病房（intensive care unit，ICU）住院超过 24h、30 天内非计划转入 ICU、术后 30 天内重新入院、再手术治疗并发症和（或）30 天死亡率。导致加速康复外科失败的因素有吸烟、术前谷丙转氨酶指标过高（男性大于 67 U/L，女性大于 55 U/L）或出现术后并发症。因此，术前戒烟似乎对加速康复外科顺利进行有着重要的作用，术前谷丙转氨酶升高的患者可能需要特别引起注意。

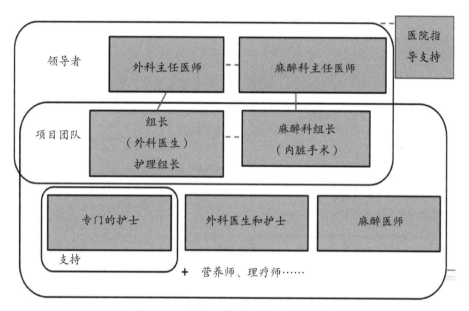

图 25-1　肝胆胰外科围手术期治疗要点

四、小结

在肝胆胰手术中实施加速康复外科是安全可行的，大幅缩短了患者的住院时间和术后并发症，无论是对胰腺手术还是肝切除术都是如此。目前，肝胆胰手术加速康复外科的许多原则都是从结直肠加速康复外科中扩展出来的。因此，正如我们团队的情况一样，基于既往在结直肠手术中的经验，在肝胆胰手术中使用加速康复外科可能更容易实现。然而，预防性留置引流管、肝切除术中的液体管理以及胰十二指肠切除术术后的营养等，都与结直肠手术存在着明显的差异。采用进一步的前瞻性队列研究来评估临床路径项目与肝胆胰手术预后和功能恢复之间的关系是必要的。腹腔镜手术在肝胆胰手术中的发展也需要在加速康复外科中进行具体的评估，这可能会导致临床路径的一些调整。此外，结肠癌肝转移的患者可能从加速康复外科的使用中获益，更快地康复使早期辅助化疗成为可能（图 25-2）。

术后并发症的发生不仅阻碍了恢复的顺利进行，而且影响了患者的长期生存[24,25]。由于加速康复外科可以减少肝胆胰手术中的早期并发症，它也可能对长期生存产生潜在影响，这些仍然需要进一步专门研究。

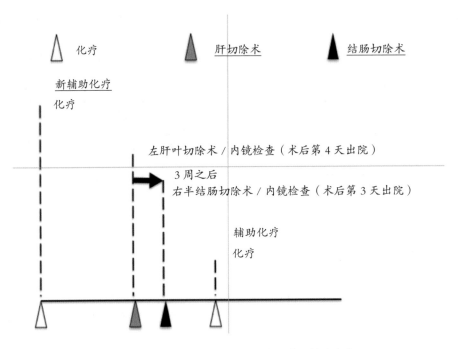

图 25-2　使用加速康复外科治疗肠癌肝转移患者

图片为一位 73 岁的女性患者被诊断为右半结肠癌同时伴有左肝转移。新辅助化疗后，她先后做了右半结肠切除术 + 左肝叶切除术，两者均使用了加速康复外科。平稳康复之后，她接受了辅助化疗。

参考文献

［1］GRECO M，CAPRETTI G, BERETTA L. Enhanced recovery program in colorectal surgery: a meta-analysis of randomized controlled trials［J］. World J Surg, 2014, 38(6):1531-1541.

［2］LEE L，LI C，LAUNDRY T, et al. A systematic review of economic evaluations of enhanced recovery pathways for colorectal surgery［J］. Ann Surg, 2015, 261(4):670-676.

［3］COOLSEN M M E，DAM R M，WILT A A, et al. Systematic review and meta-analysis of enhanced recovery after pancreatic surgery with particular emphasis on pancreaticoduodenectomies［J］. World J Surg, 2013, 37(8):1909-1918.

［4］LASSEN K，COOLSEN M M E，SLIM K, et al. Guidelines for perioperative care for pancreaticoduodenectomy: enhanced recovery after Surgery (ERAS) society recommendations ［J］. World J of Surg, 2012, 37(2):240-258.

［5］COOLSEN M M, WONG-LUN-HING E M, VAN DAM R M, et al. A systematic review of outcomes in patients undergoing liver surgery in an enhanced recovery after surgery pathways ［J］. HPB, 2013, 15(4):245-251.

［6］JONES C, KELLIHER L, DICKINSON M, et al. Randomized clinical trial on enhanced recovery versus standard care following open liver resection ［J］. Br J Surg, 2013, 100(8):1015-1024.

［7］KONDRUP J, RASMUSSEN H H, HAMBERG O, et al. Nutritional risk screening（NRS 2002）: a new method based on an analysis of controlled clinical trials ［J］. Clin Nutr, 2003, 22(3):321-336.

［8］Cerantola Y, Hubner M, Grass F, et al. Immunonutrition in gastrointestinal surgery ［J］. Br J Surg, 2010, 98(1):37-48.

［9］GURUSAMY K S, SAMRAJ K, DAVIDSON B R. Routine abdominal drainage for uncomplicated liver resection ［J］. Cochrane Database of Syst Rev, 2007, 7(3):CD006232.

［10］PETROWSKY H, DEMARTINES N, ROUSSON V, et al. Evidence-based value of prophylactic drainage in gastrointestinal surgery: a systematic review and meta-analyses ［J］. Ann Surg, 2004, 240(6):1074-1085.

［11］LIU C L, FAN S T, LO C M, et al. Abdominal drainage after hepatic resection is contraindicated in patients with chronic liver diseases ［J］. Ann Surg, 2004, 239(2):194-201.

［12］FUSTER J, LLOVET J M, GARCIA-VALDECASAS J C, et al. Abdominal drainage after liver resection for hepatocellular carcinoma in cirrhotic patients: a randomized controlled study ［J］. Hepatogastroenterology, 2004, 51(56):536-540.

［13］CONLON K C, LABOW D, LEUNG D, et al. Prospective randomized clinical trial of the value of intraperitoneal drainage after pancreatic resection ［J］. Ann Surg, 2001, 234(4):487.

［14］DIENER M K, TADJALLI-MEHR K, WENTE M N, et al. Risk benefit assessment of closed intra-abdominal drains after pancreatic surgery: a systematic review and meta-analysis assessing the current state of evidence［J］. Langenbecks Arch Surg, 2011, 396(1):41-52.

［15］VAN BUREN Ⅱ G, BLOOMSTON M, HUGHES S J, et al. A randomized prospective multicenter trial of pancreaticoduodenectomy with and without routine intraperitoneal drainage ［J］. Ann Surg, 2014, 259(4):605-612.

［16］KOTI R S, GURUSAMY K S, FUSAI G, et al. Meta-analysis of randomized controlled trials on the effectiveness of somatostatin analogues for pancreatic surgery: a Cochrane review ［J］. HPB, 2010, 12(3):155-165.

［17］PETER J, ALLEN, MITHAT, et al. Pasireotide for postoperative pancreatic fistula.［J］. N Engl J Med, 2014, 370(2):2014-2022.

［18］NELSON R, EDWARDS S, TSE B. Prophylactic nasogastric decompression after abdominal surgery［M］. John Wiley & Sons, Ltd, 2004.

［19］LASSEN K, KJOEVE J, FETVEIT T, et al. Allowing normal food at will after major upper gastrointestinal surgery does not increase morbidity: a randomized multicenter trial［J］. Ann Surg, 2008, 247(5):721-729.

［20］BEANE J D, HOUSE M G, MILLER A, et al. Optimal management of delayed gastric emptying after pancreatectomy: An analysis of 1,089 patients［J］. Surgery, 2014, 156(4):939-948.

［21］ROULIN D, BLANC C, MURADBEGOVIC M, et al. Enhanced recovery pathway for urgent colectomy［J］. World J Surg,2014, 38(8):2153-2159.

［22］ROULIN D, DONADINI A, GANDER S, et al. Cost-effectiveness of the implementation of an enhanced recovery protocol for colorectal surgery［J］. Br J Surg, 2013, 100(8):1108-1114.

［23］LEE A, CHIU C H, CHO M W, et al. Factors associated with failure of enhanced recovery protocol in patients undergoing major hepatobiliary and pancreatic surgery: a retrospective cohort study［J］. BMJ Open, 2014, 4(7):e005330.

［24］PETERMANN D, DEMARTINES N, SCHFER M . Severe postoperative complications adversely affect long-term survival after R1 resection for pancreatic head adenocarcinoma ［J］. World J Surg, 2013, 37(8):1901-1908.

［25］KHURI S F, HENDERSON W G, DEPALMA R G, et al. Determinants of long-term survival after major surgery and the adverse effect of postoperative complications ［J］. Ann Surg, 2005, 242(3):326-341.

以下文献对本章也有贡献

● LASSEN K, COOLSEN M M E, SLIM, K, et al. Guidelines for perioperative care for pancreaticoduodenectomy: enhanced recovery after surgery (ERAS) Society recommendations ［J］. Clin Nutr, 2012, 31(6):817-830.

● COOLSEN M M E, DAM R M, WILT A A , et al. Systematic review and meta-analysis of enhanced recovery after pancreatic surgery with particular emphasis on pancreaticoduodenectomies ［J］. World J Surg, 2013, 37(8):1909-1918.

● COOLSEN M M, WONG-LUN-HING E M, VAN DAM R M, et al. A systematic review of outcomes in patients undergoing liver surgery in an enhanced recovery after surgery pathways ［J］. HPB, 2013,15(4):245-251.

第二十六章

Chao Li, Monisha Sudarshan and Lorenzo E. Ferri　著
陈骏毅　译　涂小煌　校

加速康复外科在上消化道手术中的应用

食管切除术是最复杂、最精准的手术之一。据估计，全美国的食管切除术死亡率为 8%（在大样本中心为 1% ~ 2%）；并发症发病率为 30% ~ 60%，主要为心肺并发症[1,2]。在大样本中心，食管切除术后的发病率和死亡率已经可以被大幅度降低到可接受水平（即 1% ~ 2% 的死亡率），而加速康复计划还可以进一步改善这些结果。虽然加速康复方案最初是在精准性较高的手术，如结直肠手术中发展而来的，但是加速康复方案的经验可适用于许多其他手术，而且，成文的、多学科的、以循证为基础的、递进式的围手术期标准化管理模式对如食管切除术等这类复杂手术来说有显著的价值[3,4]。

自 1980 年以来，许多医学中心的食管切除术的围手术期管理都没有明显的变化。患者手术后通常从手术室直接转入重症监护病房，插管通气 24 ~ 48h。留置鼻胃管 1 周后进行食管造影，然后再开始进食。硬膜外阻滞期间患者留置导尿管（通常维持 5 ~ 7 天），从留置胸管直到开始进食，所有的这些措施都限制了患者的行动能力。导致患者的住院时间为 10 ~ 14 天[5,6]。

在最近的几年里，事实上，许多医疗中心反其道而行，不实施加速康复方案，延迟经口饮食，最长可达 4 周，这也成为一个范例[7]。

复杂的上消化道手术为我们建立相应的加速康复方案带来了独特的挑战，挑战之一就是希望改变传统的康复模式。下面我们将介绍在食管切除术中加速康复方案的管理以及它

在最为复杂的择期上消化道手术中的良好表现。

一、食管切除术的加速康复外科计划

（一）历史与发展

麦吉尔大学在 2001 年开始实施的加速康复方案，为前肠手术制定了一个重点在腹腔镜食管旁裂孔疝修补术、Nissen 胃底折叠术和 Heller 肌切开术上的术后加速康复方案[8]。初步成果显示：实施加速康复方案后缩短了患者的住院时间，减少了医疗资源使用，防止并发症的发生而且患者依从性强。这为实施和评估可转化为该项手术加速康复方案的标准路径提供了背景经验，也使我们认识到在复杂手术中，我们需要改善术后康复计划。虽然在 2005 年制订了食管切除术患者的标准流程，但它仍缺乏快速康复方案的其他重要组成部分。

临床路径实施的开始、修订和执行阶段都需要外科医生、麻醉人员、护理人员和术前临床工作者的积极参与和投入。

随着围手术期路径的发展，一个多学科的外科康复小组应该包括一名普通外科医生、一名麻醉医师、护理人员（住院和门诊）、理疗师、药师、疼痛管理师和营养专家。由一名全职的治疗路径协调员来专门负责该项目以确保其效率。尽管与其他手术相比，食管切除术的年手术量相对较低，但在某些中心内，食管切除手术的医院病床使用率排名第 8，并在降低并发症发生率、死亡率和减少医院资源使用方面被认为存在很高的潜在影响力。加速康复方案的目标包括通过早期口服营养、硬膜外阻滞、减少或避免引流管的使用或缩短使用时间、确保实现早期活动、增加肺活量以及胸部理疗。所有干预措施都是在对医学文献进行总结后确定的，以确保循证医学证据的可靠性。该小组通过与胸外科一线医护人员密切合作（外科医生及护士）来确保建立和实施过程中临床路径的实用性。同时也制作了患者教育手册、康复师治疗表单、护士日常护理流程图等（如图 26-1 和图 26-2）。

胸外科 / 食管治疗路径

术后医嘱单

医嘱开始	医嘱	护理记录
	术后第 2 天	
	胸部 X 线检查后拔除鼻胃管（食管未扩张的情况下） 拔除鼻胃管后改进为少量多次喝水 严格的误吸预防措施：如果意识不清则避免进食，始终保持床头抬高 30° ~ 45°，避免进食后 3h 内躺卧 医生更换敷料，将伤口暴露在空气中	
	检验和检查（医生在操作系统内开医嘱）	
	食管切除术后胸部 X 线检查 全血细胞计数 血清电解质和肌酐等（包括氯离子、钾离子、肌酐、钠离子、碳酸氢根离子、血糖） 凝血指标（包括 INR/PT/APTT）、钙离子、镁离子	
	食管切除术治疗路径中不包括的额外医嘱	
	出临床路径情况： □ 食管瘘　　　　　　□ 深静脉血栓　　　　□ 肺炎 □ 在 ICU 内治疗大于 24h　□ 置管时间延长 □ 腹部并发症　　　　　□ 心血管并发症 □ 其他情况	

	打印的名字	签名	执业号	时间	日期
医生					

	打印的名字或者执业号	签名	时间	日期
护士				
药师				

图 26-1　食管切除术后第 2 天护理图

胸外科 / 食管切除术临床路径

治疗标准

	术后第 2 天
检查和检验	●全血细胞计数、电解质、肌酐、INR/APT/APTT、钙离子、镁离子。 ●食管切除术后胸部 X 线。
会诊	●按需要求营养师提供的营养宣教。
治疗与护理	●评估和加强敷料更换情况，动态监测并根据需要更换。医生需要更换最初的敷料。 ●评估精神状态、运动和感觉阻滞情况，动态监测。 ●评估外周血管搏动的质量、毛细血管再充盈的时间。 ●评估皮肤状况，观察是否有发红、皮肤破裂、被刺激或感染迹象。 ●在清醒时，每小时协助患者使用吸气测量仪 10。从较低的设置开始（400 ~ 800cm^3/s）。动态肺部听诊检查。胸部物理治疗 q4h。 ●协助患者进行动态（或按需）口腔护理。 ●鼻饲到 LWS：每 6h 用 20mL 清水冲洗鼻胃管，并可通过鼻胃管给药，并在操作系统的医嘱内记录结果。 ●经医生检查胸部 X 片结果后拔除鼻胃管（食管未扩张）。 ●不使用时，饮水 30 ~ 60mL，每日 4 次（QID）以刺激性空肠蠕动。 ●由医生拆除的最初的敷料 ●保持 AES，直到完全可以走动，以便进行上午的护理。 ●如果 CT（始终保持 –20cm 负压吸引状态）。如果引流量大于 100mL/h，持续 2h，请致电医生。并在操作系统内进行动态记录。 ●如果大孔 JP 持续性连接球形吸引器，在操作系统内记录结果。 ●在操作系统内记录肠蠕动情况。 ●在操作系统内记录体重。 ●按硬膜外阻滞的策略，按表格测量并记录血压、心率、呼吸、体温，静息疼痛与运动时疼痛评分、氧饱和度。如果收缩压低于 100mmHg，心率高于 110 次 / 分，或者体温高于 38℃都需要通知医生。
药物的使用	●根据疼痛评分 0 ~ 10 评估患者疼痛情况；通过硬膜外输注止痛药。详情请参考硬膜外表单。 ●按照医生的要求，重新启动患者自己的药物治疗。 ●测量 O$_2$，保证 SpO$_2$ 大＞ 92%。如果 SpO$_2$ 水平≥术前基线水平，则减少 O$_2$。
活动	●协助患者坐在椅子上，每天 3 次，每次 30 ~ 60min，每天进行 3 次半程行走（大约 35m）。
营养餐和水化情况	●营养学家会诊：提供增加鼻饲管流速的建议。 ●保证专门的静脉输液通道。更换周围静脉通路和（或）中央静脉导管以及敷料。 ●去除鼻胃管后，进一步开放经口少量饮水。 ●在 VS 表上记录 N/V，按需进行药物治疗。 ●严格预防误吸：避免嗜睡时进食，始终保持床头抬高 30° ~ 45°，避免进食 3h 内平卧。
患者与家属的教育和出院	●按需巩固治疗： ○深呼吸和咳嗽的练习。 ○疼痛管理评分 4/10。 ○使用吸气测量仪。	●评估应对 / 焦虑情况，并按需提供支持。 ●根据需要查看"家庭指南路径"。

图 26-2 食管切除术后第 2 天处理图

（二）麦吉尔大学食管切除术加速康复计划的要点

我们在 2010 年 6 月对本中心的所有食管切除术患者实施了最初版的食管切除术加速康复路径，一开始的目标是在术后 7 天出院。在对该项目组成要点进行了多年递进式的改进后，如同在表 26-1 中所展现的那样，目前路径中的目标出院日为术后第 6 天。

二、术前营养管理

在此类患者中，术前营养不良是一个令人关注的问题。因为食管癌患者经常出现吞咽困难的症状和明显的体重下降。所有新诊断的食管癌患者都必须先由一位资深的上消化道肿瘤营养专家对其进行访视，并在初次门诊时就确定合适的高蛋白流质营养摄入方案。对于那些局部晚期阶段的食管癌患者（T3 或 N1），根据多中心 II 期试验研究结果，推荐采用新辅助化疗[9]。我们发现这部分有症状的患者一般对新辅助化疗反应迅速，吞咽困难经常在开始治疗后的 1 周内减轻，从而使经口进食变得更为容易[10]。

三、患者宣教

加速康复路径得以成功的核心是术前对患者及其家属进行宣教。需要告知患者术后的康复过程，管控患者的期望，从而增加其对路径的依从性。在术前访视时，使用易于理解的图片描述预期的术后流程，包括活动、营养、引流管管理和疼痛控制。这样的宣教通过呈现全面的、交互式的、以网络为基础的康复模式，并得以进一步强化，这种康复模式可以涵盖这一复杂疾病患者的全部康复流程（表 26-1，图 26-3）。

表 26-1 食管切除术强化康复方案的要点概述

术前	康复方案
营养管理	诊断时和新辅助化疗期间的常规营养咨询 新辅助化疗期间增加口服营养剂量
患者宣教	提供教育小册子 提供基于 Web 的交互程序 对患者术前检查时的路径进行回顾性分析
止痛	常规置入双胸腔硬膜外导管覆盖腹部及胸部术野
液体管理	避免液体过量，保持体内液体平衡——目标是 4 ~ 6mL/kg·h
微创入路	选择高级别不典型增生或早期临床 T1 ~ T2 N0 期的肿瘤

续表

术后	康复方案
ICU	手术室拔管，麻醉复苏室观察 6h 避免例行转入 ICU 病房
胸腔引流管	避免使用硬胸腔引流管和胸腔引流系统 使用一个大容量（400mL）大口径（19 Fr*）软封闭胸腔引流管 耐受普食，当胸腔引流管引流量小于 450mL/24h 时予以拔除
导尿管	术后第 1 天拔除
胃肠减压	术后第 2 天，如果胸部 X 线上未看到导管扩张，则拔除鼻胃管
口服摄入	鼻胃管拔除后（术后第 2 天） 术后第 2 天饮水 术后第 3 天口服清流质 术后第 5 天口服食管切除后固体食物
摄片	每日床旁胸片，直至拔除胸腔引流管 在进食固体之前不要进行常规食管造影
活动	术后每一天：清醒时每小时鼓励测定肺功能 第 1 天：坐在椅子上 30min 2 次，下地行走半个走廊长度 2 次 第 2 天：坐在椅子上 30min 3 次，下地行走半个走廊长度 3 次 第 3 天：坐在椅子上 60min 3 次，下地行走走廊全长 4 次 第 4～5 天：坐在椅子上吃饭 60min 3 次，下地行走走廊全长 4 次 第 6 天：出院

*Fr 是导管尺寸的单位，1Fr=1/3mm。

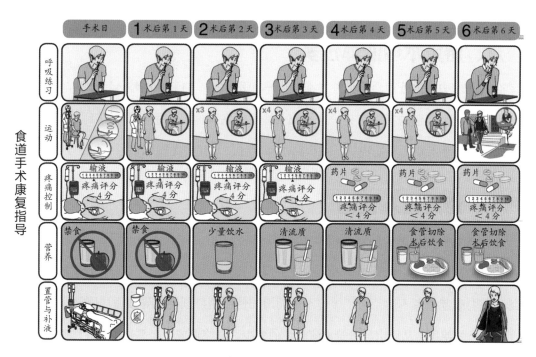

图 26-3　食管切除术患者教育小册子

四、微创手术

我们根据患者的疾病和患者的临床表现状况决定手术的方法。对于分期为高级别上皮内瘤变和 T1 或 T2N0 的患者，我们采用微创手术，这有利于减少手术应激反应，减轻术后疼痛。尽管微创食管切除术似乎并没有降低死亡率或肺部并发症发生率，但是倾向于可减少术中失血量并缩短住院时间[11]。对于需要在 2 个部位进行手术的较复杂疾病，根据肿瘤切除原则，可以先使用腔镜进腹游离，再在开放手术下完成胸部肿瘤切除与消化道的吻合重建。

五、硬膜外阻滞

有效的疼痛控制是加速康复的基础。它可以减少肺炎发生的风险，促进早期活动，减少患者对麻醉药物的依赖。由于 Ivor Lewis 手术和三切口食管切除术涉及多部位皮肤切口，最理想的阻滞目标是包含胸部和腹部的疼痛控制。我们使用双硬膜外导管技术（胸和腹部）降低了术后主要并发症的发生率，缩短了住院时间，而且与使用单导管（麻醉）相比并没有增加导管相关的不良反应[12]。

六、避免术中液体过多

合理的术中液体管理会降低并发症发生率和死亡率。血制品的输入已证实与食管切除术患者的长期生存率的下降有关，这种相关性也能在其他癌症手术中观察到[13]。术中限制液体可促进手术室内早期拔管，减少肺部并发症，尤其是在胸部手术中效果更显著[14]。

七、避免进入 ICU

在传统治疗中，患者通常直接从手术室转移到 ICU，在 ICU 中他们要继续维持长达 2 天的插管和机械通气。插管使患者无法进行沟通及自主活动，限制了患者的康复。此外，持续通气会引起患者不适，为了缓解不适而增加使用镇静剂还会导致血压降低，后者又增加了升压药的使用，从而引起食管血流灌注的减少，最终形成一个恶性循环（图 26-4）。

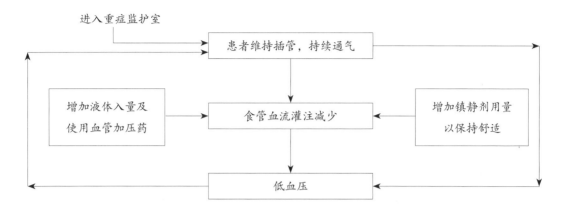

图 26-4　要避免食管切除术后的重症监护室循环

因此我们应避免常规转入 ICU，并且尽量在手术结束时进行拔管。在被转移到胸外科病房之前，术后患者应该先立即转送至麻醉复苏室观察，时间不超过 6h。

八、胸腔引流

胸腔手术后常规会使用多根胸腔引流管，这些引流管的体积较大并且很硬，会限制患者的行动，还会使患者感到剧烈疼痛。为了确保足够的胸腔引流量，同时又能尽量减少患者的不适，我们在术后越来越多地使用柔韧性好的内腔大的闭式吸引装置[15]。避免了使用大而笨重的胸腔引流器所导致的活动不便，提高了患者的舒适度，进而促进患者术后活动（图 26-5）。

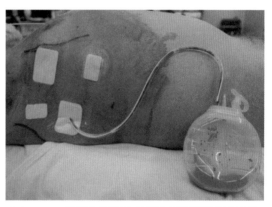

图 26-5　微创食管切除术后使用的柔性闭合引流装置

九、食管减压

虽然用保留鼻胃管来避免胃管扩张及相关的吻合口并发症是一种共识，但最新研究表明，早期拔除鼻胃管（48h 内）反而可以进一步减少并发症。最大的一项研究鼻胃管留置时间和效果的随机对照试验发现，术后第 2 天拔除鼻胃管与术后第 7 天拔除鼻胃管相比，肺部并发症与吻合口瘘的发生并没有差异[16]。针对手工缝合中出现的后壁回缩，我们常规会在食管切除术中放置鼻胃管，从而使前壁的操作更容易完成。这根鼻胃管会在术后第 2 天拔除，只有在每日常规拍摄的胸部 X 线检查中出现明显的消化道扩张时才会重新插入（图 26-6）。

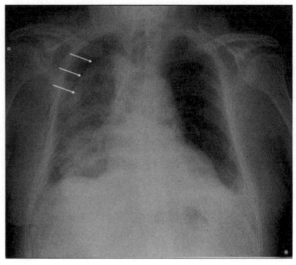

图 26-6　术后胸部 X 线片显示食管导管明显扩张，需要重新插入鼻胃管

十、导尿管

早期拔除导尿管是另一个我们在实施加速康复路径中不可或缺的组成部分，有助于降低尿路感染发生率。即使在使用双硬膜外导管麻醉的情况下，也同样给予早期拔除导尿管，并采用超声对膀胱尿量进行监测后发现，需要重置导尿管的概率在统计学上并没有增加。在我们机构进行的一项随机试验中，早期拔除导尿管不但有助于减少尿路感染，而且与标准对照组（导尿管留置到硬膜外导管移除为止）相比，该组整体住院时间也更短[17]。

十一、经口营养和食管钡餐

传统上，要等到术后 1 周鼻胃管取出后，依据食管钡餐检查结果评估吻合口完整性以后，才能决定是否开始经口营养。有些医疗中心甚至可能选择把经口营养延迟至术后 3 ~ 4 周，在这期间使用空肠造瘘管喂食。我们曾对食管钡餐检查的效用和预后评估能力进行了研究，结果发现由于这种检查的灵敏度低于 50%，因此常规使用对临床价值很小[18]。因此，我们实行早期鼻胃管拔除和早期喂养，并结合临床表现来指导吻合口瘘的诊治。所以我们的术后营养计划是允许在术后第 2 天拔除鼻胃管并可以饮水，在第 3 天和第 4 天进行流质饮食，然后在第 5 天进行食管切除术后的固体饮食。

许多北美的中心内常规使用空肠造瘘术喂食。然而，发生空肠造瘘术后相关并发症的比例并不少，发生率约为 10%（高于我们机构的吻合口瘘发生率），并有高达 3% 的患者进行了二次开腹手术[19]。因此，空肠造瘘仅适用于特定患者，而通常避免常规放置。相反，我们推荐在拔除鼻胃管后的第 2 天采取经口营养（即流质饮食）。

十二、机构的研究成果

我们对 2009 年 6 月至 2011 年 12 月期间所有因癌症或高度不典型增生型食管切除术的患者进行了回顾性的前后对比分析[4]，2010 年 6 月时引入了为期 7 天的多学科加速康复外科（此后该路径目标修订为 6 天，详情见图 26-3），曾接受过咽—喉—食管切除术和急诊手术的患者被排除在外。

106 名患者中，47 名患者在加速康复外科实施之前进行手术，其余 59 名患者则在实施之后进行手术。这些患者在年龄、性别、术前体重指数、合并症、手术类型和疾病阶段方面都配对良好。在单变量分析中，总住院天数的中位数在实施加速康复外科后减少了 2 天，从原来的 10[9-17] 天减少到了 8[7-17] 天（表 26-2）。其他几项指标没有统计学差异，包括总并发症发生率（之前为 62%，之后为 59%），尤其是吻合口瘘发生率（11% 对比 14%）、肺部并发症发生率（32% 对比 24%）和再入院率（6% 对比 5%）。住院时间的缩短主要是出现在没有并发症或轻微并发症的患者。在实行加速康复外科之前，只有 6% 的患者在术后第 7 天出院（即我们的目标日期）。在刚开始实施的前 6 个月中，只有 15% 的患者在术后第 7 天出院，而后增加至 42%。在校正年龄、性别、手术入路和术后并发症之后的多变量分析中，加速康复外科的实施使住院时间缩短了 18%。

使用相同的总体样本，我们统计了每位患者在住院期间的费用[3]。使用基于偏差的成本建模，患者被分为"正常"（住院时间 <50 百分位数，轻微或无并发症）、"轻微偏差"（住院时间 50 至 75 百分位数，轻微或无并发症）、"中度偏差"（住院时间) >75 百分位数和轻微或主要并发症）和"主要偏差"（有任何需要干预的情况或有 ICU 中主要并发症的患者）组。实施加速康复外科后，在"正常"（742 加元）和"轻微偏差"（4120 加元）组的患者中发现了显著的成本差异，每位患者平均节省了 2666 加元。

表 26-2　食管切除术患者实施加速康复外科前后的临床结果总结

	传统治疗 （ $n = 47$ ）	实施加速康复外科 （ $n = 59$ ）
住院时间 *	10（9 ~ 17）	8（7 ~ 17）
无并发症 *	8（8 ~ 9）	7（7 ~ 8）
轻度并发症 *	11（9 ~ 15）	8（7 ~ 10）
主要并发症	19（15 ~ 47）	21（13 ~ 33）
总并发症发生率	29（62%）	35（59%）
肺部并发症发生率	16（32%）	13（24%）
再入院率	3（6%）	3（5%）
加权平均成本（加元）*	22835	20169

*有显著的统计学差异（ $P<0.05$ ）。

数据经授权摘自 *Br J Surg* 杂志，第 100 卷，第 10 期的 "Economic impact of an enhanced recovery pathway for oesophagectomy"，1326—1334 页，以及 *Surgery* 杂志，第 152 卷，第 4 期的 "An enhanced recovery pathway decreases duration of stay after esophagectomy"，606—616 页。

十三、小结

制定上消化道手术的加速康复外科具有明确的机构层面的挑战性。患者的术后康复不仅要经历一段较长的病程，而且比一般的加速康复外科具有更多的变量。比如在该路径中需要关注放射学检查及鼻胃管和胸腔引流管拔除时间的相关指征，这在其他类型的腹部手术中是不必要的。尽管如此，我们发现食管切除术所实施的加速康复措施是安全的，对于减少住院时间和费用方面也是有效的，同时并不增加手术患者的并发症发生率或再入院率。

参考文献

［1］BIRKMEYER J D, STUKEL T A, SIEWERS A E, et al. Surgeon volume and operative mortality in the United States［J］. N Engl J Med, 2003, 349（22）:2117-2127.

［2］PARK D P, WELCH C A, HARRISON D A, et al. Outcomes following oesophagectomy in patients with oesophageal cancer: a secondary analysis of the ICNARC case mix programme Database［J］. Crit Care, 2009,13 (Suppl 2):S1.

［3］LEE L, LI C, ROBERT N, et al. Economic impact of an enhanced recovery pathway for oesophagectomy［J］. Br J Surg, 2013, 100(10):1326-1334.

［4］LI C, FERRI L E, MULDER D S, et al. An enhanced recovery path-way decreases duration of stay after esophagectomy［J］. Surgery, 2012,152(4):606-616.

［5］ZEHR K J, DAWSON P B, YANG S C, et al. Standardized clinical care pathways for major thoracic cases reduce hospital costs［J］. Ann Thorac Surg, 1998, 66(3):914-919.

［6］SWISHER S G, HUNT K K, CARMACK H E, et al. Changes in the surgical management of esophageal cancer from 1970 to 1993［J］. Am J Surg, 1995,169(6):609-614.

［7］TOMASZEK S C, CASSIVI S D, ALLEN M S, et al. An alternative postoperative pathway reduces length of hospitalisation following oesophagectomy［J］. Eur J Cardiothorac Surg, 2010, 37(4):807-813.

［8］FERRI L E, FELDMAN L S, STANBRIDGE D D, et al. Patient perception of a clinical pathway for laparoscopic foregut surgery［J］. J Gastrointest Surg, 2006,10(6):878-882.

［9］FERRI L, ADES S, ALCINDOR T, et al. Perioperative docetaxel, cisplatin, and 5-fluorouracil (DCF) for locally advanced esophageal and gastric adenocarcinoma: a multicenter phase II trial［J］. Ann Oncol, 2012, 23(6):1512-1517.

［10］COOLS L J, JONES D, SPICER J, et al. The management of dysphagia in esophageal adenocarcinoma patients undergoing neoadjuvant chemotherapy: can invasive tube feeding be avoided?［J］. Ann Surg Oncol, 2015, 22(6):1858-1865.

［11］SUDARSHAN M, FERRI L. A critical review of minimally invasive esophagectomy［J］. Surg Laparosc Endosc Percutan Tech, 2012, 22(4):310-318.

［12］BROWN M J, KOR D J, ALLEN M S, et al. Dualepidural catheter technique and perioperative outcomes after Ivor-Lewis esophagectomy［J］. Reg Anesth Pain Med, 2013, 38(1):3-8.

［13］KOMATSU Y, ORITA H, SAKURADA M, et al. Intraoperative blood transfusion contributes to decreased long-term survival of patients with esophageal cancer［J］. World J

Surg, 2012, 36(4):844-850.

［14］NEAL J M, WILCOX R T, ALLEN H W, et al. Near-total esophagectomy: the influence of standardized multimodal management and intraoperative fluid restriction［J］. Reg Anesth Pain Med, 2003, 28(4):328-334.

［15］ISHIKURA H, KIMURA S. The use of flexible silastic drains after chest surgery: novel thoracic drainage［J］. Ann Thorac Surg, 2006, 81(1):331-333.

［16］MISTRY R C, VIJAYABHASKAR R, KARIMUNDACKAL G, et al. Effect of short-term vs prolonged nasogastric decompression on major postesophagectomy complications: a parallel-group, randomized trial［J］. Arch Surg, 2012, 147(8):747-751.

［17］ZAOUTER C, KANEVA P, CARLI F. Less urinary tract infection by earlier removal of bladder catheter in surgical patients receiving thoracic epidural analgesia［J］. Reg Anesth Pain Med, 2009, 34(6):542-548.

［18］COOLS L J, ANDALIB A, ABO A A, et al. Routine contrast esophagram has minimal impact on the postoperative management of patients undergoing esophagectomy for esophageal cancer［J］. Ann Surg Oncol, 2014, 21(8):2573-2579.

［19］WEIJS T J, BERKELMANS G H, NIEUWENHUIJZEN G A, et al. A systematic review ［J］. Clin Nutr, 2015, 34(1):1-6.

第二十七章
加速康复外科实施的学科推广

Lawrence Lee　著
黄振兴　译　张楠　校

　　目前有大量数据支持加速康复外科应用于临床的有效性[1-4]。加速康复外科将基于多种循证医学证据的干预措施应用到围手术期治疗系统的每一个单一的多学科护理包之中，能够缩短住院时间并减少术后并发症[1]。从本质上讲，加速康复外科代表了一种知识转化的策略，它有助于将研究证据付诸实践。然而，这些康复路径还是比较复杂的，因为它们可能包含多达 20 种不同的围手术期要素，其中有许多有悖于传统的手术实践的部分。最近美国的一项有关肠切除手术的围手术期管理实践的调查显示，大部分手术操作流程仍然相当"传统"，这是因为这些研究中的大部分病例仍然进行了机械性肠道准备，并且只有一半不到的患者接受了术前宣教[5,6]。与任何实践中的重大变革一样，"加速康复"模式的建立需要愿景、担当、精力、规划及（理想情况下）机构的支持。所有涉及的治疗护理相关人员之间必须达成共识，而且这些人员必须接受培训。有了专业的多学科治疗护理团队，就能将现有的研究证据综合应用于实用和可用的临床路径中，检验该路径并对其质量进行持续地改进[7]。多学科团队的成员需要有无私奉献的精神，并有预期的学习曲线[7,8]。简单的书面临床路径或布置诊疗常规不足以构建加速康复的体系，因为即使在专门致力于加速康复外科的团队中，可能对于其中许多要素的完成度也很差[9]。但最终，在各种医疗机构和诊疗流程中所取得的改进结果为使用这些路径提供了实质动力和证据，充分证明了路径的有效性。

加速康复外科的实施可以由一线的临床医生决定，也可以在服从上级医生或部门的指示的情况下实施。我们倾向于前者，但这两种实践方式并不相互排斥。通常临床专家、外科医生或麻醉医师认识到这种方案的益处后，会自行启动加速康复外科。随后，临床带头人会招募志同道合的人组成加速康复外科指导小组，负责监督、发展和启动流程。在这种情况下，行政部门的支持对于确保指导小组获得足够的权力和充足的资源是至关重要的，从而成功克服实施过程中的困难。同样的，基层的利益相关者必须支持这种自上而下的加速康复外科实行方式。没有绝对"正确"的方式来实施加速康复外科，但是，我们应该采用多种策略，最大程度地确保其实施成功。本章节概述了加速康复外科的实施过程和重点实施策略。本章节中也详述了我们机构的经验，并以肠道手术诊疗流程以及其他相关内容作为示例。

一、指导小组

指导小组对于成功实施加速康复外科有着至关重要的作用。研究表明，有明确分工的团队管理模式，更可能使项目取得成功[10]。该小组通常由来自所有相关利益方的临床带头人组成。外科医生和麻醉医师通常作为小组负责人，小组内包括的围手术期的护理人员，以及其他医疗专业人员，如理疗师和营养师。指导小组的多学科性质和组内可信赖的带头人（尤其是护理人员）是至关重要的，因为这将确保变革的建议符合所在区域的实际情况。指导小组要知晓所有能影响到患者康复治疗的团队需求和观点，这同样至关重要。例如，我们机构的其中一个路径要素是让患者尽快转入外科病房。但在审查时，这一要素的依从性很低。原因最终可追溯到麻醉后观察室和病房之间的转运习惯，特别是负责患者转运的部门的工作。当该小组所面临的困难得到解决时，依从性才会得到改善。

指导小组的作用是开发或利用现有的路径，明确实施过程中的阻力，获取所有相关利益群体的共识和支持，制订实施时间表，特别是启动日期，并持续进行审查和反馈。在指导小组中增加一名协调员是非常有益的。协调员能指导一线员工工作，协调各利益相关群体，并确保指导小组提出的变革建议能够付诸实践。根据当地可用的资源，加速康复外科协调员的职位可以重新进行安排，比如改为术前门诊或设立一个新的职位。

在我们的机构中，第一次的实践在 2005 年，是由一位麻醉医师联合肠道外科医生和病房护士长一起为腹腔镜结肠手术的患者实施的加速康复外科[11]。为了将加速康复外科实施于更多的患者，并且扩大其规模以确保机构的效益，2008 年 10 月由外科医生、麻醉医师、护士、理疗师、营养师和临床流行病学专家组成的多学科团队，以及一名专职加速康复外科护理专家建立了一个手术康复项目组（the surgical recovery，SURE）。我们发现，团队内有一名流行病学专家或医学图书管理员对于识别和筛选大量相关文献非常有帮助。该团队的任务是通过与不同外科亚专科负责人合作，开发、实施和监测可能改善大手术后使患者康复加速的因素。自成立以来，该团队已成功开发并实施了结直肠手术以外的多种手术路径，如食管切除术[12]、前列腺切除术[13]、肺切除术、髋关节 / 膝关节置换术、肾切除术、肝切除术[14]等。

加速康复的原则可以应用于除结肠直肠手术之外的其他手术。越来越多的数据证明了加速康复外科在其他手术中的有效性，例如肝脏和胃切除术[14,15]。鉴于建立加速康复外科需要大量投入资源，如果专家团队为加速康复外科实施建立的初始临床路径能适用于同一设定中的其他外科手术，则资源利用的效率将会提高。以这种方式，所需成本可以分摊给更多的患者，并且可以被潜在的大规模的预后改善所抵消。

二、转变管理模式

传统的围手术期治疗提供"孤岛"式的服务模式：也就是说，医生和其他医疗服务行业人员只负责自己专业领域内的工作，与其他专业人员很少、甚至没有合作。加速康复外科需要消除这些专业界限，以便在围手术期各个阶段为患者提供全面的多学科治疗。所有利益相关者，包括护理、麻醉、手术和其他辅助人员，必须在整个围手术期达成共识。这通常是最困难和最耗时的步骤，因为这需要某些医疗服务从业者放弃传统上以自我为主导的理念。即使医疗人员意识到这是目前最好的方案并且愿意为其改变，但是要摒弃长期的习惯和做法也很困难。尤其是当周围环境不利于改变时，会变得更加困难。

实施变革很少能一蹴而就，而是需要一个精心规划的迭代过程，其中包含针对特定困难的多种干预措施[16]。这些变革中的障碍可分为 3 个大类：社会上的、专业上的和机构上的[17]。我们需要明确并理解变革中潜在的障碍，这样才能将其作为目标适当地进行干预。社会上的困难的代表是相关利益方不愿意改变其长期的做法以支持新的变革，这可能是因为知识观念老旧或对目前变革证据的不认同。比如，尽管1类证据证明了术后即刻开始口服营养的安全性和益处[6,18]，但许多外科医生在实施上仍然犹豫不决。专业上的障碍的代表是医生可能还不具备变革所需的必要技能。相关医生可能需要学习新技术（例如，外科医生的微创手术技术或液体指导治疗和麻醉医师的神经阻滞镇痛技术）。最后，机构上的障碍涉及有限的可用资源、财务限制或时间缺乏。另外，加速康复外科是否会增加护理工作量的问题同样令人担忧。然而，这种理论并没有根据[19]。显然，不同的困难需要不同的解决方案。消除社会障碍可以通过可靠的负责人去说服利益相关者认同这种方法的好处；核心的利益相关者的参与和达成共识是解决专业障碍的关键；最后，行政部门的支持对于克服机构障碍特别有帮助。

三、加速康复外科路径的实施

将加速康复外科应用于临床实践可分为3个步骤：开发，实施和评估。（图27-1）

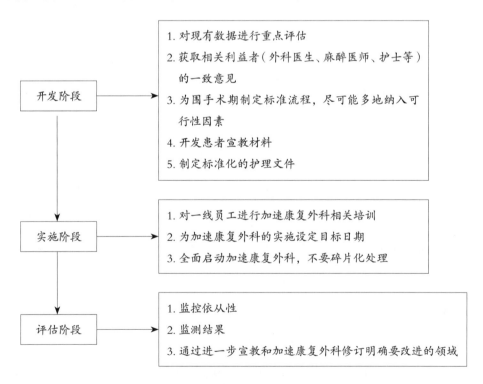

开发阶段
1. 对现有数据进行重点评估
2. 获取相关利益者（外科医生、麻醉医师、护士等）的一致意见
3. 为围手术期制定标准流程，尽可能多地纳入可行性因素
4. 开发患者宣教材料
5. 制定标准化的护理文件

实施阶段
1. 对一线员工进行加速康复外科相关培训
2. 为加速康复外科的实施设定目标日期
3. 全面启动加速康复外科，不要碎片化处理

评估阶段
1. 监控依从性
2. 监测结果
3. 通过进一步宣教和加速康复外科修订明确要改进的领域

图 27-1　外科加速康复的实施流程图

（一）开发

第一步，先决定是否开发新的加速康复外科，还是采用原有的路径。ERAS 协会发布了围手术期治疗的优质实践指南作为各种类型的流程的示例[14,15,20,21]。但是，还必须考虑当地的实践环境、机构文化和资源的可用性，因为这些可能会影响路径中的特定要素[22-25]。

围手术期康复治疗指南可能包括 20 多个不同的要素，如果该路径在当地环境下不可行，就很可能失败。因此应针对当地的环境评估路径中每种要素的必要性和可行性。现有的路径可以作为基础。表 27-1 展示了我们机构行肠道手术加速康复外科的一个例子。在这一点上，所有利益相关者必须达成共识，了解该路径中包含的内容以及这些要素将如何运作。还必须明确实施过程中的潜在困难，并采取适当的补救措施。

表 27-1　肠道手术的多模式围手术期护理路径示例

术前评估与优化
- 对高血压、糖尿病、慢性阻塞性肺疾病、吸烟、饮酒、哮喘、冠状动脉粥样硬化性心脏病、营养不良、贫血等危险因素的用药依从性的评价及控制
- 对手术及术后恢复的心理准备：围手术期路径说明、饮食及活动计划、有无引流、住院时间预期（3～4 天）
- 居家体能锻炼的准备
- 手术计划：手术入路（腹腔镜与开腹）
- 直肠切除术与计划回肠造口的肠道准备
- 造口宣教指导（若有需要）

手术当天注意事项
- 手术前 2h 内饮用含碳水化合物的清流质，除非存在危险因素（胃食管反流病史、插管困难、糖尿病、贲门失弛缓症、病态肥胖、神经系统疾病、妊娠）

早期麻醉诱导
- 术中给予长效镇静药物、抗生素及 DVT 预防处理

麻醉管理
- 异丙酚诱导，给予短效阿片类镇痛药（芬太尼），可考虑给予辅助镇痛药（β 受体阻滞剂或利多卡因），给予罗库溴铵或地氟醚
- 使用地塞米松、昂丹司琼或氟哌啶醇预防 PONV
- 限制术中输液（6mL/kg·h）
- 术后插入硬膜外导管进行镇痛
- 维持患者体温

外科治疗
- 在手术开始和结束时提供切口麻醉和局部麻醉。如果是腹腔镜检查：保持腹部充气尽可能低（12mmHg）；最大限度地使用小型（5mm）套管针。开腹手术时尽量缩短切口长度
- 提前拔除鼻胃管

术后策略

手术当日（术后第 0 天）

- 到达外科病房后停止静脉输液
- 咀嚼口香糖每日 3 次，每次 30min
- 全流质饮食和 1 份营养补充制剂，以确保至少 1L 的口服摄入
- 确保至少 2h 不睡觉（坐在椅子上）
- 避免使用阿片类药物镇痛

术后第 1 天

- 拔除导尿管
- 咀嚼口香糖每次 30min 每日 3 次，可耐受者给予正常饮食。确保每餐含 1 份营养补充制剂（一天的目标总量为 2L）
- 确保患者每天至少下地活动 8h。在有辅助的情况下，能够行走走廊的长度，每日 3 次
- 避免使用阿片类药物镇痛

术后第 2 天

- 咀嚼口香糖 30min，每日 3 次
- 若能接受饮食，确保每餐含 1 份营养补充饮料（一天的目标总量为 2L）
- 确保患者每天至少下地活动 8h。在有辅助的情况下，能够行走走廊的长度，每日 3 次
- 早上 6 点开始尝试停止硬膜外镇痛。如果停止试验呈阳性，在上午 10 点取出硬膜外导管
- 避免使用阿片类药物镇痛

术后第 3 天

- 咀嚼口香糖 30min，每日 3 次
- 若能接受饮食，确保每餐含 1 份营养补充饮料（一天的目标总量为 2L）
- 确保患者每天至少下地活动 8h。在有辅助的情况下，能够行走走廊的长度，每日 3 次
- 避免使用阿片类药物镇痛
- 符合出院标准者可在午餐前出院（出院标准：通过口服药充分止痛，无发热和其他阳性体征，可自主排尿，能完成日常生活活动，排气合格，伤口愈合好）
- 术后 2 周预约门诊随访

在进行加速康复外科之前，应该讨论审查策略，并收集基线数据作为基准点。这可以在整个开发和实施期间为指导小组提供信息。可靠的数据可以使项目的质量提升。应选择所有利益相关者感兴趣的结果。在机构内，与住院时间、再入院率以及器官恢复、并发症和花费等相关的信息应当易于标记和收集。理想情况下，在评估的过程中，应该收集常见并发症（肠梗阻、SSI、恶心/呕吐、泌尿系感染）的发生率、临床上适合出院的时间以及患者报告的结果[26]。

一旦确定了加速康复外科的要素后，还需要建立具体的加速康复外科资料，包括有具体流程的患者宣教资料（图 26-3）、操作流程和专用护理文件（图 27-2）。特别是患者的宣教材料应该尽量编写清楚，更重要的是要以易于患者理解的方式编写。在我们的机构，与医院患者教育办公室协商后，为每项加速康复外科项目都创建了小册子，并且用易于常

人理解的方式来编写[27]。这些小册子对于流程的解释、患者术前的最优选择、每日应该完成的具体预期和目标，以及出院后的指导进行了充分的阐述。

A

普通外科

结直肠癌治疗路径

评估和管理流程标准

临床路径由医嘱启动，通过护理方案实施。

路径列举了治疗标准。任何偏差、并发症或未完成的活动都应当将原始资料和原因记录在流程笔记中，并将专业治疗计划中的问题一同记录。

	术后第 0 天
检验	
咨询	造口患者：可向肠造口专科护士咨询肠造口相关的问题，他们将系统性地评价患者是否可出院
治疗 / 护理	评估敷料情况，按需更换 评估腹胀、肠鸣音、排便情况并记录在管理流程血流表上 评估精神状态、运动强度 评估外周血管搏动强度、毛细血管再灌注情况 评估呼吸状态和肺扩张情况 评估皮肤发红、皲裂、触痛或感染征象 协助患者清醒时使用辅助无创呼吸机每隔 1 小时 1 次，共 10 次。在较低辅助条件模式下（200 ~ 400mL/s），听诊肺部情况。 协助患者口腔护理（按需） 向护工或陪护家属确认出院计划，并启动专业治疗计划流程 从导尿管排尿到自主排尿期间，在出入量表上记录尿量。当 4h 尿量小于 120mL 时，通知医生——导尿管护理按照护理常规进行 持续使用血栓弹力袜直至可以完全下地活动 督促患者夜间咀嚼口香糖 30min（按需） 每 4h 记录一次生命体征，包括心率、血压、呼吸频率、体温、运动和休息时的疼痛评分和血氧饱和度。如果心率大于 120 次 / 分、血压低于 80/50mmgh 或体温大于 38℃，及时通知医生。
药物治疗	根据疼痛评分 0 ~ 10 进行疼痛评估，如果患者服用阿片类药物在术后量表或在"短效阿片类药物管理和监督"相关文件中记录 依据急性疼痛管理指南，在监督下使用硬膜外阻滞和患者自控镇痛 在药品管理医生的许可下，开始有序地让患者开始服用自己的日常口服药
活动	在患者可耐受情况下，下午协助患者起身，保持坐位

（a）

营养 / 进食 / 水合作用	保证静脉通路，协助患者下床
	按照医嘱，记录治疗恶心、呕吐的药物情况
	患者可下地后，开始给予清流饮食（1L 左右）和一份营养补充制剂
	按照护理规范保证静脉导管在位

患者和家庭教育 / 出院指导	必要时加强： ○深呼吸、咳痰（DB&C）练习 ○控制疼痛低于 4 分（10 分制） ○使用辅助无创呼吸机	评估应对 / 焦虑情况并提供帮助 必要时回顾家庭康复指导路径

B

普通外科

结直肠癌治疗路径

评估和管理流程标准

临床路径由医嘱启动，通过护理方案实施。

路径列举了治疗标准。任何偏差、并发症或未完成的活动都应当将原始资料和原因记录在流程笔记中，并将专业治疗计划中的问题一同记录。

下表中，"D"代表白天，"E"代表傍晚，"N"代表夜间。

精神状态 / 神经系统				呼吸系统				循环系统				生命体征 / 疼痛控制			
D	E	N		D	E	N		D	E	N		D	E	N	
			患者对人、地点、时间的认知				深呼吸和咳痰和清醒时雾化吸入（按需）				血栓弹力袜 D：Y/N E：Y/N N：Y/N				根据OACIS，24h 内每4h 记录 1 次，且疼痛在可承受范围内
			镇静情况的评估与记录				常规呼吸模式				手足部位血管脉搏规律、有力。手足无刺痛、麻木				疼痛评分主要在 4 分以下并记录
			双侧肢体感觉相同且正常				胸壁运动对称，使用伴随肌肉				毛细血管再充盈时间小于等于 2s				硬膜外阻滞 □是 □否 装置放置良好
			所有肢体力量相同且正常				无咳嗽和分泌物								中心静脉 □是 □否 装置放置良好

（b）

			肺部听诊双侧呼吸音清，无杂音								
	消化系统			泌尿系统			进食/营养			皮肤完整性	
D E N			D E N			D E N			D E N		
	腹部柔软			尿管 □是 □否			下地时，保持静脉通路开放			静脉穿刺部位无感染（无红、热、痛）	
	腹部无肌肉紧张			如果选择"是"，保证患者排尿通畅，4h排尿量大于120mL			开始进食清流食和营养补充剂			初始切口敷料干燥、完整	
	无恶心			如果选择"否"，保证患者术后6h排尿1次，且没有尿潴留的主诉			夜间咀嚼口香糖30min			皮肤温暖、干燥，没有皱缩、水肿	
	无呕吐			尿液黄且清亮			按需进行口腔护理			皮肤完整、无压红、无压疮	
	造口患者										
	向专科护士咨询造口，出院后系统性护理										

肠鸣音

D: Y/N　E: Y/N

N: Y/N

排气

D: Y/N　E: Y/N

N: Y/N

肠蠕动

D: Y/N　E: Y/N

N: Y/N

检验/检查			活动			家庭		
D E N			D E N			D E N		

（c）

				到达病房后，在辅助下可保持坐位 2 ~ 4h			患者和家属参考"肠道外科 A 指导"
							患者和家属在外科治疗中表现冷静配合，医从性好
护士签名	D: E: N:						
日期 （YYYY/MM/DD）：							

（d）

图 27-2　护理文件的示例

A：术后第 0 天的护理标准；B：术后第 0 天的护理文件（由加拿大魁北克省蒙特利尔的麦吉尔大学健康中心提供）。

（二）实施

一旦合适的路径开发完成，就要开始进入实施阶段。先对利益相关者进行新的加速康复外科管理策略的培训，培训人员包括术前门诊、手术室、麻醉复苏室中的人员和病房护士，以及专科医疗人员。培训方向应包括对加速康复外科基本原则的重点介绍，以及对整个围手术期路径的概述，而不只限于某个特定的方面，应重点突出介绍有重大变革的方面，并为其提供证据。应让每个利益相关者了解他们对加速康复外科的贡献，以及是如何影响患者的整个康复过程的。所有相关文件必须易于获得，以便一线工作人员熟悉新的变化。一旦加速康复外科正式开始实施，需要尽量保证没有意外的情况发生。因此对其他不直接为患者提供护理，但可能间接影响到患者康复的人员进行培训也很重要。例如，应该培训住院处人员让他们不再告知患者在手术前夜开始禁食，因为这与加速康复外科的宣教内容相矛盾，会让患者疑惑。这些培训工作应由指导小组牵头，特别是由每个临床专科的负责人和加速康复外科协调员来完成。机构能够提供数据来突出需要改进的因素是很宝贵的，因为人们往往对当前康复治疗与最佳的临床实践或成果之间的差异有不同的理解。

还应制订实施过程的时间表，包括明确的加速康复外科付诸实施的启动日期。比起把路径中零碎的几种要素整合在一起，我们更推荐这种系统的方式，避免可能导致接受培训人员因无法感受到改善的获益而感到沮丧[28]。在正式实施加速康复外科之前，应先为一组预试验患者收集流程中和结果的数据。

（三）评估

在加速康复外科实施后，多学科指导小组应继续监督其依从性和成果，并根据其实际情况向负责各部分的医护人员提供反馈意见。不断审查实施过程很重要。加速康复外科开始实施后的研究曲线期应持续长达 1 年[28]。尤其是刚开始，依从性可能很差，特别是对于与长期实践相悖的要素[29]。鉴于这些早期经验，一些人担心预案的依从性和结果可能无法在某项随机试验之外复制。然而，即使预案的依从性在现实生活中较低，它仍然可以取得重大获益[30]。当然改善依从性可能会带来更好的结果[9,31]。向一线工作人员展示最新的依从性与预后相关的数据可以明确地消除大部分对于加速康复外科的怀疑。听取员工的反馈意见，了解仍然存在哪些障碍和挑战至关重要。

我们采取了几种不同的审查手段来监控加速康复外科的实施流程。一种是 ERAS 社会交互式审查工具，包括标准化的数据收集，并且允许跨中心比较。另一种手段是 ACS 的"国家外科质量提升计划"，该计划目前包括了结直肠外科特定手术中加速康复外科的实施流程。目前，在机构中越来越依赖电子病历来检索数据。在我们的早期经验中，我们通过医院内网在一个共享的表格文件内收集了关于住院时间和延迟出院原因的信息，这项工作是由术前病房护士发起的，且每周由病房护士长来完成。这样就可以将有用的信息转发给一线工作者，以提高他们对该路径的依从性。无论是哪一种审查手段，重要的是能通过有针对性的培训工作、机构的变革或加速康复外科的全面修订来对审查中发现的缺点进行处理。一旦实施加速康复外科后，建议应不断添加新要素。每个路径应以预定的时间间隔（例如每隔 2 年）进行修订，以确保最佳方案是最新的，以及为当地的实践环境作出改变。根据经验，加速康复外科可能会变得越来越复杂。

四、小结

本章总结了成功实施加速康复外科所必要的步骤，并强调了其中的重要因素。加速康复外科可能代表着传统围手术期的重大变化，并存在许多变革上的困难。鉴于加速康复外科的复杂性，需要强有力的临床领导者、所有利益相关者的共识以及跨专业的合作。当地的实际情况也应该考虑在内。还提供了开发、实施和评估加速康复外科的重要因素。

参考文献

［1］ZHUANG C L, YE X Z, ZHANG X D, et al. Enhanced recovery after surgery programs versus traditional care for colorectal surgery: a meta-analysis of randomized controlled trials［J］. Dis Colon Rectum, 2013, 56(5):667-678.

［2］FINDLAY J M, GILLIES R S, MILLO J,et al. Enhanced recovery for esophagectomy: a systematic review and evidence-based guidelines［J］. Ann Surg, 2014, 259(3):413-431.

［3］KAGEDAN D J, AHMED M, DEVITT K S, et al. Enhanced recovery after pancreatic surgery: a systematic review of the evidence［J］. HPB (Oxford), 2015, 17(1):11-16.

［4］MALVIYA A, MARTIN K, HARPER I, et al. Enhanced recovery program for hip and knee replacement reduces death rate［J］. Acta Orthop. 2011, 82(5):577-581.

［5］DELANEY C P, SENAGORE A J, GERKIN T M, et al. Association of surgical care practices with length of stay and use of clinical protocols after elective bowel resection: results of a national survey［J］. Am J Surg, 2010, 199(3):299-304.

［6］KEHLET H, BUCHLER M W, BEART JR R W, et al.Care after colonic operation—is it evidence-based? Results from a multinational survey in Europe and the United States［J］. J Am Coll Surg, 2006, 202(1):45-54.

［7］KEHLET H, WILMORE D W. Multimodal strategies to improve surgical outcome［J］. Am J Surg, 2002,183(6):630-641.

［8］KING P M, BLAZEBY J M, EWINGS P, et al. The influence of an enhanced recovery pro-gramme on clinical outcomes, costs and quality of life after surgery for colorectal cancer［J］. Colorectal Dis, 2006, 8(6):506-513.

［9］MAESSEN J, DEJONG C H, HAUSEL J, et al. A protocol is not enough to implement an enhanced recovery programme for colorectal resection［J］. Br J Surg, 2007, 94(2): 224-231.

［10］EISENBACH R, WATSON K, PILLAI R. Transformational leadership in the context of organizational change［J］. J Change Manag, 1999, 12(2):80-89.

［11］CARLI F, CHARLEBOIS P, BALDINI G, et al. An integrated multidisciplinary approach to implementation of a fast-track program for laparoscopic colorectal surgery［J］. Can J Anaesth, 2009, 56(11):837-842.

［12］LI C, FERRI L E, MULDER D S, et al. An enhanced recovery pathway decreases duration of stay after esophagectomy［J］. Surgery, 2012,152(4):606-614.

［13］ABOU-HAIDAR H, ABOURBIH S, BRAGANZA D, et al. Enhanced recovery pathway for radical prostatectomy: implementation and evaluation in a universal healthcare system［J］. Can Urol Assoc J,2014, 8(11-12):418-423.

［14］JONES C, KELLIHER L, DICKINSON M, et al. Randomized clinical trial on enhanced recovery versus standard care following open liver resection［J］. Br J Surg, 2013,100(8):1015-1024.

［15］LEMANU D P, SINGH P P, BERRIDGE K, et al. Randomized clinical trial of enhanced recovery versus standard care after laparoscopic sleeve gastrectomy［J］. Br J Surg, 2013,100(4):482-489.

［16］GROL R. Personal paper. Beliefs and evidence in changing clinical practice［J］. BMJ, 1997, 315(7105):418-421.

［17］GROL R, GRIMSHAW J. From best evidence to best practice: effective implementation of change in patients' care［J］. Lancet, 2003, 362(9391):1225-1230.

［18］REISSMAN P, TEOH T A, COHEN S M, et al. Is early oral feeding safe after elective colorectal surgery? A prospective randomized trial［J］. Ann Surg, 1995, 222(1):73-77.

［19］SJETNE I S, KROGSTAD U, ODEGARD S, et al. Improving quality by introducing enhanced recovery after surgery in a gynaecological department: consequences for ward nursing practice［J］. Qual Saf Health Care, 2009, 18(3):236-240.

［20］DELANEY C P, ZUTSHI M, SENAGORE A J, et al. Prospective, randomized, controlled trial between a pathway of controlled rehabilitation with early ambulation and diet and traditional postoperative care after laparotomy and intestinal resection［J］. Dis Colon ectum, 2003, 46(7):851-859.

［21］VLUG M S, WIND J, HOLLMANN M W, et al.Laparoscopy in combination with fast track multimodal management is the best perioperative strategy in patients undergoing colonic surgery: a randomized clinical trial（LAFA-study）［J］. Ann Surg, 2011, 254(6): 868-875.

［22］CERANTOLA Y, VALERIO M, PERSSON B, et al. Guidelines for perioperative care after radical cystectomy for bladder cancer: enhanced recovery after surgery（ERAS®）society recommendations［J］. Clin Nutr, 2013, 32(6):879-887.

［23］NYGREN J, THACKER J, CARLI F, et al. Guidelines for perioperative care in elective rectal/ pelvic surgery: enhanced recovery after surgery（ERAS®）Society recommenda-tions ［J］. World J Surg, 2013, 37(2):285-305.

［24］GUSTAFSSON U O, SCOTT M J, SCHWENK W, et al. Guidelines for perioperative care in elec-tive colonic surgery: enhanced recovery after surgery（ERAS®）Society recom-mendations［J］. World J Surg, 2013, 37(2):259-284.

［25］LASSEN K, COOLSEN M M, SLIM K,et al.Guidelines for perioperative care for pancreati-coduodenectomy: enhanced recovery after surgery（ERAS®）Society recommenda-tions［J］. World J Surg, 2013, 37(2):240-258.

［26］FELDMAN L S, LEE L, FIORE JR J. What outcomes are important in the assessment of enhanced recovery after surgery（ERAS）pathways?［J］. Can J Anaesth, 2015, 62(2):120-130.

［27］MURRAY T S, HAGEY J, WIILMS D, et al. Health Literacy in canada: a healthy understanding［M］. Carcda: The Canadian Council on Learning, 2008.

［28］CARTER F, KENNEDY R H. Setting up an enhanced recovery programme. In: Francis N, editor［M］. Manual of fast-track recovery for colorectal surgery. London: Springer, 2012.

［29］POLLE S W, WIND J, FUHRING J W, et al. Implementation of a fast-track perioperative care program: what are the difficulties? ［J］. Dig Surg, 2007, 24(6):441-449.

［30］AHMED J, KHAN S, GATT M, et al. Compliance with enhanced recovery programmes in elective colorectal surgery ［J］. Br J Surg, 2010, 97(5):754-758.

［31］FEROCI F, LENZI E, BARAGHINI M, et al. Fast-track colorectal surgery: protocol adher-ence influences postoperative outcomes ［J］. Int J Colorectal Dis, 2013, 28(1):103-109.

第二十八章
美国外科加速康复协会

Olle Ljungqvist and Kenneth C.H. Fearon 著
谢宇翔 译 张楠 校

外科加速康复和围手术期护理协会（ERAS 协会）于 2010 年 1 月在阿姆斯特丹成立，几个月后正式注册为非营利性的多专业、多学科的学术医学协会。该协会旨在通过发展该领域的科学和研究来改善围手术期治疗，开发和促进基于循证医学的围手术期护理计划的培训和实施。ERAS 协会创立之初是一个包含医生和护士的网络，他们来自不同学科的医护人员，包括外科、麻醉和重症监护。

一、ERAS 研究小组

ERAS 协会诞生于北欧的一个协作网。来自爱丁堡的 Ken Fearon 和来自斯德哥尔摩的 Olle Ljungqvist 于 2000 年在伦敦郊外的一次会议上相遇，并开始与其他一些对围手术期治疗感兴趣的团体合作。荷兰马斯特里赫特的 Maarten von Meyenfeldt、Cornelius Dejong，丹麦哥本哈根的 Henrik Kehlet 和挪威特罗姆瑟的 Arthur Revhaug，以及 Cornelius Dejong，这些学科带头人被邀请参加次年初在伦敦举行的一次小型会议。在会议上他们讨论了在心脏外科手术中经常被提及的所谓快速路径手术的进一步发展前景[1]。Henrik Kehlet 又进一步在心脏手术中拓展了这一想法，他设计了一种多模式的方法来提高结肠手术的术后康复率[2]。Kehlet 的工作是通过使用硬膜外阻滞来缓解疼痛和应激反应。所有参会者都对手术、营养和代谢的应激反应以及操纵应激反应可能对手术结果产生的作用有浓厚的兴趣。马斯特里赫特团队证明了营养支持对手术结果的有益影响，特罗姆瑟团队实现了术后早期进食并研究了合成代谢因子，爱丁堡团队对癌症和营养进行了研究，斯德哥尔摩团队提出了液体和碳水化合物负荷对康复的作用，修正了之前整夜禁食和对康复时胰岛素抵抗的研究。

　　ERAS 团队的重要议程是共同致力于将代谢和营养重新纳入手术和麻醉。该团队开始定期举行会议，并查阅可改善手术效果和术后康复的围手术期治疗的相关文献。ERAS 团队还有一个非常重要的工作是对这种改进方法进行命名。有人认为"快速路径"专注于"快速"，而不是使患者从中获益，这会对其（ERAS 理念的阐述）产生负面影响。因此，他们决定将这种方法更名为术后加速康复——ERAS，这就是该词的由来。这将重点放在患者的康复上，通过提高康复效率来实现二次收益，例如缩短住院时间和节约成本。当然，对于该团队以及后来的 ERAS 协会，患者的预后始终是第一位的。这项工作的一个关键是护理和其他学科的参与，使其真正实现多学科合作，并且让这些学科参与到学术工作中，延伸了涉及患者护理的各个方面。涉及多学科的学术工作进一步拓展了能参与到患者治疗护理中的团体和组织。来自哥本哈根的 Dorthe Hjort-Jakobsen 和来自马斯特里赫特的 Jos Maessen 一直是这项工作的先驱。

　　以结肠直肠手术作为他们的模型，该团队使用传统治疗或"ERAS 计划"来记录他们自己的治疗模式和效果[3]。很明显这些团队中没有一个能做出理想的围手术期治疗和护理流程的方案。只有 Kehlet 的团队最接近理想的流程方案，其他团队都离预期很远，而且各团队采用的方案各不相同。他们还在 5 个不同的欧洲国家中调查了围手术期治疗的具体实践情况[4]，结果显示实践具有显著的多样性。例如，一些患者在手术后立即进食，而其他患者则按常规禁食 3 天。为了尝试统一管理，该团队随后开发了一个基于循证医学共识的围手术期治疗流程，其中包含大约 20 个不同的项目[5]。

　　随后研究小组决定让所有单位的 ERAS 病区都采用"理想的 ERAS 章程"并研究如何进行改革。通过这种方式，这些 ERAS 团队可以相互帮助，以克服 ERAS 实践过程中出现的障碍。为了支持该项目，研究小组成立了相应的通用公共数据库来记录并审核结果。当回顾数据时，我们可以得出第二个结论：很明显，各个 ERAS 团队实际执行的内容并不是方案的初衷，而且这些 ERAS 病区需要处理他们以前从未遇到过的问题和事情。显而易见的是，制订一项章程并不足以使其治疗模式变得理想[6]。连续、完整地记录数据是真正了解围手术期临床路径的唯一途径。

利用数据并共同协作后，各单位均取得了进展并相继得到了他们想要的结果，这一举措解决了真正需要处理的问题，而不是人们所认为的问题。数据正是推动变革的关键。斯德哥尔摩某家医院的 Jonatan Hausel 博士是初始数据库背后的主要创建者，也是后来开发的 ERAS 交互式审核系统的先驱。

起初，荷兰的小组曾与专业改革管理专家合作。把 ERAS 研究组的章程和经验与现代改革管理的原则相结合，开展了 3 个连续的实施计划，每个计划持续 1 年，包括了荷兰的 33 家医院（即全国所有医院的三分之一）。这些计划非常成功，并证明了 ERAS 章程原则有重大的影响力。因为遵守 ERAS 研究组章程的比例从 45% 左右提高到 75%，能帮助各医疗单位缩短 3 天的住院时间[7]。

该小组从 ERAS 团队成立之初，科研就在议程上占据重要位置。ERAS 团队的工作中发表了一些论文，包含了章程中各个要素相关的随机实验[8]，并培养了相关专业的博士。ERAS 团队发表的一些关于严格地遵守章程所得到的更好结果的报告[9]，这实际上是对指南的验证。虽然对指南的验证似乎对医学会来说是非常基础的工作，但验证实际上并不常见。然而，对于 ERAS 研究组而言，这项工作为该小组正在开发的理念提供支持。在 2010 年发表的一项 Meta 分析[10]中首次表明，应用 ERAS 的原则事实上对术后并发症有重大影响。在该分析中发现结直肠手术后的并发症减少了近 50%。这是第一次提出此类证据，以前关注的重点是缩短住院时间。这些规范是在结直肠手术中提出的，但同样在其他手术领域也有探索这些规范的行动（见下文）。

随着时间的推移，ERAS 团队不断扩大，来自圣马克主攻方向是腹腔镜结直肠手术的 Robin Kennedy 加入了小组，为基础信息库进行了补充，而来自诺丁汉的 Dileep Lobo 带来了液体管理方面的专业知识和经验，在柏林的 ERAS 团队有了 Claudia Spies 和 Arne Feldheiser 的加入，为团队加强了麻醉方面的学术理论基础。在最初的 10 年里，研究小组得到了荷兰一家公司的慷慨资助，后来又得到了德国一家公司的无私资助。

二、ERAS 协会

随着 ERAS 研究组的发展和经验的积累，ERAS 显然是通常的围手术期需求的核心。ERAS 给患者提供更好的护理，使患者更快地康复并恢复自主行为能力，同时大大减少了术后并发症的发生。根据收集的信息，有必要开展一项活动，确保将最佳的方法纳入指南，使指南在实践中得到应用，使围手术期治疗不断得到改进和更新。

未来工作的一个关键要素是采用多专业、多学科的方法来提升治疗、护理水平及改善实施情况。ERAS 的各个方面，包括研究、培训和实施都将以此为基础进行改进。ERAS 蕴含的观念可以灵活运用到任何规模的、任何类型的手术中。这些优势不仅对 ERAS 研究小组而且对围手术期治疗和护理的所有的开拓者与参与者来说都是显而易见的。因此在许多外科手术领域对 ERAS 的兴趣都在增加。ERAS 的应用表明，康复时间及住院时间的缩短的部分原因是并发症的减少，且再入院率也下降了，这样可以节省大量资源和成本[11]。这是当前医疗保健发展的关键，因为近年来许多国家的医疗保健成本的增长率超过了每年的国内生产总值增长率，这种发展模式是不可持续的。

三、ERAS 协会组织结构

在启动 ERAS 协会时应当分阶段建立。这是因为建立具有特定目标的组织架构需要花费时间和精力，因此有必要在确保领导层稳定的情况下花费一段时间去建立基本要素。还有人认为，在医疗保健不断变化的世界中，一个能够对基本要素不断进行战略性改进的结构是有利于其发展的。

ERAS 研究小组的核心成员建立了 ERAS 协会，该小组的主要成员组成该协会的董事会，其使命是制订总体战略目标。在最初几年，董事会任命执行主席，经过具有任命权力的高管委员会批准，他将负责协会的核心建设。此外还成立了一个执行委员会，负责财务管理、秘书工作、教育培训和科学研究。西班牙萨拉戈萨大学的 Javier Fabra 被任命为网络专家，以及任命 RN Dorthe Hjort Jacobsen 为网络编辑和护理部门的负责人。除执行委员会的这一核心构架外，还对特定的任务小组进行了任命，主要是针对在外科和麻醉等不同领域工作的小组的组建。有了这些构架组织，ERAS 协会就开始了它的运行，并且在其最初的 5 年中，发展成为一个多学科、多专业的围手术期护理方法领先的协会。

四、ERAS 在全球

尽管人们对 ERAS 理念的关注有所增加，但在 ERAS 研究组及社会发展过程中，全球大多数治疗仍然存在传统实践操作方法老旧、康复时间偏长和并发症发生率高等普遍问题。现代治疗理念尚未得到实践。北欧地区一些国家的团队进行的以围手术期护理为主导的大型调查研究使上述现象变得更加明显[4]。ERAS 研究小组认为其中的一些重要的经验和见解对于一般的手术来说是有益的。在英国，国家医疗保障局为 ERAS 理念的实施在全国范围开展了活动，他们通过讲述自己的观点、经验和知识来支持这一理念。但除了这一倡议和荷兰的经验（两者都得到了 ERAS 研究小组的支持），很少有大规模实施 ERAS 的工作。

ERAS 研究小组的基本的关注点是研究和拓展，但也有人认为将研究中发现的证据应用到实践中是该团队未来任务的关键组成部分。与此同时，该小组显然需要建立数据率，以便能确实有效地推进 ERAS 的实施。数据库是进行审核和研究的良好工具，并能进一步进行拓展。应该进一步使其发展并完善，以便成为后续 ERAS 具体实施过程中的工具。然而遗憾的是，在这个特定时刻，该团队没有足够的资金来完成此事，所以不得不寻求其他方法来推动该项目的实施。

五、建立合作关系

斯德哥尔摩的两个主要集团公司孵化组织一起向 ERAS 研究组提议组建一家创业公司，该公司可以管理数据库并开发用于实施项目的交互式审核系统。该公司还可以用来为研究小组管理实施计划。Olle Ljungqvist 受邀创办了该公司，为研究小组提供服务并开发该项目与 IT 方面相关的业务。他于 2009 年创立了 Encare AB 公司，为了提高效率，他还代表协会成为公司的董事会成员。为了尽量减少利益冲突，Olle 可直接向 ERAS 董事会主席进行报告，随后由执行委员会中的其他成员再向董事会主席报告协会的营利情况。与此同时，ERAS 研究小组决定，适时建立一个更大的学术网络，并让更多的同行参与进来。为此，他们决定为围手术期护理建立术后加速康复协会（即 ERAS 协会）。该协会的启动再次获得了一家公司的无限额拨款。于 2010 年 1 月决定在阿姆斯特丹创建该协会，2010年 5 月在瑞典正式注册为非营利性多专业、多学科的医学学会。ERAS 协会与另一家公司签订了正式协议，自该协会成立开始，该公司将为其项目的实施提供服务。

六、创建学会

该协会的另一项重要任务是创建一个专业的学会。学会将基于 ERAS 的理念——参与治疗和护理患者的每个人都应该聚集团结起来。首届多专业、多学科的 ERAS 全球大会于 2012 年 10 月在法国戛纳举行，吸引了来自 28 个国家的 200 多名代表参加。大多数讲座都在一个演讲厅内举行，所有参会者聚集在一起。只有下午晚些时候的会议被分为麻醉和手术分会场，并安排在两个演讲厅，这是后来唯一受到批评的。因此第二届（2014 年）在西班牙瓦伦西亚举办的 ERAS 全球大会上，所有的议程都在一个演讲厅举行。这一次，会议的出席率较前增加了一倍以上，来自六大洲的多达 40 个国家参加了会议。ERAS 团队的基础会议在大会召开之前举行，并且备受赞赏。工业界对第二次会议的兴趣也大大增加。除了这些国际活动外，ERAS 协会还支持许多国家举办一些区域性和全国性的活动。

七、研究进展

ERAS 协会的核心在于围手术期护理的发展，研究是其基础。几乎所有参与该协会的核心团体都参与了研究，很多 ERAS 上最新的研究信息来自 ERAS 学会内部的单位。虽然早期的工作是由一个团队开发的，但随着协会的扩大，以及更多单位的参与建立数据库，协会现在正在开发更先进、更完善的研究工具，以及 ERAS 交互式审核系统。这将使更广泛的参与度和更多的患者数量成为可能。ERAS 交互式审核系统为各种研究做好了准备工作。正在开发的研究结构将具有完全的透明度，推荐系统用户使用数据库内的数据并为其研究提供建议。委员会将对所有研究提案进行审查，其中具有创新性的提案将有机会在系统中进行处理，发布者将以数据贡献者的身份发布。我们的想法是将所有研究提案展示给 ERAS 学会网站以及 Trials.com 上的研究人员。

八、培训

ERAS 协会为有意在机构内开展 ERAS 的医院提供了一系列基础课程。该课程每年将与 ERAS 大会一起举办，面向多学科、多专业团队。此外，这一入门课程已在不同国家的全国性活动中开展，并将继续进行下去。该协会正在网站上制作一系列培训视频。这些视频首先基于介绍引导性的课程，目标人群为不同学科和专业的人士。护理部分将在这个培训系列中发挥特殊的作用。

九、指南

ERAS 协会已经在各个手术领域发布了指南。2012 年，首批的 3 个指南发表在《世界外科和临床营养学杂志》（World Journal of Surgery and Clinical Nutrition）上，包括结肠切除术、直肠手术和胰腺切除术的指南。随后是 2013 年发表在《临床营养学》（Clinial Nutrition）杂志上的膀胱切除术指南，以及 2014 年发表在《英国外科学杂志》（British Journal of Surgery）上的胃切除术指南。许多团体还致力于其他的外科手术指南的修订，如泌尿科手术、妇科手术、整形外科手术、胸外科手术、耳鼻喉科手术和食管切除术中类似指南的研究。这些指南由各自领域的领导者撰写，他们参与了各自领域的 ERAS 的发展推广。一旦制订了指南，就要将各个要素和预后加入 ERAS 交互式审核系统中，在那里可以对其进行测试和验证。这将成为在不同手术领域进一步发展 ERAS 准则的基础。

十、ERAS 计划的实施

在荷兰的一系列使用 ERAS 计划的初步经验基础上，ERAS 协会进一步制订完善了实际操作计划。这项工作是与瑞典延雪平的某个组织合作完成的，该组织是世界知名的医疗保健质量改进和改革管理团体。实际操作计划由 ERAS 协会和改革管理专家讲授，由 ERAS 协会的实施服务合作伙伴管理。截至目前，来自挪威、瑞典、英国、瑞士、法国和加拿大的医院已经成功接受了该系统的培训，并且还有许多其他国家正在制订这些实施计划。同样地，项目中包括的手术领域也从最初的结直肠手术扩展到现在的膀胱切除术、肾切除术、妇科手术和胰腺切除术。

十一、合作

ERAS 协会与许多对加速康复合作有兴趣的国家和组织建立了联系。已经有一些国家有类似 ERAS 协会的组织，ERAS 协会已经建立或正在建立与他们的合作关系。与此同时，在没有这种组织的国家，ERAS 协会正在建立基于卓越中心的合作。这些被选中的合作单位具有良好的 ERAS 结构配套设施，并由 ERAS 协会培训，在 ERAS 实际操作计划中作为培训机构，并在本国或本地区的 ERAS 护理中发挥领导作用。这些中心将组成 ERAS 协会分会，这将成为 ERAS 协会及其网络的一个组成部分。此外，与各国红十字会也将达成类似的协议。

除此之外，该协会还愿意与其他医学学会合作。ERAS 协会已经获得瑞典外科学学会的官方认可，成为合作的标志典范。本书就是协会之间合作的成功例证。

十二、未来发展

在未来几年内对于 ERAS 的需求可能会迅速增加。它所带来的经济效益以及预后的改善将是推动这一发展的重要因素。ERAS 协会所面临的挑战是要跟上它发展的步伐。此外，ERAS 协会的目标是提供更大、更好的数据库，以进一步拓展对 ERAS 的认知并为进一步修订指南打下基础。为实现这一目标，大规模增加数据库的用户将非常重要。与此同时，同一系统的良好构建能促进众多用户有更强的交互性。尽管协会起源于少数人的团体组织，但它现在已经发展成为一个庞大的专家网络，他们以相似的理念并肩工作，不断总结积累与 ERAS 相关的知识及经验，并最终为外科患者提供最佳的治疗。即便如此，医学和外科手术的许多相关从业者需要进一步与患者合作，以应对我们面临的挑战，并以更低的成本为更多人提供更好的服务。ERAS 协会将通过拓展对 ERAS 认知，不断积累相关经验，帮助同僚接收最新知识和理念，利用共享环境加强患者的知识和教育，并通过不断加快更新和改革的步伐快速调整实践策略来应对这一挑战。

十三、致谢

笔者特别鸣谢 ERAS 协会第一届董事会成员的评论：Maarten von Meyenfeldt 教授、Arthur Revhaug 教授和 Cornelius Dejong 教授。笔者还认识了许多年轻同事和 ERAS 协调员、ERAS 护士。他们为 ERAS 团队和后来的 ERAS 协会的发展做出了有意义的工作，尤其是在学术方面。还有众多参与本书编著的成员不能一一提及，但他们做出的工作应被铭记，在此一并致谢！

参考文献

［1］ENGELMAN R M, et al. Fast-track recovery of the coronary by pass patient［J］. Ann Thorac Surg,1994, 58:1742-1746.

［2］KEHLET H. Multimodal approach to control postoperative pathophysiology and rehabilitation［J］. Br J Anaesth,1997,78(5):606-617.

［3］NYGREN J, et al. A comparison in five European centres of case mix, clinical management and outcomes following either conventional or fast-track perioperative care in colorectal surgery［J］. Clin Nutr, 2005, 24(3):455-461.

［4］LASSEN K, et al. Patterns in current perioperative practice: survey of colorectal surgeons in five northern European countries［J］. BMJ, 2005, 330(7505):1420-1428.

［5］FEARON K C, et al. Enhanced recovery after surgery: a consensus review of clinical care for patients undergoing colonic resection［J］. Clin Nutr, 2005, 24(3):466-477.

［6］MAESSEN J, et al. A protocol is not enough to implement an enhanced recovery programme for colorectal resection［J］. Br J Surg, 2007, 94(2):224-231.

［7］GILLISSEN F, et al. Structured synchronous implementation of an enhanced recovery program in elective colonic surgery in 33 hospitals in The Netherlands［J］. World J Surg, 2013, 37(5):1082-1093.

［8］HENDRY P O, et al. Determinants of outcome after colorectal resection within an enhanced recovery programme［J］. Br J Surg, 2009, 96(2):197-205.

［9］GUSTAFSSON U O, et al. Adherence to the enhanced recovery after surgery protocol and outcomes after colorectal cancer surgery［J］. Arch Surg, 2011,146(5):571-577.

［10］VARADHAN K K, LOBO DN. A meta-analysis of randomised controlled trials of intravenous fluid therapy in major elective open abdominal surgery: getting the balance right［J］. Proc Nutr Soc, 2010, 69(4):488-498.

［11］ROULIN D, et al. Cost-effectiveness of the implementation of an enhanced recovery protocol for colorectal surgery［J］. Br J Surg, 2013,100(8):1108-1114.

第二十九章

Liane S. Feldman　著
陈卓　译　刘启志　校

美国胃肠内镜外科医师协会外科加速康复方案

手术创新的目的是促进患者的术后康复。如果有一天，腹部大手术可以在没有疼痛、肠梗阻、认知障碍、并发症和疲劳的情况下完成，会怎么样呢？如果实现了，那么医疗资源的使用和成本也会降低，就可为患者提供更高质量的诊疗。在过去的几十年中，外科技术在微创领域取得了令人难以置信的进步。然而，一些手术的并发症发生率仍然很高，在癌症切除手术后有 21% ～ 45% 的患者出现并发症。即使对于无并发症的患者，各中心在围手术期处理的过程中，解决并发症和住院时间方面存在显著差异。即使是相对"微小"的手术，如门诊腹腔镜下胆囊切除术，达到完全康复的时间也比我们想象得长。

一、围手术期治疗指南

微创手术是减少手术对基础代谢影响和加速康复的关键。然而，除了手术方式外，还有其他因素可引起手术应激反应，并影响最终康复情况，其中包括椎旁神经阻滞麻醉、药物干预、液体管理、心理疏导、术前锻炼和营养干预。ERAS 协会中关于最佳围手术期管理指南中的包括 20 项经循证医学证实有效的优化处理措施，大多数都有强推荐的高级别证据的支持。这些措施涉及整个外科临床路径，包括术前准备、术中管理和术后康复，以及患者、护士、麻醉医师、外科医生以及其他团队成员的行为准则。一些措施彻底颠覆了传统外科手术中关于引流管管理、肠道准备、静脉输液和禁食时间等的理念。综上所述，应该将不同的康复治疗措施整合到一个标准化的围手术期临床路径中。我们的目标是减轻患者治疗过程中的应激，让患者平稳度过围手术期并促进其早期恢复正常功能。加速康复外科的实施能缩短住院时间以及降低 30% 整体并发症的发生率，而且不增加死亡、其他并发症以及再入院风险。加速康复外科在腹腔镜和开放手术中的实施效果是相似的。腹腔镜技术的使用有助于实施加速康复外科方案，最佳方法是将两者结合起来。与传统的围手术期临床路径相比，加速康复路径蕴含着无限的潜力和可能。

二、加速康复外科的实施

加速康复外科应用于外科路径的进度缓慢，主要原因是人们习惯于抵制一切不熟悉的事物，需要向患者宣教烦琐的诊疗流程。即使临床医生知晓了基于循证医学的干预措施，预计需要 17 年时间将证据转化为临床实践，而后需要更长的时间得到是否能从中获益的结论，例如长时间禁食，这对于多种模式下的加速康复外科是一种挑战。传统的围手术期护理将我们禁锢在各自的专业领域中，外科医生通常不了解麻醉以及护理方面的进展。加速康复外科改变了过往以医务人员为中心的治疗模式，即由外科医生、麻醉医师和护士在自己的专业领域"各自为政"转变为以患者为中心的治疗模式，使围手术期护理中的每个医护人员与患者紧密结合在一起。

没有"一劳永逸"的方法，而是根据医疗机构之间的资源、技术和其他硬件条件而具体变化。例如，不同的医疗机构中，结肠手术后镇痛方式有很多种，例如胸段硬膜外阻滞、腹横肌平面（TAP）阻滞、脊髓麻醉以及患者自主镇痛。关键是建立一个加速康复外科的多学科模范团队，对当前诊疗措施进行公开展示，并就特定手术的康复规范达成共识。外科医生、麻醉医师、护士以及行政人员都无法单独完成这项任务。加速康复外科要依赖团队建设，但是团队去哪里获得信息和工具来构建、实施和评估加速康复外科呢？其实团队没有必要从头开始做起，可以从经验丰富的医疗中心获取资料。

三、美国胃肠内镜外科医师协会和加速康复

美国胃肠内镜外科医师协会长期支持外科医生采用创新技术改善手术预后。美国胃

肠内镜外科医师协会认识到将腹腔镜手术与围手术期康复相结合将产生最佳效果。美国胃肠内镜外科医师协会正在推出"外科多模式联合的加速康复路径"（surgical multimadal aecelerated recovery trajectory，SMART）计划，该计划旨在整合加速康复治疗和护理措施，奠定微创手术的基础，从而提高胃肠外科手术的安全性、效率和预后。

"SAGES SMART"加速康复方案包括：

●关于围手术期胃肠外科手术康复的最佳实践的教育资源库，以微创手术为重点，包括实施策略和案例研究，都可通过访问美国胃肠内镜外科医师协会门户网站获得。

●通过研究生课程和美国胃肠内镜外科医师协会年会提供独家的教育内容。

●研究加速康复外科的实施和成果，特别是在有腹腔镜手术相关的知识瓶颈的情况下。

●在住院及出院后加强患者宣教和自我管理的策略。

●特别针对出院后患者制订个人随访报告，以评估患者的恢复情况。

四、小结

如果现代外科技术中的微创手术的目标是为了改善患者的最终预后，那么外科医生的目的就是引导各阶段以循证学为基础的围手术期干预措施，并将它们整合为一个紧密联系的整体，并达到最快、最优康复。SMART 计划促进外科医生、麻醉医师和护士等多学科团队合作，从而提高胃肠微创外科手术的疗效。

关键信息

●腹腔镜手术和加速康复围手术期治疗计划均可改善患者预后。

●将腹腔镜手术整合到加速康复外科中可以得到最好结果。

●组建专业团队有助于加速康复外科的构建、介绍、评估和改善。

●美国胃肠内镜外科医师协会是一个胃肠外科专业协会，尤其致力于腹腔镜手术的开展。SAGES SMART 加速康复方案旨在促进胃肠道外科手术中加速康复理念知识的应用，尤其侧重在微创手术中的应用。

推荐阅读

● PORTER M E, LEE T H. The strategy that will fix health care ［J］. Harv Bus Rev, 2013, 5(12):1-19.

● NICHOLSON A, LOWE M C, PARKER J, et al. Systematic review and meta-analysis of enhanced recovery programmes in surgical patients ［J］. Br J Surg, 2014,101(3):172-188.

● VLUG M S, WIND J, HOLLMANN M W, et al. Laparoscopy in combination with fast track multimodal management is the best perioperative strategy in patients undergoing colonic surgery: a randomized clinical trial （LAFA-study） ［J］. Ann Surg, 2011,10(254):868-875.

● Kehlet H. Fast-track surgery—an update on physiological care principles to enhance recovery ［J］. Langenbecks Arch Surg, 2011, 396(5):585-590.